患者から早く死なせてほしいと言われたらどうしますか？

● 本当に聞きたかった緩和ケアの講義

しんじょう医院院長
新城 拓也

金原出版株式会社

序　文

　私は，ホスピス，そして今は在宅療養中の患者に緩和ケアを提供する医師です。緩和ケアは，この5年くらいで日本の病院にも随分と普及し，担い手である医師，看護師も増えてきました。私が緩和ケアの道に入ったのは 2002 年です。その頃は周囲に同僚もおらず，相談できる先輩も少ない状況でした。そこでインターネットを駆使し，全国に点在する同僚と日常の疑問，不安を相談できるようにしてきました。2008 年頃から，緩和ケアには追い風が吹き，がん患者を診療する病院では緩和ケアを提供すべし，という風潮が広がりました。

　その頃から私も，ホスピスで身につけた緩和ケアを広めるにはどうしたらよいのかを考えるようになりました。内科や外科といった一般的な診療をする医師や看護師に，どうしたら緩和ケアを伝授できるかを考えました。そして多くのマニュアル，ガイドラインを作る仕事に関わるようになりました。「とっつきやすい緩和ケア」をめざし，「わかりやすい」ことと「すぐに現場で使える」ことを重視しました。

　こうして作られたマニュアル，ガイドラインは確かにわかりやすいものではありましたが，同じようなマニュアルを，レイアウトやフォーマットを変えて，違う出版社，違う媒体で何度も発表することに，やや嫌悪感を感じるようになってきました。「痛みにはオピオイド」「倦怠感にはステロイド」といった，まるでカルタの一対一の対応のように緩和ケアを実践する底の浅さが目につくようになってきたからです。

　「わかりやすい」緩和ケアは，非専門の方々に広めていくには確かに大切なことです。しかし，もっと深遠な考え方の基盤になることや，もっと広い視野から人間と病を考えることも必要なのでは，と思うようになりました。

　そこで，一見「わかりにくい，すぐには現場で使えない」緩和ケアであっても，文章を通じて皆さんと一緒に考えることで，もっと基礎のしっかりとした緩和医療学になればと思い，本書をまとめることにしました。

この本はさながら1年間の講義を受けているような流れになっています。これから緩和ケアを学びたい，またはより深く学びたいと考える医師や看護師をはじめとする医療者だけではなく，今まさに苦しみの最中にある患者・家族の方々にも読んでいただければと，普段の診療を終えた深夜に，また移動中の新幹線の中でと時間をやりくりして書いてきました。今の自分の中にある緩和ケアを限界ぎりぎりまで深める努力を私自身に課しました。どうか皆さんの心に届くことを祈ります。

2015年4月

新城　拓也

CONTENTS

● オリエンテーション

緩和ケアをめぐる 10 の提言 …………………………………… 1
- はじめに―苦悩する患者との向き合い方 ………………………… 3
- ① 過去の概念を超えろ ………………………………………………… 6
- ② 症状の最小化よりも，QOL の最大化を ………………………… 9
- ③ 薬物では新しい力は生まれない ………………………………… 11
- ④ 三位一体の苦痛に対処せよ ……………………………………… 13
- ⑤ 自分の直感を高めよ ……………………………………………… 16
- ⑥ 安心を処方せよ …………………………………………………… 18
- ⑦ 特別な一日を見逃すな …………………………………………… 19
- ⑧ 自分を割れ ………………………………………………………… 20
- ⑨ 社会的な役割を演じきれ ………………………………………… 22
- ⑩ 人に対する驚きを持ち続けろ …………………………………… 24

● 1 学期　痛みの治療と症状緩和

第 1 講　痛みの治療①―最初の対応 …………………………… 29
- ●今まさに痛がっている患者を前にすると，とても緊張して部屋にいることもできなくなり，またどんな指示をしてよいのかわからなくなります。

処方のコツ❶ 痛みの治療（最初の治療）………………………… 40

第 2 講　痛みの治療②― 痛いと言わない患者 ……………… 41
- ●痛みがあるのに，麻薬を使ってくれない患者にどう話しかけたらよいのでしょうか。

第 3 講　痛みの治療③―医療用麻薬の使い分け …………… 48
- ●今はたくさんの医療用麻薬がありますが，結局どう使い分けたらよいのでしょうか。

処方のコツ❷ 痛みの治療（オピオイドの開始）………………… 58
処方のコツ❸ 痛みの治療（オピオイドの増量・継続, 難治性疼痛の対応）
　………………………………………………………………… 60

第 4 講　神経障害性疼痛 ………………………………………… 63
- ●患者に「痛みはないが，しびれが続いている。何とか助けてほしい」と言われたとき，どうしたらよいのでしょうか。

処方のコツ❹ 痛みの治療（神経障害性疼痛）…………………… 74

第 5 講　呼吸困難・吐き気 ··· 76
● 息苦しさや吐き気はどう治療・ケアしたらよいのでしょうか。

処方のコツ❺ 呼吸困難の治療 ··· 90

処方のコツ❻ 吐き気，嘔吐の治療 ····································· 92

第 6 講　腹　水 ··· 94
● 腹水がたまり苦しんでいる患者がいます。しかし，腹水を抜くとタンパク質が減って，かえって状態が悪くなるともいわれているため，本当に抜いてよいのか，いつも迷っています。

処方のコツ❼ 腹部膨満感の治療 ······································ 104

第 7 講　食欲不振①─「食べる」悩み ································ 106
● 患者に「毎日どんなものを食べたらよいでしょうか」と聞かれたとき，どんな風に答えたらよいのでしょうか。

第 8 講　食欲不振②─輸液 ··· 115
● 食事ができなくなった患者の家族から「点滴をしてほしい」と頼まれました。本当はどのように対応したらよいのか迷っています。

処方のコツ❽ 食欲不振の治療 ······································· 124

第 9 講　倦怠感 ·· 126
● 患者から「体がだるい，元気になりたい，どうしたらよいか」と聞かれるとうまく答えられません。

処方のコツ❾ 倦怠感の治療 ··· 135

第 10 講　不　眠 ·· 136
● 患者に睡眠の悩みを相談されても「薬を飲んでみて」という以外，気の利いた助言ができません。

処方のコツ❿ 不眠の治療 ··· 143

第 11 講　せん妄 ·· 144
● 患者がせん妄になったとき，家族から「使った薬のせいでこうなったのでしょうか」と言われた場合，どう対応したらよいのでしょうか。

処方のコツ⓫ せん妄の治療 ··· 153

処方のコツ⓬ うつの治療 ··· 155

●2学期　鎮静と看取りの前

第 12 講　鎮静①―鎮静の説明 ……………………… 159
- 「最期は苦しむのでしょうか」と患者に聞かれたとき，どう答えたらよいのかわかりません。

第 13 講　鎮静②―鎮静が必要な方へ ……………………… 168
- 鎮静が必要そうな患者に，どう説明したらよいのかわかりません。

第 14 講　看取りの前①―死なせてほしい ……………………… 180
- 患者から「早く死なせてほしい」と言われたとき，どうしたらよいのでしょうか。

第 15 講　看取りの前②―死の経過 ……………………… 188
- 看取りが近くなると，どのように対応したらよいのかわかりません。

●3学期　コミュニケーション

第 16 講　コミュニケーション①―緩和ケアって何？ ……………… 205
- 患者に「緩和ケアって何をしてくれるところなの？」と聞かれたときにうまく答えられません。

第 17 講　コミュニケーション②―がんの告知 ………………… 214
- 患者に「がんである」ことを伝えるのに躊躇します。どのように伝えたらよいのでしょうか。

第 18 講　コミュニケーション③―化学療法の中止 ……………… 231
- 患者がこれからも化学療法を続けるかどうかという話し合いに，どう対応したらよいのかわかりません。

第 19 講　コミュニケーション④―余命告知 …………………… 241
- 患者に「いつまで生きていられるのか」と尋ねられたとき，どう答えたらよいのかわかりません。

第 20 講　コミュニケーション⑤―家族ケア …………………… 250
- 患者の状態が悪くなったとき，どういう風に家族と向き合ったらよいのかわかりません。

第 21 講　その他①―患者の自殺 ……………………………… 259
- 「死にたい」と考える患者は本当に自殺してしまうのでしょうか。またどうしたら自殺が防げるでしょうか。

第22講　その他②—民間療法 …………………………………… 268
　　　●患者に「民間療法を受けたいのですがどう思いますか」と聞かれたとき，どう答えたらよいのかわかりません。
第23講　その他③—医療者のバーンアウト ………………………… 277
　　　●毎日の仕事，患者，家族の対応に疲れてきました。このまま仕事を続けられるか不安です。

終業式のことば—あとがきにかえて ………………………………… 291

Column

- 勤務時間外の緊急対応について ………………………………… 39
- 医師も病状を否認する—痛みと向き合えない医師 ………………… 47
- 電話で患者の心を離さないようにする ………………………… 57
- チーム医療とよいカンファレンスには何が必要か ………………… 72
- 知っていますか，亡くなる前の不思議な音—気道分泌過剰，死前喘鳴 88
- 胸水の処置について ……………………………………………… 103
- 患者の体験を，次の患者に伝える ……………………………… 114
- リザーバー，PICCの功罪—がん患者の血栓症には最大限の配慮を … 122
- ステロイド薬はいつまで使う？ ………………………………… 134
- なぜ眠れなくなるのか …………………………………………… 142
- せん妄は患者の心の安全装置なのか …………………………… 152
- 鎮静は本当は不要なのか ………………………………………… 167
- 患者の意識はいつまであるのか ………………………………… 179
- 患者の苦悩に毎日向き合い続けるには ………………………… 187
- エンゼルケアに関すること ……………………………………… 201
- 緩和ケアを提供する仕掛け作り ………………………………… 213
- 「患者との対話」は教えられるか—生兵法は大怪我のもと ………… 228
- 「緩和ケア」は嫌われる ………………………………………… 240
- 医師は何でも知っている ………………………………………… 249
- 患者の耳は最期まで聞こえているのか ………………………… 258
- 曜日に色をつけていくこと ……………………………………… 267
- 息子の気持ちを飲んでいます …………………………………… 276
- 完全燃焼のバーンアウト ………………………………………… 289

オリエンテーション
緩和ケアをめぐる10の提言

《オリエンテーション》
緩和ケアをめぐる10の提言

はじめに—苦悩する患者との向き合い方

　私は，今まで20年近く医師として働いてきました。医師になって最初の5年間は脳外科医，内科医として修行しました。その後10年間ホスピス医として働いた後，現在は開業し，在宅医療，在宅ホスピスの活動をしています。若い頃からいつも患者との向き合い方について悩み続けてきました。心が通い，よい向き合いができることもあった反面，自分の言動を反省し，その後の向き合い方を大きく変えるきっかけになったこともありました。

　そんな個人的な反省を積み重ねながら，自分で色々な勉強をしてきました。自分は自分としてしか生きられません。苦悩する患者との向き合い方を考えたとき，向き合う自分もどうすればよいのかと同じように悩みます。患者の悩みと自分の悩みは違いますが，同じ空間の中で，どちらも悩み続けています。きっとこうすればよいと，ときには患者との向き合い方を悟ったような体験をすることもありますが，しばらくすると，これではうまくいかないとまた壁にぶつかります。しかし，悩み，一歩先に進み，また悩み，それまでの考えのどこが通用しないのか，どこに不調があるのかをそのつど振り返りながら，前に進むしかないのです。少しだけ若く未熟だった昨日の自分，1年前の自分，10年前の自分を振り返りながら前に進むしかないのです。

　大抵，自分の悩みはとても個人的でオリジナルなものだと，人は考えがちです。しかし，私はそうは考えていません。きっと過去も現在もそして未来も，誰かが自分と同じ悩みを感じていると考えています。そして，悩む人それぞれが自分の人生をかけて自分の内側に向かって考え，自分なりの言葉，自分なりの答えを絞り出していると考えています。私は，様々な人の話を聞くたび，読むたびにそう思っています。悩みの考察と解決への糸口を探す過

程は，なにも医師に限った話ではありません。哲学者だけの特権でもありません。色々な立場の色々な人達が，様々な悩みを抱えながら葛藤し，自分の答えを導き出そうと懸命に生きています。

　人は悩みを抱えたとき，様々な書物を読み，様々な人の話を聞きます。それは，他人の悩みとその悩みに向き合う挑戦を通じて，自分の悩みを乗り越えるヒントを探しているからだと思います。自分の悩みと他人の悩みは同一平面上にあると私は考えています。自分の悩みは他人の悩み。他人の悩みは自分の悩み。同時発生的に，色々なところで，自分と同じ悩みを抱えている人がいると確信しています。だから私は，他人の話，本，論文を読むたびに，全人類が「悩みの塔」を少しずつ昇っていく，そんな想像をします。きっと，自分が抱えているこのもやのかかった悩みの本質を誰かが言葉にすることで，初めて他人と悩みを共有することができる。そして，言葉を通じて他人と共有できた悩みは，すでに自分だけの悩みではありません。自分と他人はつながっている，そんな実感をしています。私の目の前にいる患者の悩みは，世界中の患者の悩みにつながっています。そして，かつてその悩みに取り組んだ誰かが，どこかに自分の挑戦を書き残しているはずなのです。

　ですから，自分の挑戦を検索可能でアクセス可能な状態にすることは，とても大切なことだと思っています。今どこかで同じ悩みを抱えている誰かのために，また将来同じ悩みを抱えるであろう誰かのために，自分のテキストが贈与されると確信しているからです。それは宛先不明のメッセージボトルです。ちっぽけな自分の言説と，小さな気づきかもしれません。それでも，どこかの誰に届く可能性があるのです。

　私は，論文を書くこと，ブログを書くこと，そしてこうして本を書くことはすべて「贈りもの」だと思っています。英語で論文を書くのは大変苦しいことですが，業績のために書いたことは一度もありません。英語で論文を書くことで，アクセス可能な人達を増やせる，だからこそ英語で書くのです。贈りものの対象者は自分で限定してはいけません。私はオープンにアクセスできるかたちで，自分の悩みと挑戦を記録するようにしてきました。そして，これからもしていきたいのです。

《オリエンテーション》

緩和ケアをめぐる10の提言

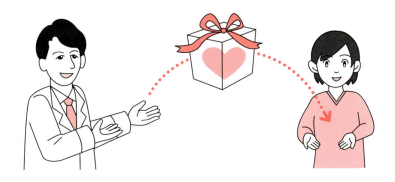

　自分の気持ちなんて他人にはわからない，患者の気持ちなんて医師にはわからない。その通りだと思います。しかし，言葉を通じて，言葉以外の何かを通じて，相手と自分がつながっているのかもしれないと実感したとき，人は喜びを感じます。最初の章となるオリエンテーションでは，医師として生きてきた間に，私が気づいたことを書きとめておこうと思います。ここに書いたものは，今の自分にとっては精一杯の内容です。当然，しばらく時間が経ち自分自身も経験を積み，世の中の倫理と常識が今と変わっていけば，また違う解釈に変化することと思います。しかし，「修行者は，どれほど未熟であっても，その段階で適切だと思った解釈を断定的に語らねばならない」（内田　樹 著『修行論』，光文社新書，2013）の言葉通り，苦悩する患者との向き合い方のような，どう解釈することもできる問題には，あやふやな解釈よりも，今の自分の精一杯を述べるほかないと考えています。

　自分の目の前にいる患者だけではなく，診察室にいない家族，そしてまだ見ぬ患者に対して，「愛のある医療，そして緩和ケア」を提供するにはどのような心構えが必要なのかについて，クリニカルパールと共に私見を述べます。自分の「悩み」が，全人類の「悩みの塔」の階段の10段分くらいになればよいなと思います。そして，まだ見ぬ誰かに届きますように。さて，自分の「悩み」との格闘を，10の話として紹介します。

❶ 過去の概念を超えろ

　まず，従来の緩和ケアでは，どのように患者の苦悩と向き合うかについて考察されてきたかを述べます。

　1960年に，イギリスでホスピスと終末期医療の先駆的な活動をしていたシシリー・ソンダースが，全人的苦痛（total pain）の概念を述べました。人の苦痛を，身体，精神，社会そしてスピリチュアルの4つで構成されているとしました（図1）。シシリー・ソンダースは，看護師，ソーシャル・ワーカー，医師と様々な職種を経験しました。そして，亡くなりゆく人びとと関わる多くの経験の集約から，人の苦痛は単に，痛みや呼吸困難といった，症状としての身体の苦痛だけではなく，不眠やうつといった精神の苦痛，そして社会生活上の役割や仕事を失う社会的な苦痛，生きる意味や信仰などと関連したスピリチュアルな苦痛もあるという多面的な問題を提唱しました。

　また，患者の体験や考えを中心に医療を提供するホスピスケアの原則と，あらゆる苦痛に他職種との連携で対応することが，患者の苦悩との向き合い方であると提唱しました。そして，モルヒネを定期的に使用し，特にがん患者の身体的な苦痛の代表である痛みへの対応を治療の根幹とすることを主張しました。

　全人的苦痛，他職種との連携，モルヒネに代表される医療用麻薬の適正使用は，現在も将来も緩和ケアの根幹であり続けるでしょう。全人的苦痛の概念はとてもうまくできており，シンプルかつ盤石であるからです。また，射程が広く，ソンダースの活躍したイギリスのみならず，日本を含め全世界的に適応できる普遍性の高い概念でもあります。

　しかし，普遍的で盤石であるからこそ考えておかねばならないことがあります。こういう盤石な概念というのは，世界に境界を作り新たな構造を作るのです。フランスの社会人類学者であるクロード・レヴィ＝ストロースが『野生の思考』（1962）で指摘したように，「分類はいかなるものでも，渾沌にまさる」のです。恣意的であれ，混乱した状態よりも秩序のある状態を人は好みます。秩序を作り出さない限り，物事は伝達可能な事象にはならない

図1 全人的苦痛（total pain）

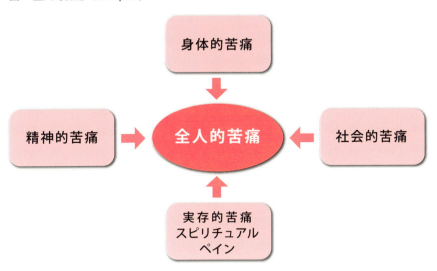

し，次にどのような行動をしたらよいのかもわかりません。人はあらゆることを分類し境界線を引き続けます。全人的苦痛の4つの苦痛も例外ではなく，人間を洞察する上での恣意的な境界線にすぎません。

　盤石な概念に心が支配されてしまうと，世界は狭くなってしまいます。目の前の患者を見ても，4つの苦痛から物事を考えるようになります。短い時間で効率よく患者の状態を評価するには，全人的苦痛の概念は非常に便利です。ただ，この概念は道具の一つにすぎません。概念に対して信仰にも近い感覚をもつようになると，概念は教義に昇格し，さらに厄介なことが起きるのです。

　さらに，人間は自分の世界を「自分のお気に入りのもの」で構成しようとする傾向があります。自分の関心の強さにより，患者も医療も意味づけしようとするのです。関心が弱いものはあたかも世界に存在しないかのように受けとめ，関心が強いものには，大きな意味と価値があると考える癖があります。患者に起こる問題，例えば胸痛を，循環器内科医は心臓から，消化器内科医は食道や胃から，整形外科医は骨や筋から考えていくのは，それぞ

れの関心の違いからなのです。一方で，各科を横断した救急医，総合内科医，家庭医は，関心により構成される世界観の呪縛から逃れるための方法を探し続けています。

　この関心で世界を構成するという，人間として逃れられない癖は，一つの深刻な問題を生み出します。深刻な問題とは，教義となった概念は，どんなに盤石で普遍的であっても，他者との対立を生む可能性があるということです。緩和ケアに関心が強い医師は，全人的苦痛を中心に考えない他の専門分野の医師を軽蔑する可能性があります。なぜ外科の医師は患者の苦痛が理解できないのか，化学療法に熱心な医師は患者の苦痛に関心がないのかと，他者と対立する機会を増やすようになるのです。あらゆる宗教をめぐる争いもほぼ同じ問題を内包しています。教義は信仰する人の心の中で絶対的な価値を獲得すると，排他的となる危険を帯び，ときに他者を攻撃することになります。全人的苦痛という博愛の概念が，皮肉にも他者を攻撃する可能性もあるのです。

　盤石で普遍性の高い概念であっても，それは世界を見るメガネのような道具の一つにすぎません。患者の訴えを4つの苦痛に分類し，未知の苦痛を探索するのは，医師にとって大切な仕事です。しかし，全人的苦痛を含む緩和ケアの根幹に執心すれば，結局患者を狭い世界に閉じ込めて，協働するべき大切な同僚を失うことにもなりかねません。

　自分が人生を捧げる分野を決意したときから，過去の偉人と概念を絶えず超えていくことが求められます。超えていくときには，必ず自分の心に合図のメッセージが来ます。「緩和ケアってそもそも何なのか」という自分の概念にアップデートを促すメッセージが。メッセージを受け取ってしまったら，今まで居心地のよかった過去の概念を一新する苦しいときがやってきます。今まで自分が目を向けなかった，あらゆる知的な体験から次の概念を探さなくてはならないのです。

❷ 症状の最小化よりも，QOLの最大化を

　患者に緩和ケアを提供する目的において，苦痛の緩和は最初の一歩となります。身体的な苦痛の甚大ながん患者に対しては，緩和ケアは特に重要です。苦痛の中でも痛みの緩和が最も重要で，医療用麻薬を含む薬物治療が行われることになります。医療用麻薬を適切に使用し，痛みと副作用を最小化することで患者のQOLを最大化する知識と技術が求められます。まず，何よりも最大の苦痛に対処しないことには先には進めないのです。

　苦痛のような疾病に関する問題に直面したとき，臨床医は当然早く問題を解決しようと考え，短期的な治療計画を積み重ねることで診療を構築する癖があります。今日の問題を明日解決するにはどうしたらよいのかを第一に考えるのです。例えば，医療用麻薬の投与量が不十分で，痛みが残っているのなら，明日からどれだけの量を投与したらよいのかを，診察の際に考えます。そして次の診察では，自分が為した治療の結果がどうなっているかを確認します。このように診療ごとに患者の状態の差分を観察し，次に何を為すのかを考え続けるのが診療という行為の根本であることは，緩和ケアでもどの医療分野でも同じです。

　こうした診療を続けていくと，前回よりも痛みが残っていれば鎮痛薬を増やし，便秘などの副作用が悪化していれば便秘薬を投与するのが，診療の中心になっていきます。大きな目標である「苦痛の緩和」をめざしていても，まずは目の前のことを一つひとつ丁寧に解決していこうとするのです。

　しかし，多くのがん患者は診察ごとに小さな状態の変化を起こし，病状は絶えず揺らいでいます。前回の診察と同じ状態であるということは，まずありません。患者の状態の差分を検討しても，病状の変化と治療介入による反応の区別は明確にはできません。苦痛な症状だけではなく，病状の揺らぎをさらに制御しようと，医師の提供する治療と処方も揺らぎ続けます。結果として，ゴールのない診療を続けていくことになり，「これでいいんだ」という合意を医師と患者の間に築けなくなってしまいます。

　こうして症状の最小化，言いかえれば症状の緩和を主目的とする緩和ケ

アは，悪循環となります。そして，仮に完全に痛みが緩和されたとしても，痛みの次に問題となっていた症状が今度は最も大きな苦痛となり，患者と医師の前に立ちはだかります。ただ苦痛の順位が入れ替わるだけなのです。このような診察を続けると，患者と医師はいつまで経っても，適切な緩和ケアを達成できたという実感をもつことができません。患者は診療のたびにあらゆる症状の度合いを医師から尋ねられ，すべての症状が0になるという現実にはあり得ない目標を追求するはめになります。さらに医師は診察のたびに，行っている治療に何が欠損しているのかということに心が囚われていきます。このような医師の態度を通じて，患者は自分の本当に困っていることではなく，自分の症状だけが医師の関心事になっていると感じて，診察のたびに落胆が大きくなります。

　この陥りやすい悪循環から患者，医師共に救出されるには，まず苦痛をもたらす症状が患者の生活にどういう影響を与えているのかを考える必要があります。苦痛の緩和が患者の生活をどう変えたのかを対話の中心にしなくては，治療の目的を見失うことになるのです。例えば，患者は痛みがなくなりどういう生活を取り戻したのか，残った痛みのために生活の何が犠牲になったのかを診療のたびに話し合うのです。生活のことを話題の中心にすれば，どんなことを毎日感じながら暮らしているのか，どんな人達が患者の周りにいるのか，どんなことを患者は大切にしているのかが自ずと明らかになっていきます。

　古代ギリシャの哲学者エピクロスは，「苦痛がないことこそが最高の快楽であり，人生の目標だ」と2000年以上前に指摘しました。苦痛がないことの境地には，真の幸福があるというシンプルな幸福論です。緩和ケアの主目的となる苦痛の除去は，実は患者が人生の目標へ向かう道中の手助けです。

　ここで大切なことを指摘しておきましょう。患者は，それまでの何気ない幸福を，発病と共に喪失します。手の中にあった幸福の大きさに，発病してから気がつく患者も多いことでしょう。当たり前に家族で過ごせること，元気に毎日仕事ができることの幸福をかみしめるのです。医療者と共に，苦痛のないことの境地をめざしていく中で，以前の幸福を回復し奪還するのでは

なく，全く違った新しい幸福を手に入れる患者に出会うことがあります。自然の偉大さに感謝したり，周囲の人達の真心に感謝したり，深い愛情の意味を見出したり。苦しみの中にいた患者に，崇高な羽衣が見えるような，素晴らしい目撃が何度もありました。人生の目標である幸福の境地に患者を道案内し，患者の幸福を目撃することができれば，医師にとっても大きな喜びとなります。

　苦痛の除去が主目的になるのではなく，幸福の境地をめざす患者の生活，暮らしがどういうものであるのかに医師は最も関心を払わなくてはなりません。QOLを話題の中心に据えておけば，ただ痛みがどうなったのかという症状の最小化ではなく，QOLの最大化が緩和ケアの目的となり，患者と医師は，現実的な治療のゴールは何かを共有できるようになると思うのです。すべての苦痛が0になることをめざすのではなく，また発病以前の状態に戻ることをめざすのでもありません。たとえ苦痛が残っていても，そのときの生活の中に，どのような幸福を見出しているかを話し合うこと，それがQOLを最大化することなのだと思います。

❸ 薬物では新しい力は生まれない

　診察中の患者が「痛みがなくなった」と喜ぶ姿を見たとき，「先生ありがとうございました」と言われたとき，自分自身の仕事に誇りと大きなやりがいを感じた経験もあると思います。痛みに対する医療用麻薬の実力は，患者のみならず緩和ケアに関わる医師にとっては，とても信頼できる大きなものです。自分の治療が患者の生活を改善することに感動した経験のある医師は，緩和ケアの魅力に心を惹きつけられます。治療の成功体験は，患者の医師に対する信頼に，医師の患者に対する情愛に結びつきます。しかし，医師として忘れてはならないのは，自分が処方する医療用麻薬を含むあらゆる薬物は，患者に新しい力を生むものではなく，病気に妨げられてしまった，患者自身が元々もっている力を引き出す助けをするだけの物質だということです。

治療の成功を体験した医師は，苦しむ患者に自分の力で魔法をかけたかのような錯覚を感じてしまうこともあります。こういう体験は，患者の生殺与奪の権利を得たような錯覚を医師に抱かせてしまいます。「自分の治療で患者は生きていけるようになった。自分は患者を救った」と錯覚すれば，医師は患者の生活と心を支配してしまいます。患者の人生の指針を共に考えるという立場ではなく，この患者にとって最良な生き方はこうであるという，一方的なパターナリズムに陥っていきます。そして，医師はそういう自分に無自覚になりやすいのです。

　医師は，自分の処方した薬物，自分の施した処置，自分の立案した治療が，患者のQOLを高めると考えてはなりません。自分の為したことは，元々患者がもっている力を十分に発揮できるよう，病気の力を抑制したにすぎません。病気という，患者の毎日を妨げる負の力を弱めただけで，患者が生きていく基になる正の力は，医師の手が及ぶものではないのです。医師は，薬物を含むあらゆる治療を駆使して患者が生きていく上での障害物を取り除くだけであり，患者自身がQOLを高める準備を手伝うことしかできないということです。

　したがって，患者自身に生きる力がなければ，緩和ケアを適切に施しても，患者のQOLは高まりません。例えば，ほぼ寝たきりの状態で，痛みのために日中も夜間も顔をしかめて呻いている患者を診察したとします。患者に，もうすでに生きる力が残っていないとしたら，鎮痛薬で適切に痛みの治療を実施したとき，この患者は穏やかな表情で眠る時間が長くなるはずです。すでに生きる力を失った患者は，再び立ち上がり，歩行や外出ができるようにはならないのです。医師は，本来苦痛がなければ患者はどのような状況で毎日を送るのかという観点から診察をしなくては，治療のゴールを見失ってしまいます。そして，患者に残っている力をそれまでの経過や経験，検査の結果から推測し，治療の結果どのような状態になりうるのかを適切に患者や家族に伝え，話し合う必要があります。家族が，治療によって患者が再び立ち上がることを期待しているなら，現実に苦痛なく眠っている患者を見ても，苦痛がなくなったという治療の成果よりも鎮痛薬で眠らされたという誤解の

ほうが大きくなるのです。また医師も，患者に残された力を見誤ると，自分の治療がうまくいっていないと思い込み，連日治療を調整し続けたり，薬物をめまぐるしく変更したりと無意味な対応をいつまでも繰り返してしまいます。そして，患者の状態を本来の状態よりも楽観的に誤解した医師は，結果として治療の成果が得られないため，患者，家族と相対することが苦痛になってしまうのです。

このように，治療を担当する医師も，治療の恩恵を受ける患者も，治療の成果を期待する家族も，薬物では新しい力は生まれないことを十分に理解する必要があります。

❹ 三位一体の苦痛に対処せよ

緩和ケアは，患者とその家族に提供されるものです。苦痛に苛まれた患者をそばで見続けている家族にも，その苦痛は伝播します。痛みに苦しむ患者の体を為す術もなく，ただささすり続ける家族は，第二の患者ともいえるほどの苦痛を抱えています。

例えば，がんの進行と共に，患者のほとんどは食欲不振に陥ります。普通に食事をとるという毎日の営みを喪失することで，患者は健康の喪失のみならず，死への恐怖を日常的に感じるようになります。「食べられるようになれば元気になる」という信念のもと，患者は必死に食事をとろうとします。そこには，味覚を楽しみ，季節を感じる余裕はありません。「生きていたい」という生への本能的な欲望が，食行動の根幹となります。

そんな恐怖と向き合う患者を，家族は必死に支えようとします。料理の仕方を工夫し，栄養を考え，患者が少しでも食べられるように，そして苦痛を軽減しようと，家族も苦悩に包まれていきます。以前のように食べられないと悩む患者の恐怖と，自分の料理を食べてもらえない家族の落胆は，同じ時間の同じ状況下での出来事でありながら，それぞれ全く種類の異なる苦痛となります。何とか今の状況から脱したいと患者も家族も苦悩しながらも，ときには衝突するようになり，患者は「家族から食事を食べろと強要される

苦痛」を訴え，家族は「自分が作ったものを患者が食べようとしない，思いの届かない苦痛」を訴え，葛藤が強くなっていきます。

　このような状況のとき，全く別の種類の苦痛を抱く患者と家族に同じ診察室で対応しても，かえって葛藤は増すばかりです。医師を含む医療者は，まず患者の苦痛に対応し，次に別の場所，機会を作って家族の苦痛に対応しなくてはなりません。患者と家族，それぞれに同じ時間と労力を注ぎ対応することで，初めて良質な緩和ケアの実現が可能となります。時間をかけて丁寧に対応することで，患者と家族の苦痛を同時に緩和するよい方法が自ずとみつかるでしょう。

　加えて，第三の患者ともいうべく，患者の主治医や看護師の苦痛にも対応する必要があります。特に緩和ケアチームのように，他科のコンサルテーションを中心に活動する際には第三の患者への迅速な対応が求められます。患者と家族の苦痛に直接対処している医療者もまた，同時に苦痛を体験していると考えておく必要があるのです。

　例えば，患者の痛みが十分に緩和されていない状況では，患者を担当する看護師も「どうやったら自分の受けもっている患者の痛みが緩和されるのか」と悩んでいます。繰り返し「痛い痛い」と訴える患者の苦痛を受けとめて，まず主治医に相談します。しかし，緩和ケアに十分習熟していない，別の専門家である主治医には，「がんの治療が功を奏せば痛みもなくなる。今はがまんのときだ」とか「麻薬を使えばかえって患者の体力はなくなり，結果として予後も悪くなる」という信念があり，患者の痛みに対応しようとしません。

　こんな状況で，もし緩和ケアの専門家である医師が相談を受けたら，どのように対応するのがよいのでしょうか。主治医に医療用麻薬の使用を勧めて，ときには処方せんを自ら発行し，患者の苦痛を少しでも早く緩和するのが一番よい対応でしょうか。それとも，患者そして看護師の苦痛を軽減するために，主治医に対して「治療と同時に緩和ケアを行うべきです。同時に治療するのが今どきの対応です。麻薬は患者の寿命を短縮するエビデンスはありません」と主張するのが一番よい対応でしょうか。

どちらのやり方をとっても，結局は緩和ケアの専門家と主治医との間に，信念の対立を生む可能性が高くなります。患者の苦痛の緩和を第一に考えて行動し，主治医の信念はそれを妨げるものと考えていると，高いレベルの緩和ケアの提供はできないばかりか，コンサルテーションを受けるという専門家としての対応が習熟できなくなります。主治医を通り越して患者の処方に対応し，患者の苦痛が速やかに緩和されたとき，患者は主治医に対して，これからも信頼を維持できるでしょうか。主治医に緩和ケアの重要性とエビデンスを突きつけて説得し，もし信念の対立が生じてしまったら，主治医は，次に苦痛に悩む患者のコンサルテーションをするでしょうか。

　患者の苦痛にうまく対応できない主治医に対して，第三の患者として接し，新しい関係を構築することが，緩和ケアのコンサルテーションを受けたときの第一歩です。そして，緩和ケアの始まりはいつも対話です。まず，主治医がどう考え，どう治療に対応してきたのか，患者の苦痛をどう体験してきたのかを聞けば，主治医の苦痛は自ずと伝わってきます。すると，緩和ケアに強い信念を抱いている医師にも，必ず相手に対する寛容さが生まれてくるはずです。相手が対話に応じない医師であっても，真正面から対話を求めるだけではなく，剛柔様々な方法でアプローチし続けるのです。

　例えば対話を通じて，「痛みのある患者の話を聞くことは，自分にとってつらいことだ」という苦痛を体験していることがわかれば，主治医に代わって患者の苦痛を十分に聞く時間を確保することを約束するのが，主治医に対する緩和ケアの提供となります。

　主治医が外科医で，外来，手術，そして管理的な仕事に追われ，「本当は患者の話を十分に聞かなくてはならないことはわかっている。でも自分にはその時間がない」とさらに心の内を話してくれれば，「先生の忙しい時間には，まず私が患者の苦痛に対応し，後で状況を報告します」と返答すれば，主治医の苦痛はさらに緩和されるかもしれません。

　このように主治医の苦痛を緩和すると，患者，家族の苦痛も不思議と緩和されていきます。そして，主治医は再び自分自身の力を発揮し，患者と家族に自信に満ちた表情で接することができ，結果として良好な関係に復帰し

図2 三位一体の苦痛

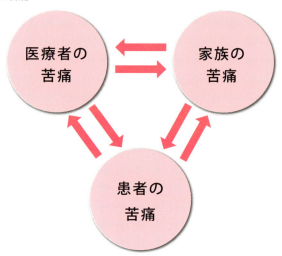

ていきます。緩和ケアの医師が、ただ単に痛みに対する薬物治療の提案をカルテに書き残し、たまたまその場に居合わせた看護師に自分の考えを述べるだけでは、緩和ケアの提供ができているとはいえません。患者、家族、そして一番身近で苦痛に対処している医療者の三位一体の苦痛（**図2**）を同時に評価し対処することが、自分の関わる臨床現場で緩和ケアを提供し続けることにつながります。誰の苦痛が一番早く緩和できるか、成果が出せるか、そんな観点で状況を眺めることで緩和ケアの新たな展開がみえてくることと思います。

❺ 自分の直感を高めよ

　直感というのは、何も特別な能力のことではありません。直感とは患者、家族を目の前にしたときに、一瞬自分の心の中に湧き上がるまだ言葉にならない考えであったり、自分自身の行動を決定づける職業的な能力のことです。職業的な能力としての直感とは、例えば古美術商が一見で本物と贋作を見分けるようなことです。こうした直感が礎となった特殊な能力は、医師自身が

培った経験を土壌として、公平な心境になったときに最も発揮されます。とりわけ直感が発揮されるのは、救急の現場で非常に短時間のうちに患者の生死を分かつ可能性のある重大な決断を迫られたときでしょう。

　例えば、こんな経験はないでしょうか。呼吸器症状と発熱のために初めて受診したある患者に対して、診察をし終わったとき、何かいつもと違ういやな感じが心に浮かびます。その理由というのはうまく説明できません。何かがいつもと違うとしか自分でも認識できないのです。毎日同じルートで散歩していると、道ばたに咲いた小さな花が目の端に入っただけで、いつもと何かが違うと瞬時にわかる、そんな感じです。

　いやな感じを確かめるために、普段はしないような詳しい検査をしても、はっきりと特定の疾患が診断できるような所見はなく、やっぱりその正体はわかりません。このときに自分の直感を棄却して「検査でも異常はなかったし、自分の直感は思いすごしだった」と考え患者を帰すか、「自分の直感は、何か危険を察知している。念のためこの患者は入院させて経過を見守ろう」と考えるか、その決断はどう下すのでしょうか。夜中の救急外来で、少しでも早く仕事を終えたい、次の患者が待っている、入院のベッドがほとんどなくなっているといった、直感に従った行動を乱す様々な要素が立ちはだかります。それでもなお、自分の直感に従うことができるかどうかには、とても冷静な心理状態が求められます。

　そのような不思議な直感に私自身も何度も助けられてきました。なぜ入院させようと思ったのか結局はうまく説明できませんが、そうしたほうがいいと心のどこかから声が聞こえてくるのです。看護師は「何の病名で？」「個室ですか？」などと、本質的ではない確認事項を尋ねてきます。そのたびに、直感の弱い声は聞こえにくくなっていくのですが、頑固に自分の直感を信じて最初の方針を変えずに、患者を入院させます。そして次の日、患者の状態を診察すると昨夜とは全く異なり、重大な病気のサインを呈し、専門的な治療が必要な状態とわかります。こういう事例は、後から検証すれば何が自分の直感を刺激したのかは必ずわかるものです。必ずわかるのですが、事後的にしかわかりません。臨床とは、いつも不確定な未来を見通さなくて

はなりません。自分の直感だけが頼りになることは緩和ケアにかかわらずとても多いものです。そして，直感を曲げない頑固さも必要なことなのです。

❻ 安心を処方せよ

　緩和ケアに限らず，治療の結果はいつも事前にはわかりません。その患者に初めて処方した鎮痛薬が，きちんと痛みを緩和するのか，反対に副作用のために使用できない状態になるのかは，事前には全くわからないのです。それでも，医師は必要があれば何かしら治療を行わなくてはなりません。治療の益と害をすべての患者にいくら時間をかけて説明しても，目の前の患者が次回の診察で得られるであろう治療の効果は，見通せないままです。未来のことは，今の状態をどれだけ正確に評価，分析してもなかなかわからないのです。結局のところ，治療の決断はいつも自分の経験を礎とする直感に頼らざるを得ません。

　見通せない未来であっても，未来の保証は患者に安心感を与えます。医師は，「自分の判断ではこれが最良の治療だと考えている」こと，そして「もしもうまくいかなかったら次にどうするのかをあらかじめ考えている」ことを患者に伝え，将来の対応を約束することが大切です。「何かあれば必ずすぐに対応するよ」「電話を掛けてくれれば，いつでも家（病院）まで行くよ」と約束することが，患者の安心につながります。

　実際に時間構わず，自分がオフのときにも職場に呼び出されたら，やっていけるだろうかと考えると，患者を安心させる一言を飲み込んでしまうこともあると思います。しかし，患者との約束は，今と将来の安心感を与える魔法の一言となります。そして，実際に電話で呼び出されて実働することは，今までにそれほど多くはありませんでした。もちろん，患者自身にもこんなことで電話していいんだろうかと，電話を手に取り迷う気持ちがあると思います。それでも，その手にしている電話が確かに医師とつながるということで，患者自身は自分の不安を鎮めていくことができるのです。こうして，患者は医師に依存するのではなく，自分自身をケアする力を高めていくことも

あるのです。

　患者に安心を処方することは，医師の大事な役割です。しかし，ただ単に「大丈夫」「私が保証する」「必ず治ります」というのは，安心の処方ではありません。その場の患者，家族との会話を早く切り上げるための終止符みたいなものです。

　「未来の混沌とした不確かさ，つまり，不可予言性に対する救済策は，約束をし，約束を守る能力に含まれている」（ハンナ・アーレント著『人間の条件』，中央公論社，1973）。患者，家族を安心させるのは，医師がずっと関わりを持ち続ける保証をはっきりと示すことです。「もしも何かあったらどうしよう」「もしも将来苦しんだらどうしよう」と話す患者，家族に対して医学的な説明は必要ありません。リスクの可能性を○○％と述べる必要もありません。不確かな将来にきちんと自分が対応する約束以上に，安心を処方するよい方法はないでしょう。「何かあったらそのとき一緒に考えましょう」「将来苦しんだら，そのときから一番よい方法を考えましょう」，そう答えることしかないのです。

　そして，安心を処方するのは，患者に対する憐憫でも惻隠の情でもありません。ましてや，自分自身に求められる社会的な正義感でもありません。自分が医師として相手と向き合い続ける覚悟のようなものだと，私には思えるのです。

❼ 特別な一日を見逃すな

　直感に関して思う別の話をします。経験的に，患者と医師の間，家族と医師の間には「特別な一日」が訪れることがあると以前から感じています。この日は何かいつもと違うことが起こります。例えば，それまで落ち着いていた患者の痛みが急に強くなったり，全く別の用件で対応している間に，患者が人生におけるとても大事な話を語り始めたり，たまたま廊下で出くわした家族から患者の重大な問題点を告白されたりと，不思議なタイミングで急に「特別な一日」は訪れるのです。もしかしたら，全く別の用事で看護師か

ら電話で呼び出されることがきっかけになるかもしれません。

「特別な一日」は，医師と患者，家族との間に心と心のつながりが生まれる大切な日になることが多いのです。その日を境に患者や家族は医師に心を開き，治療関係を越えた新たな人間関係が生まれることが多いと思います。医師と患者が，たとえ短い時間の付き合いであっても「特別な一日」を共有すれば，長い時間をかけて熟成するだけではできない，別の深い信頼関係が生まれます。この信頼関係が，この先患者の人生を支えていく上で大切な基礎となります。

医師が，緩和ケアを患者，家族に対して提供している時期は，しばらくの間は治療の成果が得られて信頼関係を築けたとしても，以降は何かを喪失し続ける体験を共有しなくてはなりません。治療を通じての信頼関係だけでは，この喪失体験を共に過ごしていくことはできないのです。喪失体験の中にも患者，家族を支え続ける何かを創造するには，この「特別な一日」の訪れを医師は見逃さないようにしなくてはなりません。

「特別な一日」の訪れを見失わないようにするには，結局医師の直感だけが頼りです。「何かいつもと違う感じ」「今日はちゃんと対応しないといけない」「いつもと違う対応が必要な予感」という小さなシグナルを感じ取り，行動に移さなくてはなりません。今日は疲れているから明日にしよう，今日は午前中の回診で十分な時間対応したから，もし何かあればきっとまた連絡があるだろう，さっきの処置でしばらくは大丈夫だろうと，「特別な一日」の訪れを見過ごす誘惑は多くあります。とはいえ，自分に対するすべてのコールが「特別な一日の知らせ」とは限りません。それでも，自分の直感が十全に働くような自分になれるよう，毎日自分の心身をメンテナンスすることが医師には求められるのです。

❽ 自分を割れ

医師であっても看護師であっても，またどんな職種にあっても，外側の自分つまり社会的な自分と，内側の自我つまり私的な自分はいつも葛藤をし

ています。社会的な自分は，いつも職業人として自分の役割を演じることで，社会を生きていきます。患者と接するときも職業人としての役割を果たすことが，まずは患者から，そして社会から求められます。社会的な自分は，どんな患者でもどんな家族でも対応可能な広い守備範囲をカバーできる長所をもっています。そして相手に自分の職業的な能力を，均一に高いレベルで提供することを可能としています。

　しかし，自分の能力を十分に発揮できなくなることが日々起こりうるのです。外来の診療中でも，入院患者の回診でも，往診先の家でも。社会的な自分を演じている合間にも，私的な自分は，瑣末な要求を自分に向かってささやき続けます。「早めに仕事を終わらせて早く帰らなきゃ」「この患者と話すと長くなるから，うまく話を切り上げるにはどうしたらよいのか」「お腹が空いたなぁ」「手術の始まる時間まであと15分しかない」など枚挙に暇がありません。しかし，そのような心に浮かんだ言葉を口に出しながら仕事にあたるわけにはいきません。そして，私的な自分のささやきを聞かないふりをして社会的な自分を演じていきます。「まずは目の前の患者に向き合わないと」「今集中するべきことは何か？　患者の治療以外ないはずだ」と心に言い聞かせて，医師としての職務を全うするのです。

　また大抵は，私的な自分は社会的な自分の活動を妨げます。「本当にこの職場でいいのか」「他にもっと条件の良い病院があるのではないか」「キャリアアップを図るにはどういう職場が理想なのか」といった，私的な自分と社会的な自分の境目がわからなくなるようなささやきもまた，自分の毎日の活動を妨げます。

　さて，ここでもし自分を演じて仕事をするなんて，医師という役割を演じて病院にいるなんて，とつい反発を感じてしまうのであれば，それは自意識に対する考え方が誤っています。

　自意識に対する考え方ですが，本当の自分探しという物語を今の人達は信じすぎています。自分の中には色々な自分があって，その中でも一番大切な自分とは何かを追求する物語を信仰すると，今の自分を認められなくなります。「すべての間違いの元は，唯一無二の「本当の自分」という神話である」

（平野啓一郎 著『私とは何か—「個人」から「分人」へ』，講談社，2012）との指摘通りです。医師であっても，父親であったり，夫であったり，息子であったり，ある活動のリーダー的存在であったり，部下であったり，上司であったり，あらゆる役割を同時にこなさなくてはなりません。自分が本当に好きな自分は，「ある活動のリーダー的存在」なので，仕事はもう辞めて，趣味の世界で生きていきたいとか，本当に自分のしたいことが自分にはわからない，本当の自分って何？　と言いながら，急に自分探しの旅と称してどこかへ出かけていくとか，そういう「本当の自分」神話を信仰することで，今の自分を肯定できなくなるのです（一神教的限界）。

　「たった一つの「本当の自分」など存在しない。裏返していうならば，対人関係ごとにみせる複数の顔が，すべて「本当の自分」となる」（平野啓一郎 著『私とは何か—「個人」から「分人」へ』）というのが真理でありましょう。自分というのは置かれた立場，相手によって変化します。私的な自分も社会的な自分もすべて自分です。どの自分が好きか嫌いかはもちろんあっても，「本当の自分」なんてどこにもないのです。あらゆる自分を同時に発揮しながら生きていくことが，元々の生き方なのだと思います。求められるのは，複数の顔を切り替えるスピードだろうと思います。言い換えれば，今に集中するための切り替えです。仕事を離れたら別の顔になる。病院に入ったら医師の顔になる。患者も様々です。どのくらい自分を割ることができるか，分人とよぶ複数の人格をどのくらい持ち合わせることができるかが，医師として求められる力量となるでしょう。

❾ 社会的な役割を演じきれ

　自分が医師として病院という現場で働く以上，忘れてはならないことがあります。患者とその家族，そして他の医療者，職員は，あなた自身に医師としての役割を期待しています。一緒に働いていれば，あなたの私的な生活を知りたいとも思うかもしれません。それでも，ベッドサイドや診察室では，医師としての働きが最も期待されます。

例えるなら，ディズニーランドでは，着ぐるみを着たキャラクター達にプロとしての振る舞いを求めるのと同じです。ミッキーマウスが頭の部分を外して実はおじさんが中にいるのを見せてしまったり，だらだらとした歩き方で移動してはいけません。プロとして仕事に取り組むというのは，オフステージでの顔は仕事中には決して出さないということです。

患者，家族と長い時間接していると，ときに親密な会話が展開することもありますが，自分がプロの医師として相手と接していることを忘れないほうがいいと私は考えています。患者に「先生の親ならこんなときどうしますか？」と，オンの状態の医師に，オフの状態の意見を求められたとしても，私は私的な自分の意見を患者，家族に語りかけることはありません。「もし私の親ならこの治療はしません」などと答えるのではなく，「そうですね，どうしますかね。きっと今のあなたと同じように悩むことと思います。簡単に決められることではないですよね」という感じに対応すると思います。

ところで，私は社会的な役割を演じきることが，プロとしての医師の矜恃だと考えているので，仕事場では病院であろうと在宅であろうと必ず白衣を着用しています。よく患者と同じ目線でとか，同じ人間同士が助け合うという考えで医療に取り組んでいるので，私服やおおよそ医療者とは思えない服装やユニホームで仕事にあたっている方もいらっしゃいますが，今の私には理解できません。私的な自分を封鎖して，プロとしての社会的な自分にマインドセットを入れ替えるのに，白衣は便利な必須アイテムです。よほど訓練しないと，仕事上ではプロとして言葉を語るのみで私的な自分を表に出さない，という振る舞いはできません。

以前，どうしても幼いわが子の守をする人がおらず，休日の職場に子どもを連れて行き別室で待たせて回診をしたことがあります。そのときの，プロとしての力を発揮できない違和感たるや，決して患者，家族にとってよいこととは思えませんでした。在宅医療の診察をするようになり，あるホームホスピスで集団生活をしている皆さんのところへ子どもを連れて行ったときには，まず待たせておいて白衣を着て仕事をしてから，あらためて着替えて，子どもと一緒に患者と居間に座って話をしました。やはり自分にとっては，

白衣というのは大事なスイッチのようなものだと痛感しました。

　医師が私的な自分をむき出しにして患者，家族と接することは，プロとしての誇りを放棄することに等しいと私は思うのです。頭の部分を外してもなおミッキーマウスとして振る舞うことができるのは，ホンモノのミッキーマウスだけです。ホンモノは私的な自分と社会的な自分が完全に一致しています。しかし，そんなホンモノの人なんて本当は一人もいません。人は同時に色々な役割を使い分け，それぞれの場所で演じ続けています。職場で，家庭で，また自分が大事にするそれぞれの場所で。プロとしての自分を演じきるには，私的な自分を封印する儀式が必要だと私は思います。ですから，私はこれからも白衣を着続けることと思います。

⑩ 人に対する驚きを持ち続けろ

　医療の中でも，特に緩和ケアに長く関わる上で一番大切だと思うことは，やはり他者に対する好奇心です。私の尊敬する医師，看護師をはじめとする医療者達は，「どういう人なのかな」「この人の好きなことは何なのかな」という無垢な好奇心がとても強いのです。緩和ケアに限らず相手の初期アセスメントはとても大切なことですが，あらゆる症状のスコアを付けていき，詳細な家族関係図を書き，住所，電話番号といったプロファイルをまとめていく，という方法で相手を知ろうとしてはいけません。また，病名の理解や，予後の理解といった情報を収集することで緩和ケアの評価としてはなりません。患者や家族は，医療者の評価を通じて自分が数値化された対象物であるかのような錯覚を覚えるからです。アセスメントを通じて，自分の中にある人への好奇心を解放し，たとえある程度時間がかかったとしても，相手との対話を心から楽しむ気持ちがないと結局はよい治療関係を築けません。「こんな趣味があるのか」「こんな仕事もあるのか」「こんな家族の価値観もあるのか」と驚きを持ち続けるには，自分の心がとても平静な状態である必要があります。そして，話が横道にそれていったときに，相手の本音と人間的な魅力があふれ出してくるのです。

また，人に対する驚きは，患者への慈愛につながり，本当の意味でのオープンクエスチョンとなります。患者に答えを限定させないコミュニケーションを通じて，医師は自分が相手に何を為すべきか，そして患者自身も自覚していないニーズを探索することができるのです。本当に困っている人達は，自分がどうしたいのかというニーズを考える余裕はありません。病気と患者が感じている苦悩を真正面から語り合っても，かえって苦悩が深くなることも多々あります。そんなときに，相手を知ろうとする医師の好奇心は，患者にとっては希望の光になることもあるのです。

　医師は，心的疲労が強くなると患者に対しての好奇心を失います。次々に出会う患者を符号化された対象物として扱い，自分の職務をどうにか果たそうとするのです。患者一人ひとりの人間としての多彩な深みを知ろうとすることに疲労した医師は，何かに逃避しようとします。疲労した医師は，患者とも家族ともそして他の医療者とも接触を避けます。人間同士の会話，接触を避けるようになります。当然，患者や家族に対する驚きも完全に失ってしまいます。

　相手に好奇心を抱くこと，驚きを感じられることは，医師自身の心的状態のバロメーターになります。相手に驚くことができなくなったら，自分の心は疲労している可能性が高いのです。そしてそうなったときは，自分自身の仕事に対する取り組みや毎日の生活を真剣に考え直す必要があるでしょう。

1学期

痛みの治療と症状緩和

《1学期》痛みの治療と症状緩和

第1講 痛みの治療 ① ―最初の対応

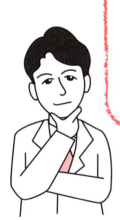

今まさに痛がっている患者を前にすると,とても緊張して部屋にいることもできなくなり,またどんな指示をしてよいのかわからなくなります。

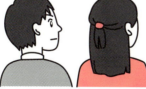
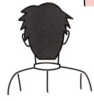

第1講の Point

- 今,痛がっている患者を見て苦痛を感じるのは自然な反応です。
- マニュアルに書かれている処方はすぐには役立たないかもしれません。
- そんなときのために「その場しのぎ」の処方を決めておきましょう。

患者の痛みを苦痛に感じるのは自然な反応

痛みは伝播する

　まず，痛がっている患者を前にしたときに，緊張したりどきどきするのはとても自然な反応です。どれだけ勉強をし，経験を積んでも，今まさに苦しんでいる人を前にするととても緊張するのが普通です。

　実は，私が研修医のときに一番苦手だったのは，救急外来で子どものケガを縫合処置することでした。子どもに痛みを与えながらも，冷静に処置を進めていくのはとても緊張する時間でした。背中は冷や汗でびっしょりです。外科手術の麻酔は，もちろん手術を受ける患者の苦痛を軽減することを目的に開発され，安全性を高めるための処置ですが，緊張しながら手術をする医療者側にとっても冷静に手技をこなしていくための大切な処置だと思います。

　以前，「仁」というテレビドラマで，タイムスリップした脳外科医が江戸時代の日本で，自分の知識を発揮すべく手術をするシーンがありました。麻酔らしき処置をしているのですが，ときには麻酔なしでケガの処置をするシーンがありました。当然処置される側は，激烈な痛みに叫び声を上げます。それでも主人公は必死の形相で素早く処置を進めます。その顔に落ち着いた冷静な表情はなく，相手の痛みを同じように感じているかのような苦痛にゆがんだ表情が浮かんでいました。テレビドラマなので現実ではありませんが，かつて確かにこういう時代はあったはずです。目の前で痛みに耐えて歯を食いしばっている患者に，外科手術をしていた昔の医師たちの苦悩はいかほどであったかと想像してしまいます。

　とにかく，目の前で痛がっている人を見ると，見ている人の心はとても緊張します。それは患者の家族だけでなく，苦痛に職業人として対峙する医療者もまた同じなのです。患者の痛みは家族の痛み。そして患者，家族の痛みは医療者の痛みにもなります。こうして痛みや苦痛は立場を超えて伝播するものだと思います。

自分が何とかしなきゃ

　私も医者になって20年近く経った今でも，苦しんでいる人を見ると心臓がどきどきしてきます。ときに呼び出されて，ときにたまたま居合わせて，痛みに苦しんでいる患者を目の前にすると，頭の中では，「なんで痛いのか？」「どんな薬で痛みを鎮めるか？」と，ものすごい勢いでぐるぐると回転が始まります。そして，時間の進みが止まったかのような感覚になります。患者を励まそうと，「痛い？」「どこが？」「どんな風に？」と聞いても痛みがなくなるわけでも，何か良い方法が思いつくわけでもありません。その場に居合わせた家族の視線も鋭く自分に突き刺さってきます。さらには，指示を待つ看護師の視線も自分に突き刺さってきます。そして一番大きな自分の心の声が聞こえてきます。「自分が何とかしなきゃ」「自分以外どうにかできる人間はここにはいない」。

どきどきひやひやしていた過去の自分

いま痛い人に理屈をこねるのはおかしい？

　こんなどきどきは，研修医の頃からちっとも変わっていません。でも，以前はもっと今よりもどきどき，そしてひやひやしていました。そんなひやひやしたある日のことを今でもはっきりと覚えています。

　医者になってすぐの頃，私は海辺の病院で脳外科医をめざして働いていました。その病院では，一度自分が診た患者はどんな病気になっても自分が診続けるというルールだったので，患者と医師の関係がとても強固でした。そのとき私は，転移した脳腫瘍を手術した患者を診ていましたが，その患者には胃がんのために腹部の痛みが時々ありました。痛みといえば，今も昔も変わらずボルタレン坐薬をまず使います。最初は一時的な痛みで，坐薬が効けば事なきを得ます。痛みもそれほど強くなく，患者から「昨日の夜，痛みがありました」と聞くとどきっとするのですが，その後「それでも坐薬を看護婦さんからもらってすぐに治まりました」と聞くと，ほっと胸をなで下ろしていました。

しかし，病状の悪化につれてやはり痛みは強くなってきました。そしてボルタレン坐薬を何回も使うようになってきました。「先生，また坐薬使っていい？」「いや，さっき使ってからまだ時間が経っていないので，もう少し待ってからにしましょう」「そうですか。ガマンできるかな」。そんな会話を交わしながら，内心はこんなやり方はきっとよくない，他に何かよいやり方があるはずだ。薬の回数を数えたり，薬を使ってからの時間を計ったり，今本当に痛がっている人にそんな理屈を話してどうなるんだ。こんな言い方は「本当は，薬で痛みを止めるのは，カラダに悪いことだ」と教えているようなものだ。そんな風に思っていました。

今日のやり方が明日には通用しないかも……

　それでもよい方法がみつからず，先輩医師に聞くと，そんなときはペンタジンを注射すればよいと教わりました。そして，ボルタレン坐薬が効かないときにはペンタジンを注射する，という指示を看護師に伝え対応してもらいました。それが，そのときの私にできた精一杯の対応でした。そして，いつも指示を出し終わるとほっとする一方，もしも今の薬が効かなくなったらどうしようかと，不安に陥ることが常でした。「今日を何とかしのいでも，明日は今日のやり方では通用しないかもしれない」，そんな当然の不安が心に浮かんできたのです。

●「その場しのぎ」は使いよう

重要性より緊急性

　こういった経験は誰にでもあることと思います。昔，痛みの処置に無知であった自分を思い返すと，「その場しのぎ」の気持ちがどこかにあったとつくづく感じます。ロジャー・E・ボーン教授（カリフォルニア大学）は，その著書の中で「その場しのぎ症候群」について述べています（「Diamond Harvard Business Review」＝「DHBR」May 2011.「その場しのぎ症候群から脱する法」，西尚久訳）。企業では問題が次々と発生し，対処する時間が

不足している。問題を放置するよりも,「その場しのぎ」でも何か対応したほうがよい場合は確かにあります。しかし,「その場しのぎ」が続いていくと,問題の解決が根本的になされず,当然,組織全体の状態は悪化すると書かれています。話を元に戻して考えてみると,今まさに痛みに苦しんでいる患者に対しては,重要性よりも緊急性が優先します。まず何かをしなくてはならないのです。

いくら痛みを伝える看護師や電話に八つ当たりしても,電話で看護師に何度同じことを聞き返しても,意味のない痛みの原因の推測をつぶやいても,患者はその逡巡の間も痛みに苦しんでいます。まず「その場しのぎ」でもよいので何かしらの対処をする必要があります。

すぐに次の方法を実行する

この患者にとって「その場しのぎ」ではない根本的な問題の解決とは,例えば医療用麻薬を投与することです。初回投与量を決め,突出痛に対応するレスキュー薬を決めて,患者や家族に不安がないように説明する。このように丁寧に手順を重ねて始めるべき医療用麻薬を,今まさに痛がっている患者に待ったなしの状態で始めることに,ためらう気持ちが出るのは当然です。しかしすでに述べたように,とりあえず「その場しのぎ」の処置であっても,すぐにできることを実行することはとても大切なことです。そして落ち着いた時間,例えば次の日に,根本的な問題に取り組むのです。「その場しのぎ」は「その場しのぎ」と認識してさえいれば,どんな処置や方法であっても,患者の痛みが軽くなるのなら構わないと思います。

多くの医療用麻薬に関するマニュアルやガイドラインには,「その場しのぎ」ではない処方が書かれています。しかしそれは,今目の前で痛がっている患者には,すぐに役に立たない処方かもしれないということを覚えておいてほしいのです。痛みに関しての「その場しのぎ」という名の臨時処方については**表1**にまとめます。いずれも各施設で使い慣れた方法を確定しておくのがよいと思います。それぞれの現場で間違えない方法,いつもと同じ方法が一番確実だと思います。痛みに関しては,少なくとも2つくらいの方

表1 がんの痛みに対する臨時処方（いわゆる「その場しのぎ」の処方）

商品名	投与量	コメント
ボルタレン坐薬	25mg 50mg	・大柄な患者なら50mg、小柄な患者、状態の悪い患者は25mgを基本とする。 ・収縮期血圧が100mmHg未満なら投与を避ける。血圧の低い患者、特に脱水傾向の患者に投与するとショック状態になる可能性がある。もしもショック状態になったときは補液する。 ・慢性疼痛の急性増悪に効果があるときがある。
ロピオン注	50mg	・生理食塩水100mLまたは50mLに混注し、30分程度で点滴静注する。 ・根拠はわからないが、胃腸障害が少ない。 ・根拠はわからないが、血圧が低めでもショック状態となることが少ない。 ・投与後に発汗を伴うことがある。 ・1日3～4回使用できる。
ペンタジン注 ソセゴン注	15mg 30mg	・鎮痛効果だけではなく、鎮静効果があるため、短時間の鎮静に使用できる。 ・連用することで精神依存を起こしうる。 ・投与後、しばらくすると効果がなくなるため、根本的な治療までのつなぎにする。 ・25mgの錠剤もあるが、がん性疼痛の増悪には効いた経験はない。また定時投与にも不向き。 ・第2種向精神薬。保管は鍵付き。
トラマール注	100mg	・モルヒネ注20mgに相当。 ・薬理作用がモルヒネに類似し、換算比が確定しているため、使用しやすい。 ・麻薬でも向精神薬でもないため、保管がしやすい。また往診でも持ち出しやすい。 ・皮下注射でも筋注でも効果はほとんど同じ。
キシロカイン注	100mg	・NSAIDs、オピオイドが効かなかったときに、生理食塩水100mLに混注して点滴静注。 ・痛みに効くだけではなく、わずかな鎮静作用がある印象。 ・腹部の痛み、神経障害性疼痛でオピオイドのレスキューに反応しないときに使用してみる。
アタラックス-P注	25mg 50mg	・激しい疼痛のときには鎮痛薬と共に、鎮静作用を期待して投与することもある。 ・どちらも単独で投与しても、がん患者の鎮静には十分な効果がなく不向き。 ・アタラックス-Pは局所反応が強いため皮下注射しない。
セレネース注	5mg	・セレネースを軽い鎮静剤として使用することもあるが、患者の情動活動を抑制するだけで、苦痛が緩和されていない可能性がある（苦しいことが伝えられなくなるだけかもしれない）。
ドルミカム注	10mg	・鎮痛薬が十分に効果がないときに、2.5～5mgを皮下注射するか、生理食塩水100mLに混注して、ゆっくりと点滴静注。 ・とにかく痛みのある状況をリセットする。 ・鎮静の第一選択薬。

法は準備しておく必要があると思います。最初の方法でうまくいかなければ，すぐに次の方法を実行するのです。

●「その場しのぎ」の処方が必要になる3つのパターン

「その場しのぎ」が必要ながんの痛みというのは経験的に3つのパターンがあると思います。以下に述べる痛みのシーンは，臨床的にはよく遭遇するにもかかわらず，マニュアルやガイドラインがあまり取り上げてこなかった状況です。しかし，医療者の誰もが遭遇したことのある状況だと思います。

1 元々あった痛みが，急に強くなる場合

まず，元々あった痛みが，急に強くなる場合です。例えば，骨転移の痛みがある患者で，元々痛みのあった場所の痛みがさらに強くなる場合や，落ち着いていた肝臓の腫瘍が急に炎症を起こして痛みが強くなる場合で，いわゆる慢性疼痛の急性増悪です (acute on chronic pain)。このタイプの痛みは，一過性に痛みが強くなりますが，短時間で自然軽快することもあるため，比較的「その場しのぎ」でうまく対応できることもあります。もちろん，あらかじめ処方してあったレスキュー薬，頓服薬を使用するのもよいでしょう。私見ですが，このタイプの痛みは，がんによる局所の炎症で痛みが強くなるのではないかと思っています。または，がんとは関係のない一過性の身体の痛みもあります。痛みは1日の間にも変動し，ときに突出痛を出現させることは今までもいわれていました (**図3**)。しかし，なぜそのように変動するのか，うまく説明してあるものはありません。

私は，がんという疾患は元来炎症性の疾患で，1日の間に炎症の治まっている時間帯と，炎症が強くなる時間帯があるのではないかと考えています。もちろん，炎症の程度はレントゲンには現れないでしょう。大きさの変化ではなく，その腫瘍の炎症の強さ，熱さのようなものです。皮膚にがんのある患者の腫瘍を毎日観察していると，赤味が強いときと，弱いときがあります。その炎症の強さにより，痛みが変わるのだろうと想像しています。痛みが強

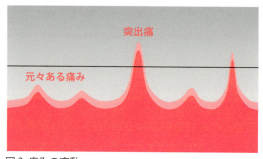
図3 痛みの変動

いときと，発熱の関係や，CRP（C反応性蛋白）といった炎症マーカーの推移と相関があるのかもしれません。がんも毎日を生きています。そして起きたり眠ったりしているのではないかと私は想像しています。

②全身状態が急速に悪化し，それまでの治療に効果がなくなる場合

次に，全身状態が急速に悪化し，それまでうまくいっていた痛みに対する治療も急に効果がなくなるような場合です。このような状況のとき，患者は薬を内服できないことが多いと思います。また，どう痛むのか，どこが痛むのか尋ねても，患者はうまく説明できないことがほとんどです。ただ，「イタイ，イタイ」「しんどい，えらい，つらい」と繰り返すばかりです。思いあたるきっかけもなく，一体何が起きたのか，さっぱりわかりません。亡くなる間際にこういう状況になることが多いように思います。このような状況は，せん妄による不穏と考えたほうがよいのかもしれません。痛みに対する治療だけでは治まらないこともあり，鎮静剤を投与することもあります。よく緩和ケアに習熟していない医療者や遺族が，「がんの最期は痛みが強い」と話しますが，恐らくこの状況を目撃してこんな印象をもつのではないでしょうか。この状況をうまく説明しているものはありません。

私は，特に看取りの直前になって現れるこのような強い痛みは，脳の変調によるものだと想像しています。つまり，全身状態の悪化により，痛みに対する感受性，感覚の異常が生じ，痛みに対して異常に敏感になっている状態なのではないかと想像しています。痛みの局在ははっきりせず，コミュニ

ケーションもできないからです。こんなときには，炎症を抑えるためにNSAIDsを投与しても，痛覚を鈍麻させるためにモルヒネなどの医療用麻薬を投与しても，効き目が今ひとつです。そして，大抵は患者が眠ることで，この強い痛みに襲われた患者と家族の悪夢は決着します。鎮痛薬の投与が痛みを決着させるというよりも，自然と嵐が去るように痛みが治まっていくという感じです。どうしてこのような強い痛みが急に起こるのかはわかりません。また，どういう患者に起こるのかも，わかりません。せいぜい私が医師としてできることは，「病院にいても，家にいても，大変な日が一日だけあります。もしそんな日が来たら，すぐに手を打つ準備があります」と伝えておくことだけです。この「最後の嵐」に遭遇する機会は多いと思います。ある程度時間が経つと嵐は過ぎていきますが，その時間はいつもより長く感じるでしょう。「その場しのぎ」である程度時間が経てば，患者は自然と鎮静され痛みが落ち着くかもしれません。しかし，最期は痛みに苦しんだと家族の心に傷を残さないためには，鎮痛薬だけではなく，より確実かつ安全に苦痛を緩和する鎮静ができるような準備が必要です。

③オンコロジーエマージェンシーの場合

　最後のパターンは，胃潰瘍や腸管穿孔による急性腹膜炎，病的骨折，肝腫瘍からの腹腔内への出血，肺塞栓などの，オンコロジーエマージェンシーといわれる合併症による，急激な強い痛みの悪化です。このような状況のときには，とにかくすぐに鎮痛して次の処置が必要となります。合併症の発症を確認，必要な検査を実施し，原因と重症度を判定した後に，対応を決定します。よく，救急対応のマニュアルには，「患者の痛みを鎮痛薬でとってしまうと，原因疾患がわからなくなる」と鎮痛薬の使用を避けるように書かれているものもあります。しかし，診療中のがん患者に起こった強い痛みは，それまでの検査，状況でだいたい類推できます。必ずある程度鎮痛してから，以降の検査，診察を進めるようにしてください。「その場しのぎ」の処方は，私達に原因を探索する時間を与えてくれるかもしれませんが，根本的な治療にすぐ入らないと，すぐに効き目がなくなり患者は再び強い痛みの世界に引

き戻されてしまいます。

　「その場しのぎ」な痛みの対応は，実践的ですがあまりきれいな治療ではないかもしれません。しかし，突然に起こる痛みに対して，まずどう指示するのか，どう対応するのかをある程度考えておかないと，結局は，ガイドラインやマニュアルに書いてあるような，本来の痛みの治療を始めることすらできません。「その場しのぎ」は決して悪いことではありません。ある程度時間を稼がないとならないことだって，現実の臨床現場にはあるのです。どうか，あなたなりの「その場しのぎ」を編み出してください。

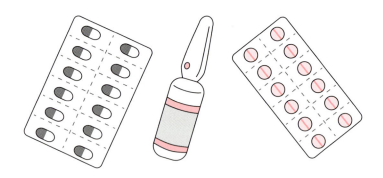

Column

勤務時間外の緊急対応について

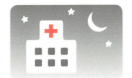

　ホスピスでの勤務医時代，患者の強い痛みなどに急に対応しなくてはならないときには，まず，あらかじめ指示してある臨時指示（コンフォートセット）を元に，看護師が対応していました。しかし患者の状況によって，薬の投与前の確認，または急な状態の変化（急変）で診察が必要なときには，呼び出しがありました。22人が入院できる病棟で，そのような緊急の処置が必要な呼び出しは，月に数回のことでした。もちろん，処置が必要なため呼び出しがあるのですが，看護師が薬の指示通りに対応できないということではなく，急変の原因の検索，家族への説明が必要だと現場の看護師が判断したためでした。

　ホスピスの初診外来で患者，家族からよく聞いたのは，「いつどうなってもおかしくない」「急に痛みが来ることもある」と主治医から説明を受けたという話です。まだ大事は何も起きていないが，将来の苦痛が約束されているかのような説明を受け，怯えて，不安を感じながら毎日を過ごしている患者にも多く出会いました。だからこそ，ホスピスに早く入院したほうがよいという説明を，紹介元の主治医はしているようでした。

　しかし，オンコロジーエマージェンシーは，それほど頻度は高くなく，勤務していたホスピスでも予期しなかった急変は10％程度でした。オンコロジーエマージェンシーの対応には，痛み，呼吸困難，出血，けいれん，治療関連の発熱，イレウス，急な四肢麻痺，病的骨折，尿閉，不安発作，せん妄による不穏の習得が必要です[1]。しかし，医師，看護師は緊急事態に備えておく必要はありますが，私が外来で会ってきた患者達のように，急変を予言され警告されることで，まだ力が残っているのに不安で外出ができなくなったり，怯えて毎日を暮らしている姿を見ると，何かがおかしいと感じていました。医療者の説明責任と免責のために，患者をこのような状況に追い詰めることは，もうすでに「呪い」をかけている状態に近いと感じていました。その「呪い」を解くことが，緩和ケアを提供する第一歩になっていたのです。どこかおかしいと思いますが，呪いにかけられた患者に，もう一度生きる力を宿すのも医師である私の仕事だと思い，適切な説明と助言を，まるで呪いを解くための現代医療の儀式のように考えています。

◆文献
1) Schrijvers D, van Fraeyenhove F. Emergencies in palliative care. Cancer J 2010;16(5):514-20.

痛みの治療（最初の治療）

● 弱い痛みがいつも同じ場所にあるとき

✥ こう考える（治療方針）

がん患者の多くは，「強い痛みに突然襲われる」と想像している。またそのように医師が説明していることもある。しかし経験からいって，がん性疼痛は弱い痛みから徐々に始まることがほとんどである。また，基本的にがん性疼痛の治療は，慢性疼痛に急性増悪が加わるものと考えてよい。

しかし一部に，「強い痛みに突然襲われる」患者がいる。これはオンコロジーエマージェンシーに該当する患者で，頻度は全体の10%前後である。

✥ まずこうする（処方例）

1 カロナール錠300　3錠　1日3回　毎食後

まずカロナールを処方する。胃腸障害を避けるためである。錠剤は大きく服用しにくい。効果があり，足りなければ9錠まで増量。1日4,000mgまで（錠剤なら，なんと13錠に相当）。大量投与するなら，細粒のほうが服用しやすい（50%細粒で8g，1日3～4回）。

2 ロキソニン錠60mg　3錠　1日3回　毎食後

カロナールの効果が今ひとつなら，NSAIDsを投与する。
胃，十二指腸潰瘍の既往を確認。胃全摘でも腸粘膜障害が起こることがある。

3 ナイキサン錠100mg　3錠　1日3回　毎食後　または
ボルタレンSRカプセル37.5mg　2カプセル　1日2回　朝夕食後

NSAIDsを変更することで，鎮痛効果が良好となることもある。

✥ 必ず伝える（患者，家族への説明）

・NSAIDsを空腹時に服用すると胃粘膜に錠剤が貼り付き，その場所に潰瘍を作ることがある。食後，十分な水分で服用するように指導する。

✥ もう一工夫（治療の変更）

NSAIDsの中では，モービック，ハイペン＜ロキソニン＜ナイキサン＜ボルタレンといった効果の序列がいわれているが，全く根拠はない。使い慣れたNSAIDsのうち2種類を使ってみて無効なら，オピオイドを開始する。

✥ やめどき（治療の中止・追加）

胃部不快感，季肋部痛また同部の圧痛があるときは中止。吐下血があれば中止。NSAIDsを使用しても突出痛があるときは，オピオイドを追加投与。

《1学期》痛みの治療と症状緩和

第2講 痛みの治療②
― 痛いと言わない患者

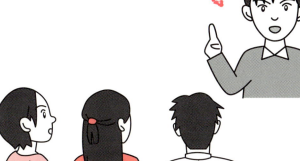

痛みがあるのに，麻薬を使ってくれない患者にどう話しかけたらよいのでしょうか。

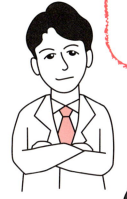

第2講の Point

- 患者は正直に痛みを訴えないことがあります。
- それは病状の悪化を否認する心理からきています。
- 患者の思いに耳を傾け，麻薬を受け容れられるように援助を心がけましょう。

「痛い」と言わない患者の気持ち

よい患者でいたい

　今回は、痛みを実感している患者の気持ちについて考えてみたいと思います。様々な研究から、患者は痛みを実感したとき、医師に対しすぐに「痛みがあります」と正直に言わないことがあるといわれています[1]。このように痛みを患者がすぐに訴えないことで適切な治療が妨げられることを、医療用麻薬（オピオイド）の障壁（バリア）ともよびます。このようなバリアとして、患者、医療者、システム（行政）の3要素が指摘されています（**表2**）。

　一般的に、患者は痛みを看護師には言いやすいが、医師には話しにくいという俗説もあります。医師は時間がなさそうで話しかけにくい、医師は患者の苦痛に関心を示さないというのがその理由とされています。

　しかし、本当にそうでしょうか。私の経験からはそれはとても一面的な見方だと思います。主治医にとって「よい患者でいたい」という患者自身の考えが、痛みを医師に伝えないことと関連があるかもしれないとも考えられています[2]。つまり、時間のない外来で「痛みがある」などと言って医師の手を患わせば、自分に対する治療がおろそかになるのではないか、化学療法が中止されてしまうのではないかという恐れです。医師が痛みを話題にしなければ、痛みがあることを伝えなくてもよい。伝えなければ、いつも通り、化学療法の注射をしてもらえると実際に話していた患者にも出会いました。

表2　医療用麻薬の使用を妨げる障壁（バリア）

患者・家族のバリア	医療者のバリア	システム（行政）のバリア
・痛みを伝えることを嫌がる。 ・がんに対する治療から医師の気をそらしてしまうのを案じている。 ・「よい」患者でいようということに反してしまうのを恐れている。 ・鎮痛薬を服用することを嫌がる。 ・医療用麻薬の依存症になることを恐れている。 ・副作用がひどいことを案じている。 ・いずれ医療用麻薬が効かなくなることを恐れている。	・疼痛治療に十分な知識をもっていない。 ・痛みの評価がうまくできない。 ・医療用麻薬の使用に関する規制を案じている。 ・患者が医療用麻薬の依存症になることを恐れている。 ・医療用麻薬の副作用を案じている。	・がん治療に対して、重要だと認識していない。 ・十分な医療費がない。 ・医療用麻薬の使用に関する規制がある。 ・医療用麻薬の治療がなかなか受けられない問題がある。

（Sun VC, et al. J Pain Symptom Manage 2007; 34(4): 359-69 より引用[1]）

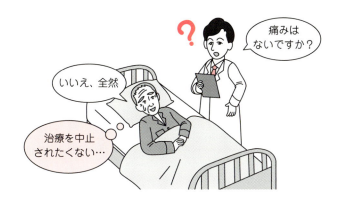

病状の悪化に対する否認

何か別の原因があるのでは

　私は経験から，患者が痛みを医師に伝えない本心は，病状が悪化したことの恐れと関係があると考えています。

　つまり，痛みを感じたとき患者の頭には，自分の病気が悪化すること，またその延長にある死の恐怖がよぎります。強い死の恐怖を前に，「ああ，ついに来るべきときが来たな」と素直に自分の現状を受け容れられるような患者は，私はなかなかいないのではないかと思います。「いや，今日はたまたま痛かっただけだ」とか，「昨日食べすぎたから」とか，「今日は大便がちゃんと出ていないから」と，何か別の原因を探すことがほとんどです。場合によっては，「処方された薬でかえって痛くなった」とか，「妻の作った食事が悪い」と，自分の周りの何かが自分に悪い影響を及ぼした結果，痛みが出てきたと考えることもあります。

便秘を延々と訴える

　こうして，患者は自分の状態を否認することで，自分の心を鎮めて平静を保とうとするのです。この否認という心の動きはとても自然なことです。少し脱線しますが，がんのような消耗性疾患ではない，慢性疾患を抱えた高齢の患者は，「便秘」に異常に固執するときがあります。外来の診察のたびに，

便秘の悩みを話し続けます。「もう4日も出ていません」と言われると，なんで，そんなに正確に覚えているんだろうかとか，自分もそのくらい便秘するのになと思います。「便秘は大丈夫ですよ」と話してもなかなか納得してくれません。診察のたびに大丈夫ですと安心してもらおうと思い話しても，次の診察のときにはまた同じように「便が出ないんです」と話し続けます。ああ，前回の診察で一生懸命話したのは何なのかと思いつつも，また同じやりとりを続けます。そのうち，便秘の話になると，医師も話半分で聞き流すようにもなります。きちんと患者の訴えに対応しないと失礼ではないかと思いつつも，同じ話題を繰り返すことでかえって問題が焦点化して，患者の固執が強くなるのではないかと医師も心の中で葛藤します。

　こんな日常どこにでもあるような診察の一コマですが，痛みを伝えようとしない患者，痛みを伝えることを恐れている患者との対話の中で感じたことがあります。それは患者の心の中で起こる否認により，患者自身は自分の問題を自分以外のものに求めたり，自分の問題だとしても，簡単に解決しそうで恐れを感じる必要のない問題にすり替えているのだということです。「大便が出れば，今の苦しみから解放される」，そんな患者の切ない心の取引を感じるようになったのです。そうなることで，「痛みを隠し，何か別の原因にしようとする患者」や「便秘を延々と診察のたびに訴える患者」に対して，最近私はとても寛容になれました。また，人の心はとても複雑だと思うようにもなりました。

痛みを認めることへの恐れ

　「痛みがある」と医師に伝えることで，医師は痛みを話題にし，痛みの診察を始めます。そのとき，患者と医師の間では，「いよいよ病気が悪くなった」ということをお互いに認め合わなくてはならない瞬間が訪れます。「痛みと病状の悪化は関係ない」と患者を励まそうと説明する医師もいますが，本当にそうでしょうか。やはり病状の悪化は痛みの悪化の一因なのです。病状の進行と共に医療用麻薬の投与量も増加することがほとんどです。一説には，医療用麻薬に対する耐性の関与を指摘する研究もありますが，むしろ病状の

悪化が投与量の増加と相関するのです。

　こうして，痛みを正直に医師に伝え，医師が痛みを認証すれば，同じく病状の悪化も認証され，患者に返ってきます。どう否認し，自分を防衛しようにも逃げられなくなります。先にも述べたように，患者は痛みを直接医師に伝えるのではなく，看護師や薬剤師には正直に話すことがあります。もしかすると患者は，看護師や薬剤師に痛みを伝えると，この「病状の悪化の認証」プロセスを避けることができると考え，正直に話すのかもしれません。そして，間接的に自分の痛みが医師に伝わればよいなと思っているのかもしれません。

麻薬は病状悪化のシンボル？

　患者が素直に痛みを伝えにくいのは，医師の関心，患者に対する態度，コミュニケーションにも問題があります。もちろん，患者が何でも相談しやすい雰囲気を作り，その上で親身になって相談し，一緒に今後の困難の対処方法を考えていく，そんな良好な医師−患者関係は，診療には必要な条件です。しかし，それだけでは，病状の悪化を恐れる患者には十分ではないのです。やはり，強い痛みがあると患者が素直に伝えれば，医師は治療の提案として医療用麻薬を勧めます。患者の多くは医療用麻薬を恐れています。そして，患者は医療用麻薬をどうしても，「病状悪化のシンボル」と思ってしまいます。また，医師がきちんと説明しても，「最後の手段」であるとか，「楽に死ぬための治療」と考えてしまいがちなのです[3]。

患者の真の求めに耳を傾ける

麻薬開始時のコミュニケーションが重要

　痛みに患わされながらも，病状の悪化を認めることを恐れ，医療用麻薬が自分に処方されることを恐れている患者に対して，医療者は何ができるのでしょうか。医療用麻薬を拒絶する患者に対して行ったインタビューでは，「医療用麻薬は生きるために必要な治療である」「少ない量から医療用麻薬は

使う」「もし副作用がひどければ，医療用麻薬は中止できる」という説明を求めていることがわかりました。また，医師を信頼するからこそ，医療用麻薬の治療を始めることができると患者は話していました。医療用麻薬の使い方だけではなく，開始するときのコミュニケーションが重要であることが指摘されています[3]。

また私は，どんなに科学的には因果関係のないことであっても，患者自身が痛みをどう考えているかということに関心をもつ必要があると思っています。患者自身も，痛みを自分の考え方でどうにか対処し乗り越えようとしています。高齢の患者が便秘に固執する例のように，医学的には一見おかしな話であっても，患者は自分の手持ちの知識で現状を理解しようと必死なのです。患者がどう考えているのかを，そして自分の身体をどう理解しているのかをじっくり聞くのも大切なことだと思います。

がんの痛みには，痛みの強さに合わせて適切な鎮痛薬を投与する。そして，医療用麻薬は重要な治療薬である。これは言うまでもないことです。しかし，この治療原則を教義のように振りかざしても，患者の心は治療に向かいません。医療用麻薬を受け容れられるように手助けするには，患者の現状を否認する考えを念頭に，その思いに耳を傾けなくてはいけません。そして患者がよりよく生きていくために，自ずから医療用麻薬を受け容れられるような援助を行うことが必要なのです。

◆文献

1) Sun VC, Borneman T, Ferrell B, et al. Overcoming barriers to cancer pain management: an institutional change model. J Pain Symptom Manage 2007; 34(4): 359-69.
2) Ward SE, Goldberg N, Miller-McCauley V, et al. Patient-related barriers to management of cancer pain. Pain 1993; 52(3): 319-24.
3) Reid CM, Gooberman-Hill R, Hanks GW. Opioid analgesics for cancer pain: symptom control for the living or comfort for the dying ? A qualitative study to investigate the factors influencing the decision to accept morphine for pain caused by cancer. Ann Oncol 2008; 19(1): 44-8.

Column

医師も病状を否認する──痛みと向き合えない医師

　病状の悪化を否認するのは患者だけではありません。患者と共に治療を進める医師も同じ心理状態になる可能性があります。苦労を分かち合い，闘病に取り組んできた患者と医師にとって，検査の結果が悪いことも，痛みが現れてくることも，できれば「なかったこと」にしたいに決まっています。昨日と同じ今日，今日と同じ明日であってほしい，たとえ病気が治らなかったとしても。そう思うのは医師にとっても当たり前のことです。平穏な毎日を願う患者と，患者に向き合う医師にとって，痛みは，昨日と違う今日を告げる悪い知らせなのです。

　診療中の患者から痛みがあると聞いたとき，医師もまた憂うつです。できればなかったことにしたい。きっと今日だけのこと。こんな気持ちが医師の冷静な判断を狂わせます。こんなときこそ，患者と医師の苦痛に心を寄せることができる看護師や別の医師の存在が必要です。痛みと向き合えない医師とは，患者と同じく痛みに苦しんでいる医師かもしれません。こんな医師の苦痛を軽減するのは，「患者の痛みを知りなさい」という叱責や，「あの医師は無能だ」という侮辱ではなく，患者の苦痛に耳を傾けることと同じく，医師の苦痛と苦悩に耳を傾けることではないでしょうか。

　てきぱきと患者の苦痛に対応し指示を下せる医師の姿も大変魅力的ですが，ときには患者の苦痛に動揺し，うまく緩和ケアを実行できない医師を私は憎むことはできません。患者を思う医師だけが患者の苦痛に動揺することを知っているからです。そして大事なことなのでもう一度書きます。診療している患者に悪いことが起きたとき，医師もまた苦痛を感じています。患者と医師の二人の苦痛を考えることができる寛大さをもつ者だけが，真の緩和ケアを提供できると私は考えています。

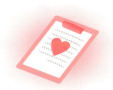

痛みの治療 ③
―医療用麻薬の使い分け

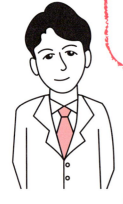

今はたくさんの医療用麻薬がありますが,結局どう使い分けたらよいのでしょうか。

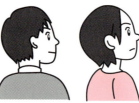

第3講の Point

- 実際の病院ではすべての麻薬を採用してもらえるわけではありません。
- オピオイドの効き目自体にはほとんど差はありません。
- 処方のメリット・デメリットから麻薬を選ぶ考え方もあります。

進化している痛みの治療

「麻薬を使うのが恐い」から次の段階へ

　私が医師になった頃は，麻薬にはコデインとMSコンチン，モルヒネ注射がある程度でした。また，私自身も麻薬を使いこなせず，初めて患者に麻薬を使うときには，1時間半も離れた大学病院まで使用経験のある先輩医師を訪ねて，使い方を習ったものです。少ない資料とはいえマニュアルもあったのですが，麻薬を使うことに慣れていないというよりも使うのが怖かったのです。麻薬を使うと患者にどういう変化が現れるのか，問題となる副作用はどんなふうに現れるのか，全く予想がつかない状態で，とても緊張して初めてのモルヒネ投与をしたことを今でもよく覚えています。当時は，薬局もあまり協力的ではありませんでした。どうしてもモルヒネでないと痛みはとれないのか，どのくらいの量を使うのかと何度も聞かれました。いざ処方する段となっても，処方するたびに赤い麻薬処方せんを書き，捺印していました。また，その処方せん自体がまるで麻薬であるかのように，看護師は病棟で鍵をかけて保管していました。今思うと何も書いていない処方せんなのに。

　そんな頃から，まだ20年も経っていません。随分と状況は変わりました。フェンタニルの貼付剤が発売され，緩和ケアの研修が全国で行われるようになり，麻薬を普通の薬として使いこなす医師はとても増えました。私がホスピスで働き始めた2002年頃は，麻薬が必要だからという理由だけで，患者はホスピスに入院していました。麻薬の処方が簡単にできないため，痛みを訴える患者はホスピスに入院，となっていたのです。それから数年後には，そういう患者はほとんどいなくなりました。オキシコドンの経口薬も発売され，今ではトラマドールの経口薬も発売されています。モルヒネの徐放製剤だけでも4種類以上発売されています。

　痛みの治療は，少し前と比べると隔世の感があります。緩和ケアへの相談も，麻薬を初めて使う相談ではなく，副作用がうまくコントロールできない，増量しても痛みがコントロールできないという，次の段階の相談を受けるようになりました。

すべての医療用麻薬が使えるわけではない

　こうして，医療用麻薬の使い方に習熟した医師が増えるに従って，「はて，どのように医療用麻薬を使い分けたらよいのだろうか」と思うのは至極当然です。しかし，あまりこういう質問は受けません。なぜでしょうか。みんな使い分けに困っていないのでしょうか。

　まず，緩和ケアを提供する病院は，ある程度大きな規模の病院であることがほとんどです。そのような病院の場合，現在のように薬剤で収益が上がらない状況では，どれだけ薬剤費を抑えることができるかというのが，経営の柱になります。医療用麻薬は単価が高いので，ある程度の数の薬を仕入れたとしても，すぐにその薬を使わなくなったとしたら，生じる損は他の薬に比べてとても大きいのです。したがって，あらゆる似た薬をどれでも使えるということはほとんどなく，同じ系列の薬はいずれか一つのブランドしか使うことができない状況にあるのです。こういう状況であれば，どの麻薬を使うかは迷いようがありません。あらかじめ決めてある薬を投与するほかないのです。どの医療用麻薬を病院の薬剤部においてもらうか，そのときは迷うかもしれませんが，どれか一つ（もしくは二つ）を決めたら，経口薬ならこれ，貼付剤ならあれと決まってしまうのです。

　それでも，各種製剤は少しずつ新発売となり，医師の好奇心を刺激します。今度の医療用麻薬は今までのものよりも効果が良いのではないだろうか。副作用が軽いのではないだろうか。そんな期待をしますが，今の病院の仕組みでは，一つの新しい薬を採用するのであれば，何か一つを諦めなくてはなりません。薬が発売されるたびに，今までの治療のすべてを変えてしまうか，今まで通りの治療を続けるのかという葛藤に立たされるのです。こういったシステム，運用上の障壁が医療用麻薬にはあります。

　また，ある患者に最初に使う医療用麻薬を何にするか決めたとしても，他の薬で始めたらどうだったのかというのは，空想するほかありません。例えば，ひどい吐き気で3日も経たない間に麻薬を続けられなくなった患者がいたとして，他のどのやりかたをしたらよかったのかと考えても答えは出てこないのです。

どんな薬から始めるか―ガイドラインの記載は？

日本のガイドラインには第一選択薬が書かれていない

　さて，それでは初めて医療用麻薬を投与するとき，どんな薬から始めたらよいのでしょうか。WHOが「痛みの強さに合わせて薬を投与する」と提唱してから，30年が経ちました。当時は軽い痛みなら非ステロイド性鎮痛抗炎症薬（NSAIDs），中等度から強い痛みなら医療用麻薬と至ってシンプルな方針でした。病状や受けている治療にかかわらず，痛みの程度だけで，薬を選択しなさいと提唱しています。30年前の当時は，痛みは放置され，患者も医師も麻薬を怖がっていました。また，麻薬が使いにくい状況になっていました。少しでも多くの患者の痛みを緩和するには，まずは「頼むから，痛みの強い人には麻薬を使おうよ」と提唱することが必要だったのです。その切迫した提唱は，徐々にではありますが世界中に広がっています。そして先進国では，麻薬を比較的使いやすく，また医師たちも使い慣れてきています。

　そのような現代になって，がんの痛みと医療用麻薬に関するガイドラインが整備されてきています。それらの中で，例えばヨーロッパの権威ある学会（EAPC）のガイドラインでは，モルヒネが第一選択と書いてあります[1]。しかしその理由が，「使い慣れていて，手に入りやすく，安価であるから」とありました。ガイドライン全体はエビデンスを基にして書いてあるのに，びっくりするほど口語調な文体に驚いてしまいました。また日本のガイドラインでは，何を第一選択にするかは明記されていません[2]。「個々の患者の状態により使用するオピオイドを決める」というスタンスです。

「経口投与を原則とする」はもう古い

　このようにガイドラインで述べているのはなぜでしょうか。要するに痛みがとれるという点においては，どのオピオイドでも同じことだからです。その違いは副作用の出方の傾向や，投与ルートによるのです。例えば，こんな文章をよく見ます。「経口投与を原則とする」という文章です。WHOの

提唱には，確かにそう書いてあります。しかしそれは，注射と比較してという前提があるのです。定期的に注射するよりも，器械を使って持続皮下注射するよりも，経口薬のほうが患者は身動きができてよいに決まっています。しかし，貼付剤が使えるようになった今では，ほとんど意味のない原則になっていると思います。患者に聞けば「飲み忘れることがあるので，貼り薬は助かる」と答えます。確かに薬を飲むことに比べれば，身体に貼るほうが患者にとっては簡便でしょう。また，がんの患者は，毎日規則正しく生活することをどちらかというと苦手にしている人達です。ときには薬の時間に寝坊したり，早寝することもあるかもしれません。その点で，貼付剤なら家族が貼り替えることもできます。

オピオイドの効き目には大差がない

とあるモルヒネ製剤の説明書では，「速放性の部分と持続性の部分が合わさっています」と薬理的な特性が強調されています。しかし，薬を毎日続けて飲んでいれば，「ずっと効き続けていて，効き目が切れる感触はない」ことを患者は体験しています。また，「オキシコドンは持続製剤だが，血中濃度の立ち上がりやTmaxはモルヒネの徐放製剤より早い」と宣伝してあっても，患者はその違いを自分の身体を通じて見抜くことはできません。つまり，患者の体験をもとに考えたとき，どの徐放製剤も大差ないということになります。さらに，モルヒネとオキシコドンの副作用を比較して，オキシコドンのほうが何らかの副作用が軽いとしても，それは研究で何らかのスコアが統計学的に低いということを指しており，実際の患者が体験できるかどうかの差であるかといわれれば，ほとんど差がないといってもよいと私は考えています。

どんな薬から始めるか
―処方のメリット・デメリットから考える

「ひとまずトラマドール」もあり

それでは，何を最初に使えばよいのでしょうか。日本のガイドラインの通り「患者の状態に応じて」という視点だけではなく，処方する側のメリット，デメリットを述べたいと思います（**表3**）。

表3　各薬剤のメリット・デメリット

薬品名	メリット	デメリット
モルヒネ徐放製剤	・12時間も24時間も鎮痛作用は同じ。24時間のほうが患者にとってはよい。 ・飲めなくなったときに坐薬や注射に切り替えやすい。換算比が大きく狂わない。 （経口×1/2＝注射）	・24時間の徐放製剤で明らかに食事の影響を受けるものは使いにくい。 ・初回投与で30mgを投与するのに躊躇する。 ・日本では，モルヒネが安いとはいえない。
オキシコドン徐放製剤	・モルヒネという名前よりもオキシコドンという名前のほうが，患者に説明したときに印象がよい。	・12時間タイプのものしかない。 ・低用量から開始したからといって，初回副作用が少なくなることはない。
フェンタニル貼付剤	・本来は初回投与には使えないが，副作用がモルヒネ，オキシコドンに比べて少ないので使いやすい。	・用量調節をしても，結果が1～2日遅れにしか出てこない。 ・今目の前で痛がっている患者には使えない。 ・増量に反応しないことがある。耐性の影響と思われる。
トラマドール	・麻薬ではないため管理，処方がしやすい。 ・モルヒネ，オキシコドンの前ステップとして使いやすく，効かなくなってからの切り替えがしやすい。 （トラマドール÷5＝モルヒネ）	・便秘は少し軽いが，副作用はモルヒネとほとんど変わらない。

どの鎮痛薬も，鎮痛作用にはほとんど変わりがありません。フェンタニル貼付剤，トラマドールは，痛みの悪化に対して，増量しても反応しなくなることがあります。その場合には，モルヒネやオキシコドンにオピオイドを変更します（オピオイドスイッチ）。

経験的には，（保険適用は無視したとして）軽度の痛みには NSAIDs，中等度の軽め（中の下）の痛みにはトラマドール，中等度の痛みにはフェンタニル貼付剤，強度の痛みにはオキシコドン，モルヒネを選んでいます。また，痛みの強さだけではなく，麻薬を嫌がる人や，麻薬について時間をかけて説明できないときには，ひとまずトラマドールを投与してみることもあります。

経口薬は投与回数が少ないほうが有利です。オキシコドンだからといってもモルヒネより副作用が軽くなることもなく，低用量だからといって副作用が軽いという根拠も乏しく，経験的にもそう感じません。

フェンタニル貼付剤は，強い痛みには向きません。しかし，安定した中等度の痛みには有利です。副作用が経口オピオイドより少ないので，麻薬を初回投与してから「あの患者はどうなっているだろう」という医師の不安が軽減されます。麻薬の初期副作用で治療を断念せざるを得ない状況になると，医師と患者の間の信頼関係が崩れやすく，今後の痛みの治療の障壁になります。強い痛みであっても，信頼関係が築きにくい患者や麻薬の副作用をとても怖がる患者にはフェンタニル貼付剤は有利です。

速放製剤では吐き気が出ないことも

さらに，国際的にエキスパートが集まり「みんながどうしているか」を調査した研究では[3]，モルヒネが第一選択薬で，5mg の速放製剤を 4 時間毎に服用する方法（1 日 30mg）が一番多かったそうです。この研究を参考に，個人的には 5mg のモルヒネ速放製剤や，2.5mg のオキシコドン速放製剤を 1 日 3 回投与して，まずは鎮痛効果を確かめてみるのも良い方法と思います。どうしてかはよくわかりませんが，徐放製剤で嘔吐する患者も同成分の速放製剤では不思議と吐きません。例えば，モルヒネ徐放製剤を 30mg 投与して，突出痛に 5mg のモルヒネ速放製剤を追加投与していたとします。その患者

が，明らかにモルヒネによる嘔吐で中止せざるを得ない状況になり，フェンタニル貼付剤に切り替え，無事嘔吐がなくなりました。しかし，突出痛は5mgのモルヒネ速放製剤のままでも不思議と吐くことが少ないのです。薬理学的に色々と考察することはできるでしょう。血中濃度から嘔吐の刺激を推測することもできるでしょう。しかし，恐らく理由はそれほど単純なものではなさそうなのですが，経験的にはどういうわけかうまくいくことがあるのです。

初回投与まとめ（新城流，保険適用は不問）

▶ まず，鎮痛効果をきちんと得てから，徐放製剤を使う。
- オプソ　　　　　　　1回5mg　　1日3回
- オキノーム　　　　　1回2.5mg　1日3回

▶ 麻薬を嫌う患者に使う。
- トラマール　　　　　1回25mg　 1日3〜4回
- フェンタニル貼付剤　0.3mg/日　1日1枚

▶ NSAIDsでは中等度の痛みが残る患者。
- フェンタニル貼付剤　0.3mg/日　1日1枚

▶ NSAIDsでは強い痛みが残る患者。
- カディアン　　　　　1回20mg　 1日1回
  または
- オキシコンチン　　　1回5mg　 1日2回

副作用のない麻薬が開発されることを待ちつつ

　私にとって初めて医療用麻薬を投与することは，麻薬を使い慣れた今でもとてもストレスを感じます。緩和ケアの専門医としてホスピスで働いていたときには，ほとんどの患者はすでに麻薬が投与されており，実は麻薬を初めて投与することはあまりありませんでした。

　初めての麻薬をどう選ぶかは，ガイドラインに書いてあるように「個々

の患者の状態から」といっても，結局はうまくいくかどうか「なんとなく」予想しながら，「おっかなびっくり」処方しているのが実情です。処方がうまくいけば，痛みもとれることで，とても患者に感謝され信頼を得ることができます。しかし，処方が裏目に出れば（うまくいかなければ），自分の提案する治療が今後受け容れられなくなる可能性もあります。それほどに，麻薬の副作用はもちろん患者には不快ですが，医師にとっても大変不快なのです。

　副作用のない麻薬が開発されることを待ちつつも，現状では，うまくいかなかったときも，患者とよい関係を持続する方法を考えるほうが現実的でしょう。必ず治療が成功すると信用してもらうよりも，この医者の診療を受けようと思ってもらえる信頼関係を築くのがよいと思っています。

◆文献

1) Caraceni A, Hanks G, Kaasa S, et al; European Palliative Care Research Collaborative (EPCRC); European Association for Palliative Care (EAPC). Use of opioid analgesics in the treatment of cancer pain: evidence-based recommendations from the EAPC. Lancet Oncol 2012; 13(2): e58-68.
2) Yamaguchi T, Shima Y, Morita T, et al; Japanese Society of Palliative Medicine. Clinical guideline for pharmacological management of cancer pain: the Japanese Society of Palliative Medicine recommendations. Jpn J Clin Oncol 2013; 43(9): 896-909.
3) Vignaroli E, Bennett MI, Nekolaichuk C, et al. Strategic pain management: the identification and development of the IAHPC opioid essential prescription package. J Palliat Med 2012; 15(2): 186-91.

Column

電話で患者の心を離さないようにする

　医療用麻薬の副作用は，医師にとってとても頭の痛い問題です。患者の状態をどれだけ詳細に調べても，検査をしても事前には全く予測できません。本当にがっかりするほど全くわかりません。そんな状況でも治療は始めなくてはなりません。どういうやりとりが必要でしょうか。患者は潜在的に麻薬は嫌だと思っています。できれば避けたいと思っていますし，理屈では麻薬が安全だと理解できてもやはり自分が飲むには抵抗があります。最初の一錠を服用する患者にとって一番大切なことは，医師に対する信頼感といわれています。医師が自信をもった態度で，あなたにとって必要な治療であり薬だと説明すれば，受け容れるということが研究でもわかっています。つまり，「自分宛のメッセージ」をきちんと患者が受けとめれば麻薬を受け容れられるのです。

　それでも副作用，特に吐き気のために中止してしまう患者もいます。ですから，投与した次の日の朝にどうだったかを，入院でしたら直接，外来であれば電話で聞くのです。その時点で副作用なく過ごせていれば，まだ痛みが残っていても構いません。次の診察で痛みをとるようにしていくことを約束すればよいのです。もしも，残念なことに副作用があれば，どのくらいまで副作用に耐えていくかを患者と相談します。あらかじめ処方していた制吐薬を服用してもらう，予防投与していれば，きちんと服薬できているかを確かめながら，また次の日にもフォローします。こうして，最初の3日間を初期副作用なく乗り越えられれば，痛みの治療ができるだけではなく，医師と患者には共に一つの山を乗り越えたような連帯感が生まれているはずです。この連帯感が，今後のさらなる苦労を共にする上で重要だと考えています。

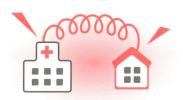

処方のコツ ❷

痛みの治療（オピオイドの開始）

✥ こう考える（治療方針）

がん性疼痛として矛盾しない痛みかどうかを，それまでの経過から診断する．つまり，①がんの浸潤と痛みの場所が同じであるか（体性痛，内臓痛），②がんの浸潤により神経が巻き込まれている場合，神経の支配領域が痛みの場所であるか（神経障害性疼痛）を確認する．

慢性的な痛みが同じ場所に続き，かつその場所に1日に何回か強く痛む突出痛が出現することがほとんどである．

オピオイドを開始して最初の3日間は，「きちんとオピオイドが内服できる」ことを目標にする．具体的には，眠気や吐き気がないかまたは軽い状態で，かつ定時内服ができ，レスキュー薬の使い方がわかることを目標とする．

オピオイドを処方することは簡単である．しかし，副作用の対処と，患者や家族の不安を解消することが難しい．

事前に，副作用が強く出る患者は予測できない．そのため，副作用がもし強く出ても，患者，家族との信頼関係が維持できるような関係をオピオイドの開始前から構築しなくてはならない．

✥ まずこうする（処方例）

1 オプソ内服液 5mg または オキノーム散 2.5mg 1包 疼痛時
投与中のカロナールや NSAIDs に加えて，ひとまず速効性のオピオイドをレスキュー薬で使ってみてもよい．

2 トラマールカプセル 25mg 3〜4カプセル 1日3〜4回
レスキュー薬 疼痛時：トラマールカプセル 25mg 1カプセル
吐き気時：プリンペラン錠5 1錠
NSAIDs は無効だが痛みがそれほど強くないときや，「麻薬」に対する恐怖が強いときにトラマールカプセルを投与する．
制吐薬を頓服として投与すること．吐き気の副作用の頻度はモルヒネ，オキシコンチンとほとんど変わらない．

3 カディアンカプセル 20mg 1カプセル 1日1回 24時間毎
レスキュー薬 疼痛時：オプソ内服液 5mg 1包
吐き気時：プリンペラン錠5 1錠 または

4 オキシコンチン錠 5mg　2錠　1日2回　12時間毎
レスキュー薬　疼痛時：オキノーム散 2.5mg　1包
　　　　　　　吐き気時：プリンペラン錠 5　　1錠

オピオイドは少量から定時投与し，オプソ，オキノームといったレスキュー薬を投与する。投与初期の2～3日は，眠気，吐き気を確認する。
投与後5～7日で便秘を確認し，あれば下剤を併用する。制吐薬は併用しても頓服でもどちらでもよい。ノバミンのような中枢作用がある制吐薬は，最初からは使わない。

❖ 必ず伝える（患者，家族への説明）

- オピオイドは，医師が正しく管理し処方すれば安全であることを説明する。
- オピオイドが合わないときには，必ず他の方法を考えることを約束する。
- オピオイドの投与量は，服のサイズのようにその人ごとに異なる。少ないからよいわけではないことを説明する。
- 最初の2～3日に眠気や吐き気が強ければ必ず連絡し，診察を受けることを指導する。
- 眠気と吐き気のためにオピオイドを中止したいと思うなら，勝手にやめずにまず相談してほしいと指導する。
- レスキューの鎮痛薬は，一度服用したら1時間は待つように指導する。また最初のうちは，1日の回数は4～5回までに制限したほうがよい。

❖ もう一工夫（治療の変更）

- トラマールカプセルは，200mgまで増量しても効果が得られないなら，モルヒネに変更する。
- モルヒネ，オキシコンチンは投与回数が少ないほうが患者にはよい。モルヒネとオキシコンチンは，鎮痛効果も副作用も変わらない。自分が使い慣れたほうを使うとよい。1日の投与回数以外に薬理的な使い分けはない。
- モルヒネの投与初期に，眠気が強く話している途中でも眠ってしまうとき，薬が内服できないほど吐き気が強いときには，いったん投与を中止し対応を再検討する。

❖ やめどき（治療の中止・追加）

オピオイドを定時投与して眠気が強い場合は，トラマールカプセルか速効性のオピオイドのレスキュー薬のみで対応する。
オピオイドを定時投与して吐き気が強い場合は，プリンペランを定時投与する。それでも吐き気が続くときは，フェンタニル貼付剤に変更する。

処方のコツ ③

痛みの治療
（オピオイドの増量・継続，難治性疼痛の対応）

❖ こう考える（治療方針）

オピオイドを開始して5～7日が経過したら，便秘と痛みが最小限になるよう投与量を調節する。いいかえれば，オピオイドを開始して5～7日くらいまでは痛みが残っていても副作用がなく，オピオイドを続けていけるような状態になることを最優先とする。

痛みの強さから，だいたいこのくらいのオピオイドの量が必要だろうという予測は専門医でも不可能である。オピオイドを増量しながら，どのくらい痛みがなくなるかを毎回の診察ごとに確かめるほかない。

❖ まずこうする（処方例）

1 モルヒネ（パシーフ）を投与中なら，

例： パシーフカプセル30mg　1カプセル　1日1回　24時間毎
→ パシーフカプセル60mg　1カプセル　1日1回　24時間毎
→ パシーフカプセル60mg　1カプセル ＋ パシーフカプセル30mg　1カプセル　1日1回　24時間毎（1日90mg）
→ パシーフカプセル120mg　1カプセル　1日1回　24時間毎

2 オキシコンチンを投与中なら，

例： オキシコンチン錠5mg　2錠　1日2回　12時間毎（1日10mg）
→ オキシコンチン錠10mg　2錠　1日2回　12時間毎（1日20mg）
→ オキシコンチン錠10mg　2錠 ＋ オキシコンチン錠5mg　2錠　1日2回　12時間毎（1日30mg）
→ オキシコンチン錠20mg　2錠　1日2回　12時間毎（1日40mg）

2～3日毎に増量し，眠気が少なく痛みがない状態を探す。
モルヒネ，オキシコンチンともに投与量の上限はない。
毎日のように増量すると過量投与となりやすい。2～3日に1回を増量の目安とする。
突出痛に対してはモルヒネならオプソ，オキシコンチンならオキノームを，1日投与量の1/6を目安に1回量を十分量に処方する。1日1～4回使用するのが標準で，レスキュー薬が必要ない患者のほうが少ない。
レスキュー薬は定時投与と関係なく調節してよい。例えば，オキシコンチンを

1日60mg投与しているなら，1回のレスキュー薬はオキノーム散10mgとなるが，2.5mgでも突出痛が緩和されるならその量で十分である。

3 フェントステープ1mg　1日1回

モルヒネやオキシコンチンを増量する段階で吐き気が強くなれば，フェンタニル貼付剤に変更する。換算表を目安に，パシーフカプセル30mgまたはオキシコンチン1日20mg投与中なら，上記の処方とする。
3日貼り替えタイプと1日貼り替えタイプには，鎮痛効果にも副作用にもまた，患者が支払う薬の代金にも差がない（ジェネリックの3日貼り替えタイプと比較して，3割負担の患者なら1日当たりに換算して85円差がある）。どちらが貼り忘れないかという観点からは，毎日貼り替えるタイプのほうが有利。

✣ 必ず伝える（患者，家族への説明）

- 投与初期の副作用を乗り越えて，定時投与のオピオイドを増量する段階では，便秘が一番の問題となる。排便の状況と便の状態を診察のたびに報告するように指導する。
- レスキュー薬の使用の仕方をさらに話し合う。突出痛に前ぶれがあるか，どのようなきっかけで痛みがあるかをよく話し合う。しかし，ほとんどの場合，前ぶれ，きっかけがなく，しかも1日に何回も出現する。レスキュー薬を使いこなせるかが痛みを最小化するコツである。
- 突出痛は誰にでも起こりうること，オピオイドやレスキュー薬を使っても身体の状態は悪くならないことを説明する。

✣ もう一工夫（治療の変更）

- 神経障害性疼痛で，痛みとしびれがあるなら，鎮痛補助薬を併用する。
- 突出痛にオプソ，オキノームを使用しても，効果の発現には最低30分かかる。早い効果を期待するなら，薬価は高いが，イーフェンバッカル錠，アブストラル舌下錠（フェンタニル）を使用すると鎮痛までの効果発現が15分以内と早い。
- 頭頸部がんの浸潤による頭痛，顔面，頸部の痛みは，オピオイドが効きにくく投与量が多くなりがちである。
- 骨転移による痛みには，放射線治療の適応を検討する。薬よりも結局効き目がよい。特に突出痛が減少できる。

✣ やめどき（治療の中止・追加）

オピオイドの変更（オピオイドスイッチ，表）を考慮する目安は，2回増量しても鎮痛効果がないとき（ほとんどはフェンタニル貼付剤が無効となり，モルヒネ，オキシコンチンに変更），副作用対策の薬を2つ追加しても副作用が残存するとき（便秘，吐き気が緩和できず，モルヒネ，オキシコンチンからフェンタニル貼付剤に変更）とする。

オキシコンチンが100mgを超えてきたら，服薬回数および錠数を減らすためにもパシーフ，カディアンに変更する。

表 オピオイドスイッチの換算表

投与経路	薬品名	投与量	
経口・坐薬・経皮	経口モルヒネ (mg/日)	30	60
	モルヒネ坐薬 (mg/日)	―	40
	オキシコンチン (mg/日)	20	40
	デュロテップMTパッチ, フェンタニル3日用テープHMT(mg/3日)	2.1	4.2
	フェントステープ (mg/日)	1	2
	ワンデュロパッチ (mg/日)	0.84	1.7
	コデイン (mg/日)	180	―
	トラマール (mg/日)	150	300
	レペタン坐薬 (mg/日)	0.6	1.2
	ノルスパンテープ (mg/週)	10	20
静脈・皮下	モルヒネ注 (mg/日)	10～15	20～30
	フェンタニル注 (mg/日)	0.3	0.6
	オキファスト (mg/日)	15	30

注：オピオイド同士の換算は個人差が大きい。目安にすぎないことに留意。特に，モルヒネとフェンタニルの換算は個人差が大きい。
　モルヒネの投与経路の変更，モルヒネとオキシコンチン，トラマールの間の換算比は比較的安定している。モルヒネの注射と経口の比は海外では1：3，国内では1：2とされていることが多い。
　ノルスパンテープはがん性疼痛には保険適用外。1週間に1回の貼り替えであるため，全く自分で服用や貼付が管理できないような状況では使いやすい。他のオピオイドとの換算比は確立していない。参考値のみ記載した。

《1学期》痛みの治療と症状緩和

第4講 神経障害性疼痛

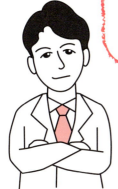

患者に「痛みはないが，しびれが続いている。何とか助けてほしい」と言われたとき，どうしたらよいのでしょうか。

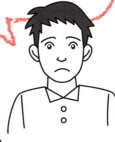

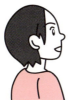

第4講の Point
- 神経障害性疼痛の原因は「がんによるもの」と「がんの治療によるもの」に分けられます。
- 最近の緩和ケアでは，しびれの治療の依頼が増えています。
- しびれの緩和は痛みの緩和よりずっと難しいものです。

神経障害性疼痛の原因

しびれの治療は難しい

　しびれを訴えるがん患者の治療が，明らかに以前よりも増えてきているように思います。そして，しびれの緩和は痛みの緩和よりずっと難しいものです。これは緩和医療を専門にしている私の実感です。痛みなら薬で随分とれるのに，しびれはどうしてこうまでうまくいかないのか，これは私が不慣れで不勉強なだけでもっと良いやり方があるのではないだろうか，と考えることもありました。がんの痛みに対しては，鎮痛薬の治療で随分緩和できるにもかかわらず，しびれに対しては鎮痛補助薬をはじめとするあらゆる方法を駆使してもなかなか緩和できず，むしろ薬の副作用のほうが目立つことが度々だからです。このしびれの現状についてまず考えてみましょう。

　がん患者が体験するこのしびれを神経障害性疼痛ともよびます。神経障害性疼痛は，中枢性と末梢性に分類されますが，治療について考える上では，原因が「がんによるもの」と「がんの治療によるもの」に分けたほうが理解しやすいでしょう。神経障害性疼痛の原因を**表4**にまとめます。

表4　神経障害性疼痛の原因

	原因	治療（まず行う治療）
がんによるもの	脊椎への骨転移 腕神経叢，腹腔神経叢への浸潤	NSAIDs，オピオイド
がんの治療によるもの	開胸術後疼痛 抗がん剤による末梢神経障害	鎮痛補助薬
がんと関連のないもの	脳卒中後，糖尿病性神経障害， ヘルペス後神経痛，線維筋痛症， 慢性疼痛を伴う疾患	鎮痛補助薬

「がんによる」神経障害性疼痛

腕神経叢への浸潤

　「がんによる」神経障害性疼痛とは，がんの直接の浸潤や転移により，中枢神経や末梢神経が巻き込まれるものです。患者は，痛みとしびれを同時に体験しています。これが重要な特徴です。必ず，画像で神経障害性疼痛の原因になっている箇所を確認します。例えば，肺尖部の肺がんで，腕神経叢に直接浸潤した痛みであれば，患者は胸部から頸部にかけての痛みを自覚しつつ，同側の上腕にしびれを自覚しています。「痛いのは胸，肩から首にかけて。しびれるのは腕の内側全体」という訴え方をします。また不思議なことに，知覚麻痺を伴うことは多いのですが，強い運動麻痺を伴うことは経験的に稀です。ただし，しびれ，知覚麻痺，軽い運動麻痺のために巧緻運動障害になっていることがほとんどです。

　このような患者の治療は，まず，がんが直接痛みを及ぼす部位，この例だと，胸部から肩，首にかけての痛みに対して NSAIDs を投与します。痛みの緩和が不十分なら，次の診察ではオピオイドを投与します。オピオイドはどれでも構わないと思います。神経障害性疼痛により有利なオピオイドは，動物実験では「ある」ともいわれていますが，臨床的には全く差異はありません。私の経験では，オキシコンチンもトラマールもタペンタも，言われているほど神経障害性疼痛に向いているとは思えませんでした。痛みはとれても，しびれまでとれることはほとんどなかったからです。

　胸部から肩，首にかけての痛みがなくなってきたら，次に腕のしびれの治療を始めます。まず，NSAIDs，オピオイドでどの程度しびれがなくなったかを確認します。患者によっては，この時点でもすでにしびれが軽減していることもあります。しかし，多くの患者はまだしびれが残っているので，鎮痛補助薬を併用します。どの鎮痛補助薬から投与したらよいのかは，実は私もよくわかっていません。患者の訴え方を2つに分け，「びりっと電気が走るように痛む，しびれる」と「いつもしびれていて，1日を通じてあまり変わらない」で投与薬剤を使い分ける試みも以前の緩和ケアのマニュアルに

は書いてありましたが，結局はあまり意味がないと感じています。ガバペンチン，プレガバリンの登場後は，これらの薬を第一選択薬として使用する臨床医が多いのではないでしょうか。

腹腔神経叢への浸潤

　がんによる神経障害性疼痛は，NSAIDs，オピオイド，鎮痛補助薬の組み合わせでうまく緩和することも多いのですが，治療のゴールは，「大方の痛みはなくなった。でも，しびれは残っている。まぁこのくらいのしびれなら耐えられますけど」という感じが現実的です。しかし一部には，難治性の神経障害性疼痛の患者もいます。

　まず，膵体部の膵臓がんで腹腔神経叢に直接浸潤している場合です。このような患者の場合，オピオイドを増量しても予想よりも反応がなく痛みが残ります。また突出痛の頻度も高く，1日に5回以上レスキュー薬の使用が必要なときもあります。このような場合には，オピオイドをメサドンに変更するか，腹腔神経叢ブロックを施行すると，痛みが緩和できる可能性があります。私は腹腔神経叢ブロックの技術を身につけていないため，麻酔の専門医にお願いしています。いつでもすぐに対応していただけるように，普段から麻酔科医と交流することが大切だと考えています。

　少し脱線します。私は，「たくさん勉強して知識のある医師」が優れた医師だとは思いません。また，「もっと勉強しないと」という医師をあまり信用していません。本当に高い医療を提供できる医師は，自分の専門，得意とする分野以外をある程度知っていて，さらに「誰に助言を求めたらよいのか，誰に自分のできないことを頼んだらよいのか」を知っている医師です。自分で神経ブロックができなくても，「誰に頼んだらよいのか」を知っていること，そして人脈があることが大切です。それぞれの地域の勉強会や研究会は，勉強するために行くだけではなく，自分が提供する医療レベルが高くなるような人脈を構築するために参加してください。

　さて，話を戻します。腰椎，仙椎への骨転移から，神経根への浸潤，直接脊髄を圧迫するような痛みとその支配領域のしびれがあるときも，難治性

となります。この場合も，硬膜外神経ブロックや，くも膜下神経ブロックを依頼して，下肢に発生する強いしびれ，痛みに対処してもらうことがあります。いずれにしろ，オピオイド，鎮痛補助薬の増量に反応しない痛み，しびれがあるときは，神経ブロックの提案，相談が必要です。

「がんの治療による」神経障害性疼痛

開胸術後疼痛

しかし，がんによる神経障害性疼痛は，言ってみればまだ「まし」です。治療に反応する患者が多いからです。次に述べる，がん治療によるしびれは非常にやっかいです。外科治療に伴う痛み，しびれで有名なのが，開胸術後疼痛です。患者は「手術をしてからも切った場所が痛い。日によってはかなり痛くなる。痛みというかしびれというか，とにかくうっとうしい」という感じの訴え方をします。手術をした直後は痛みがなかったのに，後から痛みが出てくる患者もいます。また，何年も痛みと付き合っている患者もおり，治療してもなかなか反応がないことも度々です。NSAIDsは投与してもほとんど効果はなく，やはり鎮痛補助薬を投与します。

抗がん剤による末梢神経障害

そして，最近患者が急増しているのが，化学療法に伴う，抗がん剤による末梢神経障害です。このしびれは手指，足趾に発生します。時間が経過しても軽減しないことが多く，長い期間にわたって患者を苦しめます。「手がしびれてしまって，もう包丁が持てなくなってしまった」「抗がん剤の注射を受けた後に食欲がなくなるのは，時間と共に楽になるのでまだ耐えられます。でも，このしびれはずーっと続き，むしろひどくなっているような気がします」「このしびれに耐えきれず，抗がん剤の治療をやめることにしました」という悲痛な訴えに度々向き合ってきました。多発性骨髄腫のとある患者は，「しびれに耐えながら治療を受けている。でも，このしびれのために一日中憂鬱で夜も寝つけず，もう自殺してしまおうかと考えたこともある」

と話していました。

　診察してもそれほど変わった様子もなく，痛みがひどい患者のように行動が制限され顔がゆがんでいるわけではありません。「痛みよりもしびれなら，まだましなのではないか」とも思ってしまうのですが，本人にとっては大問題です。鎮痛補助薬を中心に投与しますが，ほとんど効果がないことも度々で，またどんな鎮痛補助薬に効果がありそうか，事前に予測することはできません。しびれが少しでも軽減したときには，がんの痛みの治療を10年以上専門的に扱ってきた私でも，大喜びです。「ああ，たまには効く人も

表5　主な鎮痛補助薬

薬品名（商品名）	特　徴
ガバペンチン （ガバペン，レグナイト）	・抗けいれん薬。保険適用がないため，最近は使用していない。プレガバリンとほとんど同じ特徴をもつ。錠剤が大きめで患者にとっては飲みにくい。 ・レグナイトはむずむず足症候群（レストレスレッグス症候群）にのみ保険適用がある。1日1回の投与で効果が持続するため，状態が悪く，薬の内服が難しい患者に投与したことがある。
プレガバリン （リリカ）	・抗けいれん薬。鎮痛補助薬として使う機会が多い。痛みが緩和され，残ったしびれに使用する。不思議と突出痛の頻度が低下する患者もいる。抗不安作用がある。 ・代表的な副作用は眠気。浮腫が起きることもあり，その場合は減量，中止するとすぐに軽減する。利尿薬には反応しない。霧視は，テレビが見にくい，目がぼやっとすると患者は訴える。ときに食欲増進，肥満がみられるため，状態のよい患者には注意。 ・特に注意が必要なのは退薬徴候で，急に中止すると不穏が生じることがあるため，徐々に減量する。
デュロキセチン （サインバルタ）	・末梢神経の巻き込みによるしびれに効くことがある。びりびりするしびれには効果があることも。 ・3日間使用して効果がなければ，増量してもおそらく効果はないと考えて中止している。 ・化学療法によるしびれに効果があるという臨床研究，ガイドラインがある（デュロキセチン以外はエビデンスがない）。
クロナゼパム （ランドセン，リボトリール）	・手指，足趾のしびれに効くことがある。ベンゾジアゼピン系薬剤だが，思ったよりも眠気，抗不安作用はない。しびれではないが，オピオイドによるミオクローヌスに効果があることがある。
ラフチジン （プロテカジン）	・化学療法（タキサン系薬剤や多発性骨髄腫のボルテゾミブ，サリドマイド）によるしびれに効果を示すことがある。副作用が少ないため使いやすい。 ・線維筋痛症，舌痛症の患者に効果があることもある。
牛車腎気丸	・化学療法のしびれに使用する報告がある。筆者自身は効果があったことはない。
芍薬甘草湯	・下肢のつる痛みに効くことがある。 ・末梢神経の神経障害性疼痛に効果があることもある。

いるのだ」と内心ほっとしています。

　そのくらい，がんの治療に伴う神経障害性疼痛は対応が難しいと感じています。その中でもいくつかの薬剤を使いうまくいくこともありますが，効果は限定的です。**表 5** に私が普段投与している鎮痛補助薬について列挙します。効果もある薬剤ですが，副作用のほうがずっと問題になることもあります。中には見抜きにくい副作用もあります。鎮痛補助薬を投与した後は，小さな訴えであっても，もしかしたら副作用なのではないかと思うことが大切です。

広がる緩和ケアの領域

支持療法から生活支援まで

　以前の，終末期医療，看取りに集中した緩和ケアと比べて，最近の緩和ケアは，化学療法中の患者に対する支持療法（supportive care）の依頼が増えています。以前は依頼を受けなかったような，血液内科，乳腺科といった医師との連携も増えています。吐き気，嘔吐，発熱性好中球減少症のように，新しい薬剤が副作用を軽減した一方で，分子標的薬による皮膚障害，口内炎，末梢神経障害といった，予防も難しく，薬物療法，ケアもまだ全世界的に発展途上の分野もあり，緩和ケアの新たな壁を日常的に感じています。正直，がん性疼痛のオピオイド治療のほうが習得しやすく，効果も実感でき，臨床医にとっては達成感のある治療だと思います。

　しかし，このしびれという問題を通じて，今まで緩和ケアの専門家が接してこなかったような，予後が長い患者にも接する機会が増えました。それにつれ，症状緩和以外の緩和ケアの働き，例えば，コーピング支援，家族の支援，生活支援，そして療養場所の検討といった新しい仕事も増えてきています。

　化学療法による末梢神経障害（chemotherapy induced peripheral neuropathy；CIPN）は今，全世界的に研究されています[1]。新しいアイデアや治療薬が世に出ることを，患者も医療者も心待ちにしています。

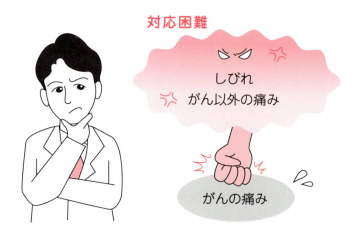

長期生存患者やキャンサーサバイバーへの対応

　さて，神経障害性疼痛は「がんによるもの」だけではなく，「がんの治療によるもの」があり，緩和ケアの必要な患者層を増やしました。また最近は，新しい問題にも直面していると感じています。それは，長く生存するがん患者や，再発していないかつてのがん患者で cancer survivor（キャンサーサバイバー）といわれる方々への痛みやしびれの治療です。

　今まで述べてきたような臨床実感，つまり，がんによる痛みと，それ以外の痛みやしびれに対する治療への反応について，緩和ケアの外来での治療成績の報告があります[2]。それによると，94人の患者に対する治療の結果，がんによる痛みの患者，がんの再発がない患者，がんとは関係のない慢性疼痛の患者に，同じようにオピオイドを含む鎮痛薬を用いた治療を行ったとき，オピオイドの投与量には差がないのにかかわらず，がんによる痛みの患者が，他の患者よりも治療効果が良かったことがわかりました。ただし，この調査では，鎮痛補助薬を使用した患者は除外されています。この研究の結果は，自分の感じている今まで述べてきた臨床実感と同じものでした。

　この研究からも，がんによる痛みよりも，がんの治療による痛みやしびれ，がんと関連のない痛みやしびれのほうが，ずっと対応困難で成果が出にくいことがわかります。またオピオイドは，すべての痛みを緩和する鎮痛薬の王

様ではなく，やはりオピオイドが効く痛みというのが，はっきりあるということも教えてくれています。

　神経障害性疼痛の治療とケアはまだまだ未開発で，患者の満足のいく状態ではありません。現場の医療者の努力がかなり必要な領域であることは，わかっていただけたと思います。

◆文献
1) Hershman DL, Lacchetti C, Dworkin RH, et al; American Society of Clinical Oncology. Prevention and management of chemotherapy-induced peripheral neuropathy in survivors of adult cancers: American Society of Clinical Oncology clinical practice guideline. J Clin Oncol 2014; 32(18): 1941-67.
2) Jennings C, Cassel B, Fletcher D, et al. Response to pain management among patients with active cancer, no evidence of disease, or chronic nonmalignant pain in an outpatient palliative care clinic. J Palliat Med 2014; 17(9): 990-4.

Column

チーム医療とよいカンファレンスには何が必要か

　私はもちろん，チーム医療は緩和ケアに限らず医療の提供において非常に重要だと考えています。どんな教科書，マニュアルにも「チーム医療は大切」「チーム医療は緩和ケアの基礎」と述べてあり，どの方の講演でも「チーム医療」「多職種協働」をあげています。しかし，色々な方の振る舞いを見ながら，本当のチーム医療を実践することは相当難しいことだと私は感じています。

　大きな声の決断力のある医師が，カンファレンスで多くの職種の方々に「ああしなさい」「こうしなさい」と指示しているのを，リーダー型チーム医療とよぶこともありますが，本来のチーム医療とはいえないと感じています。とあるホスピスの看護師と話していたところ，「私のホスピスでは確かに毎日カンファレンスをしています。しかし，そこでは主治医が自分の治療方針，処方の変更を周知させるための時間であって，それぞれのチームメンバーが何を感じて，何に迷っているのか，もっというなら，『患者さん自身が何を感じているか』についてはあまり多くの時間をかけません。これが本当にチーム医療なんでしょうか」というお話がありました。

　このようなカンファレンスが常態化してしまうと，なかなか内部の人達だけではやり方を変えることはできません。カンファレンスをもう一度チーム医療の実践の場とするにあたっては，外部の人間をうまく活用する必要があります。非常勤のチャンプレン，実習に来た医師や看護師，定期的に外部から人を招くのもよいでしょう。外部の人間が発言することで，もう一度カンファレンスが討論の場になることもあります。

　チーム医療を提供する上で，一番重要なのは，実は主治医である医師の心構えだと私は考えています。特に同じ病院，身近な同僚に対しては，接している時間も長いことから，ついだらだらとした雰囲気になることもあります。新しい発想，新しい討論がないまま，ややマンネリ化した時間が流れていくカンファレンスを私も何度か見てきました。おしゃべりではなく討論にするには，司会が必要です。参加したメンバーそれぞれに発言の機会があるように配慮することが必要です。例えば私はカンファレンスでは，全員順番に「今一番気になっている人の，今一番気になっていること」を話してもらうことにしています。一周してまた自分に

戻ってきたら，次に気になっていることを話します。
　いつも慣れ親しんだチームのメンバーのカンファレンスでは，私は医師としていつもと同じ話ではなく，思いもよらなかった話を一つはするように心がけています。色々な勉強，日々感じていることを言語化するには相当な努力を要します。しかし，自分が「ファンタジスタ」になることで，チーム全体の好奇心と誇りを高めていけると信じているのです。

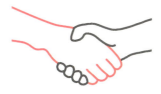

処方のコツ 4

痛みの治療（神経障害性疼痛）

❖ こう考える（治療方針）

神経障害性疼痛は，がんのある場所と痛みを感じる場所が違う。腰椎や仙骨転移による下肢の痛みやしびれ，腕神経叢にがんが浸潤することによる上肢の痛みなどがある。NSAIDs とオピオイドで痛みをとり，さらに鎮痛補助薬でしびれをとる。例えば腰椎転移の痛みなら，腰の痛みはオピオイドで，足のしびれは鎮痛補助薬で対処する。
患者により，どの鎮痛補助薬が効くかは事前に予測できない。使い慣れた順番で試していく。痛みよりも，しびれがとれているか，突出痛の回数が減るかを目安とする。

❖ まずこうする（処方例）

1〜5 のうちどれか一つをまず試してみる。

1 リリカカプセル 75mg　1 カプセル　1 日 1 回　寝る前　または
　　ガバペン錠 300mg　1 錠　1 日 1 回　寝る前

眠気，浮腫，霧視に注意する。特に，眠気はかなり重度になることもあるため，高齢者や元々眠気のある患者ではリリカカプセル 25mg から開始する。効果があれば，300mg までは増量してみる。投与初期に眠気があってもしばらくすると改善することもある。

2 サインバルタカプセル 20mg　1 錠　1 日 1 回　朝食後

しびれを目安に 2 錠まで増量する。吐き気に注意する。

3 プロテカジン錠 10　2 錠　1 日 2 回　朝夕食後

元々は胃薬だが，化学療法が原因の手指のしびれに効果がみられることが時々ある。

4 トリプタノール錠 25　1 錠　1 日 1 回　夕食後

5 レグナイト錠 300mg　1〜2 錠　1 日 1 回　夕食後

足がむずむずするレストレスレッグス症候群の治療薬。ガバペンと同様の効果。1 日 1 回投与。内服する錠数を減らすために使用するとよい。

❖ 必ず伝える（患者，家族への説明）

・副作用がすぐに出ることが多いので，眠気，吐き気を中心に，何か不調があればただちに伝えるように指導する。

❖ もう一工夫（治療の変更）

・NSAIDsとオピオイドの増量に加え，鎮痛補助薬を併用しても神経障害性疼痛が緩和されないときには，神経ブロックやメサペインへの変更を考慮する。神経ブロックとして内臓神経ブロック，硬膜外鎮痛法，くも膜下鎮痛法が該当する。
・また特に，神経障害性疼痛の患者にモルヒネ，オキシコンチンを増量しても鎮痛効果が得られないとき，増量で副作用が悪化するときは，メサペインへの変更を検討する。メサペインの投与は，先行するオピオイドの投与量により換算比が異なる。また，QT延長などの重篤な副作用の可能性があるといったリスクの十分な理解が必要である。

❖ やめどき（治療の中止・追加）

鎮痛補助薬は副作用も多い。経験的に副作用が耐えられないときは，鎮痛効果もない。「眠いけどしびれがない」ということはほとんどない。また，3日間試しても鎮痛効果がないときには，増量するよりも他の薬に変更したほうがよい。

❖ トピックス―線維筋痛症とリウマチ性多発筋痛症

慢性疼痛の原因として，線維筋痛症とリウマチ性多発筋痛症については，がん性疼痛に合併することもあり，よく知っておく必要がある。この2つの疾患の存在を知らないと，適切な治療が遅れることもある。自分の苦い経験からも読者にはぜひ紹介しておきたい。

線維筋痛症は，原因不明の疼痛が体中に起こり，全身の圧痛点への刺激により痛みに過敏に反応する。リリカカプセルに保険適用がある。また，抗うつ薬，抗けいれん薬に効果を示す。トラマールカプセルのようなオピオイドが投与されることもある。がんに伴う神経障害性疼痛と考え，鎮痛補助薬を投与すると効果を示す患者の一部に，この疾患が関与しているかもしれない。

リウマチ性多発筋痛症は，高齢者の体幹や近位筋に強い疼痛が出現する。発熱，炎症反応を伴い，不明熱の原因ともなり得る。NSAIDs，ステロイドに効果を示す。ステロイドが痛みに効く患者の一部には，この疾患が関与しているかもしれない。

第5講 呼吸困難・吐き気

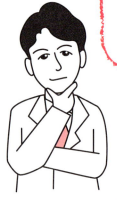

息苦しさや吐き気は
どう治療・ケアしたら
よいのでしょうか。

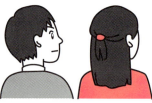
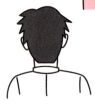

第5講の Point

- 呼吸困難の原因は「肺」「呼吸筋」「呼吸」の3つです。
  → まず原因に対する治療, 次に症状緩和を行います。
- 吐き気と嘔吐の原因は一つに特定できないことがほとんどです。
  → そんなときは自分の直感も大事にしてみましょう。

呼吸困難の原因

「息苦しさ」と「息切れ」

　息苦しさ（呼吸困難）や吐き気は，痛みと並んでがん患者によく出現する症状です。まず息苦しさに関してどう対応したらよいのか考えてみましょう。

　皆さんは，今までに息苦しさを感じたことはありますか？　水の中で息を止めていたときでしょうか，全速力で走った後でしょうか。息苦しいと感じることは，「このままでは大変なことになるから，何とかしてくれ」という身体からの危険信号です。いずれにしろ，「あ，待った。もうこれ以上は息苦しさに耐えられない」と思えば，水から顔を出したり，走るのをやめたりして，息苦しさを自分で回避する方法があると思います。そして，短い時間のあいだに呼吸を整えれば，すぐに息苦しさから回復できます。

　さて，がん患者では息苦しさより一歩手前に，息切れがあります。家の中を動いたとき，歩いたとき，排便をしているとき，食事をしているときなどに息切れを感じることがあります。息切れを感じている患者は，動作が緩慢になったり，行動範囲が狭くなったり，排便の時間が長くなり便秘がちになったり，食事の時間がかかるようになったりします。これはまだ自分なりに対処ができるような状況で，生活を支えるための工夫も色々とできるのです。薬を使う，酸素を使う，部屋の間取りを工夫する，起き上がりやすいベッドを使う，家の中だけの生活ができるように生活の仕方を考えるなどです。

　しかし想像してみてください。さらに症状が悪化し，息切れの段階を越えじっとしていても息苦しさを感じるようになったらどうしたらよいのでしょうか。話すことさえ難しく，いやな汗をびっしょりかいて，上半身を起こしたまま横になることもできないような息苦しさです。このように水の中で息を止めているような息苦しさを感じたとき，どうやったらその苦しさから逃れることができるでしょうか。

　まずはこのような強い息苦しさになる少し前の段階，つまり息切れのような状況の対処を考えてみようと思います。よく緩和医療について書かれて

いる息苦しさ（呼吸困難）に関する対処方法，マニュアルは，この「息切れの段階」の対処，工夫について書かれていると理解してください。

呼吸困難の原因と対応

さて，がん患者にとって息苦しくなる，息切れがするといった症状は，全身の状態が悪くなったサインの一つです。その原因から対応を考えるのが一番よいと思います。**表6**に呼吸困難の原因の主なものをまとめます。まずおおまかに3つの原因を考え，さらに細かく分類していくと理解しやすいでしょう。

呼吸困難は，不眠と同じく他の症状の影響を受けやすい症状です。原因を考える上で，合併する症状も加味するのが治療には重要です。このような系統的な症状群のことをsymptom clusterとよびます。呼吸困難は，痛み，倦怠感，腹部膨満感，不眠，不安と関わりがあります。例えば，肺や呼吸筋

表6 呼吸困難の原因

原　因	主なもの	稀だが知っておくとよいもの
肺	がん 閉塞性肺疾患（肺気腫，慢性気管支炎など） 拘束性肺疾患（肺線維症，間質性肺炎） 胸水 がん性リンパ管症 肺炎 肺梗塞 気胸	
呼吸筋	悪液質，衰弱	神経筋疾患
呼　吸	貧血	高二酸化炭素血症 代謝性アシドーシス
その他	がん性心膜炎 腹水 不安	心不全

に問題がなくても胸部に痛みがあれば，深く息が吸えないため，息苦しさを感じます。腹部膨満があれば頭を下げて横になると息が苦しくなる，といった具合です。

そして，呼吸困難の原因を診察や検査で把握していきます。視診，聴診も非常に重要で，経過をよくみている患者なら結膜の色の違いで貧血の程度がわかることもあると思います。骨転移が広範にわたる患者では貧血に注意が必要です。

聴診では，呼吸音が弱く，遠く感じるなら肺気腫や気胸がわかります。急に痛みと息苦しさが現われたときには，気胸を考える必要があります。慣れていれば打診で気胸を診断できます。ほとんどの患者で以前に撮ったレントゲンやCTがあるはずなので，聴診に加味して考えれば大抵は何が起きているか推測できます。呼吸音の消失により無気肺や胸水がわかります。閉塞性肺疾患の患者で呼吸音が消失した場所が広範囲にあれば，肺炎の合併を疑います。胸水による呼吸音の消失は背部のほうがよくわかります。呼吸音は整っているのに，呼吸困難があり，酸素飽和度が低いときは，がん性リンパ管症，間質性肺炎の合併を考えなくてはなりません。

診察の後は，酸素飽和度，レントゲン，CTで実際の様子を調べます。エコーで胸水を見ることも有用です。ベッドサイドでできる診察や検査を優先し，呼吸困難の強さで以降の検査を決定します。注意が必要なのは，肺梗塞です。聴診，レントゲンでは異常がないことがほとんどですので，急な胸痛，酸素飽和度の低下，呼吸困難を診察したときに肺梗塞を疑えるかどうかは，直感と経験が必要です。造影CTで診断をします（肺血流シンチはテスト用の答えです。臨床現場ではほとんどしていません）。

呼吸困難の治療① ～原因に対する治療～

呼吸困難に対する治療は，何も緩和ケアに限ったものではなく，内科，外科の経験のある医師なら誰もが日常的に対応しているものです。その分，専門科によって考え方や治療のコンセプトに大きな違いが出やすくなります。

その違いは原因の特定よりも、いつまで治療を続けるのかというところに出ます。もっとわかりやすく言うと「いつ治療をやめるか」に大きな違いがあります。すぐに治療効果が得られる原因には即座に対応する必要があります。**表7**に原因と治療効果についてまとめます。

表7 呼吸困難の原因と治療

すぐに治療効果が得られる（数日以内）	治療効果が得られるのに時間がかかる（数日以上）	治療効果が得られるかかなり不確定
胸水：ドレナージ 腹水：ドレナージ がん性心膜炎：ドレナージ 気胸：ドレナージ うっ血性心不全：利尿薬 気管支喘息：気管支拡張薬，ステロイド 慢性肺疾患の急性増悪：気管支拡張薬，ステロイド パニック発作：抗不安薬	貧血：輸血 感染：抗生剤 肺梗塞：抗凝固薬，フィルター留置	がん性リンパ管症：ステロイド 筋力低下，衰弱：酸素投与，安静

呼吸困難の治療② 〜症状緩和〜

そして、原因に対する治療を数日間行っても呼吸困難が改善されないとき、症状緩和を始めます。症状緩和は、酸素と薬物療法があります。それぞれの治療の特徴について述べていきます。

1 酸素投与—酸素飽和度は気にしない

呼吸する肺の障害、呼吸筋力の低下に酸素投与が有効なことはよくあります。今までの研究で、酸素投与をしても空気を投与しても変わらないというエビデンスがありますが、臨床現場では空気か酸素かを気にする必要はありません。酸素投与のデメリットはコスト、カニューラ・マスクの装着の不快感・拘束感、気道の乾燥、酸素チューブによる移動の妨げです。コスト以外のデメリットは、カニューラ・マスクを外せば解放されます。患者自身が酸素があると楽になるかどうか、自分にとって使いやすいかどうかが、酸素

投与の判断の基準です。患者の体験を重視してください。メガネのように着けたり外したりしてもいいし，自分で酸素の量を変えて自分の身体で効果を確かめてくださいと話しています。

　特に注意してほしいのは，酸素投与は酸素飽和度が低下したから始めるのではありません。食事時，排便時に呼吸困難のため不都合を感じているとき，呼吸困難で苦しいと感じているときです。案外，集中力が落ちたとか根気が続かないといった体験が，呼吸困難と関連していることもあります。酸素飽和度の上昇だけを酸素投与の目的にしても，良い治療とはいえません。筋力低下，衰弱はすべての患者にいずれ訪れます。酸素飽和度が低くても，患者本人はけろっとしているなら，酸素飽和度は気にせずそのまま見守ってください。よけいなことはしないことが緩和ケアでは大切です。また，全身状態が悪化すると，ほとんどの時間をベッドで過ごすようになります。そのため，労作が減り自然と呼吸困難を感じる時間も少なくなることがほとんどです。この時期の患者の多くが呼吸困難を訴えないのがどうしてかはわかりませんが，酸素飽和度と呼吸困難が最も相関しない時期だと思います。具体的には亡くなる前2週間以内の時期です。

②オピオイド（モルヒネ）─患者の状態で投与法を変える

　以前から，モルヒネを投与することで呼吸困難が緩和されることが知られています。もっと適した表現としては，呼吸困難を感じる脳のある箇所を麻痺させるようです。モルヒネを投与し呼吸困難が緩和したと報告されている研究のほとんどは，実は状態の良い，外来通院をしているような少人数の患者を対象にしています。そのため終末期の，入院が必要な患者にとってモルヒネの効果があるかどうかは，まだよくわかっていません。むしろ，状態の悪い患者に対してモルヒネを初回投与することでかえって危険が伴う可能性があることを覚えておいてください。

　実際にモルヒネが効く患者からは，「咳がすっと治まり息をするのが楽になった」，「モルヒネを飲んでしばらくすると，楽になりしゃべることができるようになる」，「モルヒネを飲むと，息が楽になり頭がスッキリとした感じ

になる」という体験を聞きました。痛みのようにモルヒネの徐放製剤を定時投与することは少なく，息が急に苦しくなったときにモルヒネの速放製剤を服用するよう処方することがほとんどです。

　状態が悪化しほぼ寝たきりとなった患者にときどき起こる呼吸困難には，1日5mgの少量のモルヒネを持続皮下注射で投与し，呼吸困難があるときには1時間量を早送りするように処方しています。呼吸困難で薬の内服が苦しいほどの状態であれば，迷わずモルヒネを投与します。

　一方で，呼吸困難のため横になることもできず，酸素投与をしながらも汗びっしょりになり呼吸困難を訴えるような患者の場合は，モルヒネと，ドルミカムといった抗不安作用がある薬を同時に持続皮下注射で投与します。このような状態の患者では，呼吸困難がうまく緩和できず，眠気の力を借りて症状を緩和することも多いです。つまり，緩和困難な呼吸困難に対する鎮静です。

③ ステロイド―効果は3日以内にわかる

　サイズの大きながん，肺炎，がん性リンパ管症のように肺実質の炎症を伴う患者の呼吸困難に使います。また，肺気腫，気管支喘息の閉塞肺疾患の患者の急性増悪にもステロイドを大量投与し対応します。ステロイドの効果は3日以内にわかります。逆にそれ以上の日数，治療効果を待つことはせず，ステロイドに効果がある病態と予測されているのであれば，速やかに増量することが大切です。

　しかし，状態の悪い終末期の患者では，ステロイドの大量投与でうつ状態，反対に躁状態になることも度々あります。また，不眠や不穏の原因になることもあります。予後1週間以内を予測しているのであれば，ステロイドの投与は避けたほうがよいです。ステロイドを大量投与し，不穏になった患者の最期は，本人，家族そして医療者にとって，とてもつらい出来事になります。ステロイドを投与しながらの鎮静は避け，鎮静を考慮する状態であればステロイドを中止します。

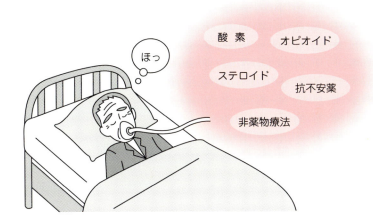

④抗不安薬―モルヒネよりミダゾラムが効くことも

　最近，抗不安薬を呼吸困難のある患者に投与する研究がよく報告されています。外来通院をしているような比較的状態の落ち着いた患者に対して，モルヒネとミダゾラム（経口薬）を比較した研究では，抗不安薬のミダゾラムのほうがより呼吸困難を緩和するという結果でした[1]。さらに，突発的な呼吸困難はミダゾラムのほうがより回数を抑制するという結果も得られました。これは臨床的にもよく経験することで，状態の落ち着いている患者には，抗不安薬を第一選択に投与しています。その際にもリーゼのように短時間作用する抗不安薬だけではなく，メイラックスのように効果が持続するものを活用しています。モルヒネを投与するのに比べて副作用が軽いことも投与しやすい理由の一つです。末期のがん患者の呼吸困難を対象にした研究では，モルヒネとミダゾラムの併用がより呼吸困難を改善したことがわかっています[2]。私も，状態が悪い患者の呼吸困難には持続皮下注射で，モルヒネ，ドルミカム，そして気道分泌抑制薬としてハイスコの3種類の薬剤を併用し少量から投与しています。

突発的な呼吸困難への対応

　ここまで，主な薬物について使い方をまとめました。呼吸困難はまず原因を特定し，原因の解決を考えます。そして3日程度，原因への治療を行っても呼吸困難を軽減することができなければ，症状緩和を中心に対応を変えていきます。薬物だけでは呼吸困難が改善しないことはしばしばありますので，酸素を投与する，顔に送風する，行動範囲が狭くてすむように部屋の家具などの配置を工夫する，といった非薬物療法を組み合わせます。しかしそれでも，苦しい呼吸困難が続くことは度々起こります。

　また，臨床の現場で問題となるのは「突発的な呼吸困難」です。呼吸困難はいつも突然患者を襲います。呼吸困難は患者に恐怖心を植えつけていくのです。「もしまた苦しくなったらどうしよう」と考えるようになり，体調が良いときも外出を控えてひきこもってしまう患者も多くいます。この突発的な呼吸困難の研究をこれから進めていく必要があります[3]。抗不安薬が効果を発揮しますが，処方されていなければ患者は苦しい時間を長く体験することになります。呼吸困難を訴える患者には，突発的な呼吸困難に備えて抗不安薬をあらかじめ処方しておきましょう。

吐き気と嘔吐の原因は一つに特定できない

はじめに消化管閉塞を鑑別する

　次に，吐き気と嘔吐について述べます。皆さんも吐き気や嘔吐を一度は体験したことがあると思います。健常者が自覚する大抵の吐き気や嘔吐は消化管に原因があることがほとんどです。消化管に問題が起こると，身体は消化管を空っぽにしておいてほしい，その間に修復するから食べずに待っておいてほしいというサインを症状を通じて伝えてきます。食欲が戻るまでの短期間，絶食をすると自然に治っていくのは，消化管が自ら修復している証です。

この他，健常者が自覚する吐き気や嘔吐には，車酔いや妊娠中のつわりがあります。車酔いは消化管と関係なく，三半規管が揺れや加速度により刺激されることで起こるといわれています。しかし，なぜ車酔いをする人としない人，する時としない時があるのかは実はよくわかっていません。妊娠中のつわりも，胎児の影響で妊娠初期に吐き気や嘔吐が起こります。しかし，どうしてつわりが起こるのか，ある時期を過ぎると軽快するのはなぜなのかはよくわかっていません。いずれにしろ吐き気や嘔吐は，消化管の損傷がなくても脳の中で起きたり，胎児と妊娠による身体の変化，おそらくは血液中に何か吐き気を起こす物質が流れてくることで起きることもある，ということは理解できると思います。

さて，呼吸困難と同じく吐き気と嘔吐も，原因を考えて次にその対応を考えるのが良い方法です。私は2011年に緩和医療学会編集の『がん患者の消化器症状の緩和に関するガイドライン』の作成に深く関わりました。そのときに一番感じたのは，呼吸困難の原因探索は画像検査で客観的にできるが，吐き気と嘔吐の原因を考えるときには，そのほとんどが医師の経験や専門に大きく左右されるということでした。また私自身の経験からも，一人の患者には様々な要素が絡み合い，吐き気と嘔吐の原因を一つに特定することはほとんど不可能だということです。例えば，オピオイドを定時的に使用し，脳に転移があり，便秘があり，また今後の不安を感じながら毎日暮らしているといった患者に吐き気や嘔吐があっても，その原因を一つに特定することはできないのです。

そのためにまず，過去の研究のように原因を細分化するのをやめることにしました。前述のガイドラインでは，消化管閉塞があるかどうかをまず鑑別し，大きく3つに原因を分け，それに対応した薬を提示しました。消化管閉塞の有無は，それまでの治療経過，手術をしていればそのときの所見，また診察，レントゲン，CT所見で十分に客観的な診断が可能です。客観的な診断とは，「経験のある私だけが一目でわかる」というものではなく，その患者の情報を共有する複数の人間が「ああ確かにこれは消化管閉塞がありそうだ」と診断に合意できるという意味です。**表8**に吐き気，嘔吐の主な

原因と治療についてまとめます。

治療の柱は直感

　吐き気，嘔吐の原因を一つに特定できることは，臨床ではあまり多くありません。経験的に，食欲があるのに吐いてしまうときには薬物，特にオピオイドが原因のことがあり，眠気やせん妄，吐き気が同時にあるときには，高カルシウム血症が原因のことがあります。高カルシウム血症は原発や組織型で合併する頻度が変わります。組織型が扁平上皮がんの咽頭，喉頭がん，肺がん，食道がん，そして子宮がん，卵巣がんの患者では吐き気があるときには必ず高カルシウム血症を思い浮かべるようにしてください。

　第一選択の制吐薬に効果がなければ，レボトミン，ジプレキサ，セロクエルといった複数の中枢神経受容体に効果を示すような薬に変更してみます。

表8　吐き気，嘔吐の主な原因と治療

原因	例		治療
消化管閉塞	がん性腹膜炎		サンドスタチン，ステロイド，プリンペランの組み合わせ。 時にジプレキサといった制吐薬を使用。 薬物が効かなければ経鼻胃管でドレナージ。
化学的	薬物		モルヒネ，オキシコンチンが原因ならフェンタニル貼付剤に変更。 また，オピオイドに制吐薬を併用する（プリンペラン，セレネース）。 その他，吐き気を誘発する薬（抗うつ薬，テオフィリン）に注意。 化学療法が原因の吐き気であれば，治療レジメンに沿った制吐薬が投与されているかを確認する（アプレピタント，$5HT_3$受容体拮抗薬，ステロイド）。
	原因物質		エンドトキシン セレネースを投与してみる。
	代謝異常		高カルシウム血症 ビスフォスフォネート系薬剤の投与。
消化器系	消化管運動低下		プリンペラン，ナウゼリンで消化管運動を刺激する。 サイトテックの投与で消化管運動を刺激する。 便秘の治療を並行する。 食欲不振，不眠もあるなら，リフレックスが効くことがある。
中枢神経系	薬物		オピオイドが原因なら，他のオピオイドに変更，制吐薬の併用。 トラベルミン，ブスコパンを併用。またルーラン，ジプレキサ，セロクエルを投与。
	頭位変換		めまいを伴う吐き気 トラベルミンやブスコパンを投与。

吐き気や嘔吐の治療は，鍵穴に合う鍵をみつけるような治療です。鍵穴（受容体）に合う鍵（薬物）を原因を推測しながら順番に確かめていく。このように，実は治療の柱は，今でも直感で思いつくという名人芸に頼らざるを得ません。そのため，「原因を考えて治療するよりも，すべての吐き気，嘔吐のある患者には，プリンペランを投与する」というやり方でも，いちいち原因を小難しく考えて，検査などで治療が遅れるよりもましなのでは，ともいわれています[4]。原因が特定しにくい，また原因が複数同時に存在しもつれている，そのような患者が多いのが吐き気と嘔吐を巡る問題で，呼吸困難の対応と大きく異なる点です。それでも，吐き気と嘔吐の治療は，痛みの治療と並んで薬物療法で非常に大きな効果が得られることも多いので，症状がなくなるまで挑戦してほしいと思います。

◆文献

1) Navigante AH, Castro MA, Cerchietti LC. Morphine versus midazolam as upfront therapy to control dyspnea perception in cancer patients while its underlying cause is sought or treated. J Pain Symptom Manage 2010; 39(5): 820-30.
2) Navigante AH, Cerchietti LC, Castro MA, et al. Midazolam as adjunct therapy to morphine in the alleviation of severe dyspnea perception in patients with advanced cancer. J Pain Symptom Manage 2006; 31(1): 38-47.
3) Simon ST, Bausewein C, Schildmann E, et al. Episodic breathlessness in patients with advanced disease: a systematic review. J Pain Symptom Manage 2013; 45(3): 561-78.
4) Davis MP, Hallerberg G; Palliative Medicine Study Group of the Multinational Association of Supportive Care in Cancer. A systematic review of the treatment of nausea and/or vomiting in cancer unrelated to chemotherapy or radiation. J Pain Symptom Manage 2010; 39(4): 756-67.

Column

知っていますか，亡くなる前の不思議な音
―気道分泌過剰，死前喘鳴

患者自身は自覚していない

　末期患者では，痰が増えるというよりも，自分自身の唾液や生理的な痰を嚥下することができず，結果として，咽頭部でごろごろと音を立ててしまうことがあります。このような，亡くなる前数日にみられる典型的な死前喘鳴と，もう一つの病態として，神経難病や脳卒中の後遺症では，普段から唾液や気道の分泌が増えた結果として，長い間痰の吸引が必要となるものがあります。前者の死前喘鳴には薬物療法が，後者の痰の増量には吸引が適応されます。

　亡くなりゆく患者への吸引は，かなりの苦痛を与えることになります。この時期の患者は意識が混濁していることがほとんどで，患者自身は自分の咽頭部がごろごろと音を立てていることを自覚していません。そして，ごろごろと音を立てているだけで咳をすることもなく，呼吸のリズムも変わらないのです。

　咽頭部からの音を気にして，「もしかしたら息が詰まるのかも」「もしかしたら苦しいのかも」と案じているのは実は家族なのです。また，家族の訴えに対応するべく吸引をしてみても，思ったより唾液や痰は引けず，透明な分泌液が少量引ける程度ということも多いのです。痰を吸引しようとしても，なかなか吸引できなかった経験はありませんか？

　そして，分泌物は量が少ないほうが大きな音を立てるようで，私も若かりし頃，確実な吸引をするべく気管支鏡で声門近くを直接観察した経験があります。そのときは，長時間しゃべった後に口の中にたまるような，泡立った少量の唾液が，声門を出たり入ったりしているのが見えました。見えた痰を吸引しても，少し時間が経てば，すぐにまたたまっていました。今から思っても苦痛の強い処置を患者にしてしまいました。若さ故の無知を反省しています。

半数に抗コリン薬が有効

　死前喘鳴の治療としては，抗コリン薬を舌下投与，または皮下投与する報告が複数あります。抗コリン薬のうち，アトロピン，ブスコパン，ハイスコが研究されています。そして，アトロピン，ブスコパン，ハイスコを比較してもほとんど

効果には差がないと報告されており，また最近では，アトロピンの舌下投与とプラセボを比較してもほとんど効果には差がないこともわかりました[1]。治療効果として観察されている研究ですが，実は，死前喘鳴が時間の経過と共に自然軽快したのではないかともいわれています。

それでも，患者の半分くらいに抗コリン薬が効くともいわれています。抗コリン薬は，まず十分に痰を吸引してからでないと効果がありません。在宅や施設，病院であっても抗コリン薬の注射アンプルを用意して，そのつど舌下または皮下投与するのは，医療者の介在がなければできません。そのため，アトロピン点眼薬を舌下投与する工夫があります（この工夫は私が論文で紹介しました[2]）。抗コリン薬の副作用として頻脈，尿閉，ときに心房細動となることは覚えておいてください。

◆文献
1) Heisler M, Hamilton G, Abbott A, et al. Randomized double-blind trial of sublingual atropine vs. placebo for the management of death rattle. J Pain Symptom Manage 2013; 45(1):14-22.
2) Shinjo T, Okada M. Atropine eyedrops for death rattle in a terminal cancer patient. J Palliat Med 2013; 16(2): 212-3.

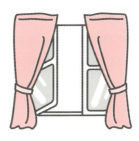

処方のコツ 5

呼吸困難の治療

❖ こう考える（治療方針）

呼吸困難の原因をある程度特定してから治療を選択する。原因の治療（**表**）に効果がないときに，症状を緩和させる薬を投与する。呼吸困難は突発的にみられることが多いため，まずは速効性のある処置，薬剤を選択する。

表　原因の治療例

原　因	治　療	注意点
肺がんの進行，衰弱	酸素投与	酸素を投与し症状が緩和されるなら治療を継続する。食事時，排便時に酸素を併用すると楽になることを確認するとよい。
胸水貯留	胸腔ドレナージ±胸膜癒着術	トロッカーカテーテルを留置すると生活制限が強いため，胸腔ドレナージキットや，CVカテーテルキットを胸部に留置することもある。胸膜癒着術は初回胸腔ドレナージで，かつ予後が3カ月以上ありそうなら適応する。
肺　炎	抗菌薬の投与	肺がんによる気道狭窄，閉塞から無気肺を来たし肺炎を発症する。低免疫の患者が多く，耐性菌の発現も多い。抗菌薬を投与しても数日では症状が緩和されないことがほとんどである。症状緩和も早期から行う。
間質性肺炎，がん性リンパ管症	ステロイド薬の投与	分子標的薬による間質性肺炎に注意する。がん性リンパ管症は，ステロイドを投与してもほとんど症状緩和ができないことが多い。
気　胸	胸腔ドレナージ	3日間ドレナージしても気胸が回復しないなら，手術を検討する。
疼　痛	痛みの治療	肋骨への転移による痛みが呼吸困難の原因となっているときは，痛みの治療で速やかに呼吸困難も緩和される。

❖ まずこうする（処方例）

主な原因に対処しても呼吸困難が残る場合は，症状緩和を目的とした薬物療法を行う。衰弱により，呼吸困難が自然と悪化していくこと，また反対に呼吸困難を自覚しなくなることもある。

1. **デパス錠 0.5mg　1錠　呼吸困難時**
   効果が速いことから，抗不安薬を第一選択とするとよい。特に，不安があるとき，肺病変は目立たないのに呼吸困難があるときには効果がより期待できる。

2. **オプソ内服液 5mg（または オキノーム散 2.5mg）　1包　呼吸困難時**
   咳が強いときには，抗不安薬よりもオピオイドを投与する。徐放製剤を定時投与するよりも，まず速効性のオピオイドを投与する。フェンタニルでは呼吸困難の緩和は得られない。1日3回以上オピオイドを使うなら定時投与とする。

3. **リンデロン錠 0.5mg　2錠　1日1回　朝食後**　または
   プレドニン錠 5mg 2錠　1日1回　朝食後
   肺がんや肺炎，気管支炎による炎症を伴う場合には，ステロイドを投与する。肺気腫，慢性気管支炎の患者では効果が期待できる。

❖ 必ず伝える（患者，家族への説明）

・呼吸困難は突然起こることが多い。外出するときにも，抗不安薬やオピオイドの頓服を持っていくように指導する。

❖ もう一工夫（治療の変更）

・抗不安薬で効果がみられるときには，コンスタン，メイラックスを持続投与し，リーゼ，デパスを頓服にする。
・オピオイドで効果がみられるときには，カディアン，パシーフ，オキシコンチンを定時投与し，オプソ，オキノームをレスキュー薬にする。
・酸素を活用し，生活動作の改善をねらう。抗不安薬，オピオイドは呼吸困難を緩和させるが，生活動作までは改善しない。ベッド上で呼吸困難のため動けない患者が，抗不安薬の投与で歩けるようになるということはなかなかない。
・呼吸困難で，生活動作が制限されている患者には，介護ベッドの導入，トイレまでの動線の工夫，ベッドの周りに生活上必要なものを置くといった工夫をする。

❖ やめどき（治療の中止・追加）

一つの方法で3日間うまくいかないなら，他の方法を併用する。例えば，抗不安薬の投与でうまく症状が緩和できないなら，オピオイドを併用する。

処方のコツ 6

吐き気，嘔吐の治療

❖ こう考える（治療方針）

まず，消化管閉塞がないかを確認し治療を検討する。原因を特定し，薬物，高カルシウム血症が原因であれば，薬物の変更，ビスフォスフォネート系薬剤の投与を行う。吐き気が悪化すると嘔吐するというわけではなく，消化管閉塞やオピオイドが原因のときは吐き気の少ない嘔吐もある。また，軽度の吐き気のため食欲不振となることもある。吐き気，嘔吐は薬物療法に反応しやすいため，できる限りの緩和をめざす。

❖ まずこうする（処方例）

1 オピオイドが原因の吐き気，嘔吐のとき
- フェンタニル貼付剤に変更

2 変更しても吐き気が残るなら，
- プリンペラン錠5　3錠　1日3回　毎食前　または
- ナウゼリン錠10　3錠　1日3回　毎食前

3 それでも吐き気が残るなら，
- レボトミン錠5mg　1錠　1日1回　寝る前　または
- ジプレキサ錠5mg　1錠　1日1回　寝る前　または
- セロクエル25mg錠　1錠　1日1回　寝る前

糖尿病ならばレボトミンを投与。寝たきりで予後が短いときは，ジプレキサ，セロクエルは抗コリン作用によるせん妄，不穏の原因となるため投与しない。

4 めまい，ふらつきがある吐き気，嘔吐のとき
- トラベルミン配合錠　3錠　1日3回　毎食後　または
- ハイスコ皮下注0.5mg　0.3〜0.5mL　舌下投与

5 原因が複数存在し，特定できないとき
- プリンペラン錠5　3錠　1日3回　毎食前　または
- ナウゼリン錠10　3錠　1日3回　毎食前

それでも吐き気が残るなら，
- レボトミン錠5mg　1錠　1日1回　寝る前　または
- ジプレキサ錠5mg　1錠　1日1回　寝る前　または
- セロクエル25mg錠　1錠　1日1回　寝る前

6 消化管閉塞が原因のとき

> リンデロン錠0.5mg　6〜8錠　1日2回　朝昼食後　　または
> リンデロン注　4〜8mg　1日1回　朝

経口投与できれば錠剤のほうがよい。3日間程度で効果を判定する。

- **ステロイドのみでは症状が緩和されないとき**

① 嘔吐量が多いとき

> サンドスタチン皮下注用100μg　3Ap　24時間持続皮下注射

持続皮下注射できないときは，1日3回皮下注射する。処置の回数を減らすために持続点滴，特に中心静脈栄養と併用すると効果はある程度失活する（3割減程度といわれている）。
1カ月以上の生存が見込める，特に卵巣がんによるがん性腹膜炎の患者では，サンドスタチンLAR筋注用30mgを使用すると1カ月に1回の投与でよい（保険適用なし，高価な薬剤だが1カ月持続投与すると薬価は変わらない）。

② 薬物だけでは効果が得られないとき

> 経鼻胃管の挿入，輸液の減量

❖ 必ず伝える（患者，家族への説明）

・消化管閉塞のある患者には特に，食事を工夫することで嘔吐を回避する方法を指導する。具体的には，米の調理方法，満腹感があるときには時間が来ても食事をしないといった指導が必要である。
・水分摂取で嘔吐が増えるなら，氷片，かき氷の活用で胃内に入る水分量を制限する。

❖ もう一工夫（治療の変更）

一つの制吐薬を3日間試しても効果が得られないときは，制吐薬を変更する。薬理作用をふまえて薬剤を決定する。例えば，プリンペランとトラベルミンを併用して効果があるなら，抗ドパミン作用と抗ヒスタミン作用があるルーランを投与してみる。

❖ やめどき（治療の中止・追加）

消化管閉塞の患者に薬物療法を行っても嘔吐量が多いときには，経鼻胃管を挿入する。挿入して水，飲み物を十分摂れるようにしたほうが口渇感が改善される。
上部消化管閉塞（胃・十二指腸）が原因の吐き気，嘔吐は，薬物療法では効果は得がたい。経鼻胃管を早目に挿入する。
がんによる食道，大腸の狭窄には，内視鏡によるステント留置術を検討する。食道がんには放射線治療の適応を検討する。

第6講 腹水

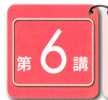

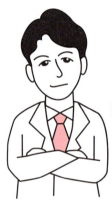

腹水がたまり苦しんでいる患者がいます。しかし、腹水を抜くとタンパク質が減って、かえって状態が悪くなるともいわれているため、本当に抜いてよいのか、いつも迷っています。

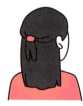
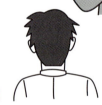

第6講の Point

- 腹水治療のエビデンスはほとんど存在しません。
- 患者の状況に応じた治療選択が有望と考えられます。
- 可用性バイアス（先入観）にとらわれれば、経験だけに頼った治療に陥ります。

腹水の治療は伝承のレベルにある

「体を冷やすと風邪をひく」と変わらない

　腹水の処置に関しては，どの臨床医も一家言あります。「腹水はできるだけ抜かないようにするのが良い」「一度に抜く量は 2L まで」「アルブミンが減るので，できるだけ抜かない」「本当に苦しいときだけ」「一度抜いたら数日は待つ」「腹水を抜くとかえって栄養状態は悪くなる」などなど。いずれにしろ，一家言のほとんどは否定的な内容です。まとめれば「できるだけ抜かない」，もしくは「抜かない」という話がそこここで聞かれます。エビデンスを重んじる現代において，不思議なほど根拠がなく伝承のレベルであることに，半ば呆れながらも強い興味を感じます。なぜ，これほどまでに腹水の処置は，「体を冷やすと風邪をひく」「おへそを出して眠ると風邪をひく」「みみずにおしっこをかけるとちんちんが腫れる」程度の話になっているのでしょうか。

　ところで，医学的な伝承の構成はいつもパターンが決まっています。何か周囲の人にとって都合の悪いことをすると病気に罹る，もしくは悪化するというパターンです。寝間着をきちんと着ない子ども，布団をけっとばしてしまう子どもを躾けるために，病気になるぞという脅しをするのです。もちろん言葉の脅しだけではなく，その伝承を伝える親の眼差しには，子どもへの深い愛情を示すメッセージが含まれています。「あなたを愛しているからこそ，病気にならないように私の言うことを聞いてほしい」。非常にうまくできた構造です。なぜなら，親の価値観だけではなく，昔々からこう言われていたんだよと世代を超えた伝承で子どもを躾けることで，親が子どもを束縛する力を薄めることができるからです。また，「みみずにおしっこをかけるとちんちんが腫れる」は，他の生物に対する慈しみを子どものわかる語彙の中から教えるということです。戒めだけが本来の意味ではありません。ただ，生き物を大切にしなさいというだけでは，子どもの記憶に長く留まることはありません。多少の戒めの毒は，記憶を長期化させるための仕組みなのです。

さて本当に,「体を冷やすとウイルス感染が成立する」のでしょうか。疫学的な観点から考えれば,ほとんど根拠がないことが想像できます。疫学的には,むしろ病院や学校(幼稚園)に行くほうが感染成立の機会が増え,リスクが高まります。しかし,「学校へ行くと風邪をひく」と伝承すると,子どもの学習の機会を奪うおかしな躾となってしまいます。

　医学的伝承を考察すると,疾病の予防や悪化のリスクを軽減するということだけではなく,親の愛情を子どもに伝える仕組みがあると思います。そして,もう一つの役割があるのです。さて,その前に,がん患者の腹水の処置については世界中で悩んでいるはずです。多くの人が悩み抜いて考えたことにはどういう知見があるのでしょうか。まずはエビデンスを探ってみましょう。

治療のエビデンスはほとんど存在しない

目の前で苦しむ患者には迷わず腹水穿刺

　がん患者に伴う腹水に関しては,遭遇する機会はとても多いにもかかわらず,治療の対応はここ何十年の間,変化しているとはいえません。まして定式的なガイドラインもほとんどありません[1]。一時的な腹水穿刺,利尿薬,食事療法(減塩),カテーテル留置,シャント留置,そして腹水濾過濃縮再静注法(CART)がその治療法です。それぞれの特徴について**表9**にまとめます。どの治療を選択するにしろ,臨床にあたる多くの医師にとっては「帯に短したすきに長し」が実感だと思います。それでは,ほとんどエビデンスがない状況で,自分の目の前にいる患者に対して,どんな治療を選択したらよいのでしょうか。

　現時点で考えられる最良の対応は,目の前で苦しんでいる患者には,迷わず腹水穿刺を選択することです。このくらいの腹部膨満ならまだ大丈夫と答える余裕のある患者には,食事療法,利尿薬を選択します。ほとんど毎日腹水を抜かないと過ごせないほどの状態であれば,頻回(週に複数回)の腹水穿刺かカテーテルの留置を選択します。さらに,専門家が院内にいるか,

表9 がんによる腹水に対する治療とその特徴

治療	方法	コメント
食事療法	減塩食	・肝硬変に伴う腹水の知見を応用しているにすぎない。全く未検証。
	水分制限	・胸水，腹水，浮腫がある患者には輸液を1,000mL未満にするとよいとされている（国内のガイドライン[2]）。しかし研究では，輸液量の多少で胸水，腹水，浮腫が悪化することはなかった[3]。
利尿薬	ループ利尿薬，ラシックス	・半数の患者に効果があるといわれている。しかし，実証した研究は全くない。利尿薬の反応性のある腹水は予測できないため，使ってみて効いたら「あぁ，よかった」と感じる程度。大きな肝転移のある，血清，腹水のアルブミンの差が1.1 g/dLより大きい患者に効きやすく，がん性腹膜炎，肝硬変の進んだ患者は効きにくいと報告されている。 ・理由はわからないが増量に反応しなくなることが多い。効果が得られる上限量がある。 ・経口薬と注射薬の効果の比較はないが，多くの医師は注射薬のほうが速効性があり，効果が強いと信じている。 ・低カリウム血症の副作用には経口のカリウム製剤を投与する。
	抗アルドステロン性利尿薬，アルダクトン	・単独では，どういうわけかあまり効果がない。 ・肝硬変に伴う腹水の知見から，ラシックスと併用するほうが，血清カリウムの低下が防げるといわれている。 ・ラシックスの併用による効果と副作用の差を実証した研究はない。
腹水穿刺	プラスチックの静脈留置針を用いる	・多くの臨床医はまず試みる。効果も確実に実感できる。 ・どのような療養場所でも施行できる。どのくらいの時間で，どのくらいの量をドレナージしてよいかはほとんどわかっていない。 ・腹部エコーをあらかじめ実施しないと，がん性腹膜炎で予想よりも腹水の少ない患者，卵巣がんで腫瘍内の液が多い患者を見抜けない。 ・5Lまでの腹水ドレナージであれば，合併症は少ないといわれている。 ・腹水穿刺を実施しながらの輸液，アルブミン製剤の投与については合併症，腹水再貯留の予防に効果があるかはわかっていない。
腹部のカテーテル留置	腹水を頻回にドレナージするためにカテーテルを留置する	・日本では，腹水を頻回にドレナージするためのキットが市販されていない。中心静脈カテーテルや，PTCD，胸水ドレナージのキットを応用している。 ・留置部からの腹水の漏れ，感染の合併症が起こりうる。 ・連日ドレナージすることも可能。頻回の処置に伴う苦痛は回避できる。 ・この方法はあまり実施されていない様子。経験した臨床医は少ない。
腹腔静脈シャント	Le Veenシャント，Denverシャントの報告がある	・専門医が実施しないとうまく処置できない。多くの医師は自分だけでは実施できない。実施できる場所が限られる。 ・肺水腫，肺塞栓，静脈内血栓，DIC，感染といった合併症が6%に起こると報告されている。 ・2～3カ月以上とある程度予後の見込める患者でないと，処置自体の侵襲性が高い。
腹水濾過濃縮再静注法（CART）	腹水をドレナージしてから，濾過濃縮してアルブミンなどのタンパク質を取り出し，注射で再度患者に投与する	・日本以外からの報告がなく，治療効果と合併症が検証されていない。 ・設備のある病院以外では実施できない。 ・腹水の再貯留は起こることが多い。またタンパク質の投与が，患者のQOLに反映するかは検証されていない。

PTCD；percutaneous transhepatic biliary drainage（経皮経肝胆管ドレナージ）
DIC；disseminated intravascular coagulation（播種性血管内凝固症候群）

自分の力で他の病院に受診できる状態なら，シャントや，CARTを考慮します。

患者の状況に応じた治療選択を

　医療において，通常，治療の方法は病態に応じて決定します。診断の結果と治療は対応しています。例えば，下痢と便秘の治療は違います。そして下痢の中でも背後の疾患が何であるかによって治療が違います。潰瘍性大腸炎とクローン病，細菌性腸炎とウイルス性腸炎の治療はそれぞれ違います。病態に応じて治療を決定するのです。

　しかし腹水の治療は，患者の病態を主に考えると，かえってどうしてよいのかわからなくなります。患者の病態が何であろうと治療はそれほど変わらないからです。どういう原疾患でどういう転移があり，腹水の原因が何であるかということで治療を決定するのではなく (etiology-based treatment)，患者の毎日の生活がどうかという状況に応じた治療 (situation-based treatment) を選択するのがよいと考えられます。

　さらに，腹水の治療で一番重要なのは「そこに腹水があるから」抜くのではなく，腹部膨満感，食欲不振，呼吸困難，不眠，倦怠感，動きにくさを緩和するために行うということです。腹水により引き起こされる症状を緩和するのが根本的な目的であるということです。原因が何であれ，まずは腹水による症状が軽くなればそれでよい。「お腹がふくれて，息がしにくく，真っ直ぐ上を向いて眠ることもできない」「ベッドの背中を上げておかないと息をすることもできない」「お腹が大きく，身が重くて弱った脚力ではトイレに行くこともできない」という患者の生活を少しでも良くするために行うものです。

可用性バイアス（先入観）の罠

うまくいったときの記憶にしばられる

　このようにがんに伴う腹水に関しては，数々の治療法の中でどの治療をどの病態の患者に適応するのかというエビデンスがほとんどありません。で

すから結果として，個々の医師の裁量が治療の決定に最も影響します。エビデンスの不備があるときの意思決定には，色々なバイアスが関与します。その中でも可用性バイアス（availability bias）は特に大きく関与すると考えられます。

この可用性バイアスというのは，記憶している色々な事柄のうち，思い出しやすい記憶に重きをおいてしまうことです[4]。とてもうまくいった治療，反対にうまくいかなかった治療，強烈な記憶が残っている治療といった記憶の強さにより，判断が強く影響を受ける，ということです。言い換えれば先入観です。これは誰にでも起こりうることです。例えば，今回の腹水の治療にあてはめると，目の前の患者にどんな治療を適応するかを，患者の意向も含めた様々な要素から判断するよりも，医師はそれまでにうまくいった治療を選び，患者に提示する可能性が高くなるということです。そうなると，一つの治療にやや固執しがちになります。いつも，腹水を抜かずに対応している医師は，「やはり腹水は抜かないほうが患者にとっては良い」と判断しがちになるし，CARTを繰り返している医師は，「CARTは最も優れた腹水の対処方法だ」と判断しがちになります。

自分自身を振り返るためにも，私の経験上の可用性バイアスを考えてみます。婦人科領域のがん患者は，どういうわけか一度抜いた後に腹水が再貯留することが少ない，消化器のがん患者は，抜いても何度もたまってしまう。消化器のがん患者は，繰り返し腹水を抜いたほうがQOLは高い，連日1〜2Lの決まった量を抜くほうがよい。だから，カテーテル留置をできるだけ行う。このような感じです。

また，可用性バイアスは，成功した記憶が強く影響するので，医師それぞれがうまくいくと実感した治療が，ベストな治療であると信じるようになります。そして，いつまでも同じ治療法を繰り返すので，バイアスは時間と経験と共に強固になっていくのです。

うまくいかないのは患者のせい？

大抵の場合，可用性バイアスが強固になると，要するに頑固になります。

そして同じ治療を繰り返すようになるだけではなく，違う治療法を否定する傾向が生まれていきます。こうなるともう，どの患者にとってどういう治療が適切であるかという議論はできない状況となります。可用性バイアスの存在は，意識していないと，患者の診断や治療の選択を誤るリスクになります。可用性バイアスの影響を強く受けている医師は，治療がうまくいくのは当たり前，治療がうまくいかないのは，自分の判断が悪いのではなく，患者の状態が悪いという判断をするようになります。こうなると，すでに適切な治療の判断どころか，経験だけが治療の選択の根拠となり，その例外は自分の判断とは関係のないところで起こっていると考えるようになります。私は，可用性バイアスの影響を最も受けているのが，この腹水の治療ではないかと考えています。どのような状況でどのような腹水の治療をあてはめるかと考える以前に，それぞれの臨床医が，それぞれの考えをぶつけています。その議論はどちらの治療が優れているかという話になりがちです。

　そして，ある一つの治療法に固執するようになると，その治療法を下支えするための理屈がついてくるようになります。そのときに自分に有利なエビデンスを引用すると，可用性バイアスの影響を強く受け，公平とはいえない判断であっても，エビデンスに基づいた治療であるような錯覚を感じるようになるのです。

タンパク質の低下は全身状態の悪化を招くか？

抜くべきか，抜かざるべきか

　話がややこしくなってきましたので，ここではじめの問いに戻りましょう。医学的伝承のもう一つの役割についてです。「腹水を抜くとタンパク質が減って，かえって状態が悪くなる」という話は，「腹水は抜かないほうが良い」という結論があっての理屈です。この理屈が本当なのかどうかを検証するエビデンスは，「がん患者の腹水を抜くと血液中のタンパク質は低下する」と，「血液中のタンパク質が低下すると全身状態が悪化する」という2つが必要です。もしもこのエビデンスがあれば，この理屈にも筋が通ります。

しかし，そのようなエビデンスがもし存在するとしたら，こういうものでしょう。「がん患者を経時的に観察すると，血液中のタンパク質は低下する」「がん患者を経時的に観察すると，全身状態が悪化する」というエビデンスです。このような観察研究は複数存在します。しかし，これは衰弱する患者に起こる当たり前のことを観察しているにすぎません。そして，本題の腹水の処置があるなしと，血液中のタンパク質の濃度，全身状態の悪化を比較したエビデンスはありません。

　腹水に苦しみながら衰弱している患者を目の前にして，抜いたほうが良いのか，抜かないほうが良いのかを考えているとき，可用性バイアスを形成するほど強い記憶がない，言いかえれば，頑固になるほどの経験がない医師の本音は，自分が次にどうしたらよいのかよくわからないということでしょう。リスクはあっても積極的に腹水を抜いて患者を楽にしたほうが良いのか，リスクを回避して消極的に見守っているほうが良いのか。リスクを上回る利益を根拠づけるエビデンスが不足していると，積極的に処置がしにくくなります。そして，消極的に，抜かないほうがきっと良い，腹水を抜くことで悪くなっていくのを加速している可能性だってあるのだと，ヒポクラテスの誓いのごとく，「患者に害と知る治療法を決して選択しない」という信条を重んじるようになります。こうしていつの間にか，「腹水を抜くとタンパク質が減って，かえって状態が悪くなる」という信条が形成されます。しかし残念ながら，自分の信条をきちんと合理的に説明するエビデンスもまた不足しているので，伝承の力に頼らざるを得ません。これが伝承のもう一つの役割です。

「伝承」で反論を拒絶する

　誰が言ったのかわからないけど，とにかく昔から言い伝えられている。きっとその伝承に誤りはないのであろう。とにかく，理屈もエビデンスもないけれど，腹水は抜かないほうがよい。そのことに関しては異論なく理解してほしい。これがその医師の本音なのかもしれません。しかし，そこにもまた親が子どもに向ける愛情と同種の，医師が患者に向ける愛情が含まれてい

るのでしょうか。いいえ，そこには含まれていないように思います。とにかく，患者であるあなたは，医師である私の言うことを聞くしかない。そしてそれに逆らえば，きっとあなたには災いが起こる。そして疑いを向けるのであれば，私ではなく過去の伝承を伝えてきた人達にクレームを言ってほしい。伝承とは，今までもこれからもエビデンスで検証できていない，できない問題を補完するための解決策の一つでもあるのですが，今回の場合は，根拠はないが，患者，家族，周囲の医療者すべての反論を拒絶するための理論として使われているのかもしれないのです。

論じてきたように，腹水を巡る伝承と，それを乗り越えるためのエビデンス，そして治療の選択に強く影響している可用性バイアスの絡み合いは非常に複雑です。それでも，このおかしな腹水の伝承は，必ず乗り越えていかなくてはなりません。私は，患者の状況に応じた治療が有望ではないかと考えています。その状況をさらに細かく検討していくことができればとも考えています。

◆文献

1) Becker G, Galandi D, Blum HE. Malignant ascites: systematic review and guideline for treatment. Eur J Cancer 2006; 42(5): 589-97.
2) 日本緩和医療学会編．終末期がん患者の輸液療法に関するガイドライン 2013 年版．
A detailed description of the recommendations is available from http://www.jspm.ne.jp/guidelines/glhyd/2013/pdf/glhyd2013.pdf (in Japanese only).
3) Yamaguchi T, Morita T, Shinjo T, et al. Effect of parenteral hydration therapy based on the Japanese national clinical guideline on quality of life, discomfort, and symptom intensity in patients with advanced cancer. J Pain Symptom Manage 2012; 43(6): 1001-12.
4) Mamede S, van Gog T, van den Berge K, et al. Effect of availability bias and reflective reasoning on diagnostic accuracy among internal medicine residents. JAMA 2010; 304(11): 1198-203.

Column

胸水の処置について

　腹水のやや混乱した状況について述べてきました。それでは胸水の処置についてはどうでしょうか。治療の柱は，利尿薬と胸水穿刺です。手技としては，腹水とほぼ同じ処置がなされます。胸水の原因になっているがんの化学療法がうまくいくことで，胸水が減少，またなくなることもあります。進行した原発性肺がんの患者に対して，イレッサやタルセバで治療することで，胸水がなくなることを私も何度か経験しました。

　腹水と違い「胸水は抜きすぎると，身体のタンパク質がなくなってかえって状態が悪くなる」とは一度も聞いたことがありません。術後であっても外傷後であっても，血胸や胸水貯留に臨床医は迷わずトロッカーカテーテルを挿入します。患者の状況，呼吸の状態にどれほどの悪影響を及ぼしているかを即座に判断し，緊急性に応じて胸水穿刺，利尿薬を使い分けています。そこには，それほど複雑な理屈はありません。しかし，胸水は腹水と異なり，急速にドレナージすると，再膨張性肺水腫を併発し命に危険が及ぶこともあるため，慎重にドレナージします。また，針を刺すときにも，肺を傷つけてしまえば，血胸や気胸を併発する可能性もあります。

　このように腹水よりも合併症のリスクが高いにもかかわらず，胸水は比較的迅速に処置がなされます。なぜ腹水とこれほどに治療態度が違うのか，どうもわかりません。ただ違いがあるとすれば，持続ドレナージのためのカテーテルキットの有無でしょうか。もしかしたら，海外に流通しているPleurX®のような腹水の持続ドレナージキットが日本でも使用できるようになったら，臨床の現場も変わるのかもしれません[1]。

◆文献

1) Tapping CR, Ling L, Razack A. PleurX drain use in the management of malignant ascites: safety, complications, long-term patency and factors predictive of success. Br J Radiol 2012; 85(1013): 623-8.

腹部膨満感の治療 処方のコツ 7

❖ こう考える（治療方針）

腹部膨満感は，がん患者に多く，吐き気・嘔吐，呼吸困難を合併しやすい。その原因として主に便秘，腹水，消化管閉塞（第5講参照）がある。

● **便秘**

がん患者に限らず，様々な疾患において便秘は合併しやすく，ほとんどの患者が下剤を併用しており，半数以上は2剤以上の併用である。また，オピオイドの投与で便秘となっていることが多く，投与量が多いと便秘も強くなる。フェンタニル貼付剤であっても便秘は起こる。

● **腹水**

主に，がん性腹膜炎に合併する腹水と，肝硬変に合併する腹水の2つがある。腹水に対しては，「抜けば抜くほど衰弱する。できるだけ抜かないほうがよい」，「腹水の中にはタンパク質が多く含まれている。抜けば抜くほど身体の栄養がなくなる」，「腹水を繰り返し抜くと，早く亡くなる」という，経験者の偏った観察から伝承されている臨床観が蔓延している。

利尿薬だけで緩和できる腹水は肝硬変に合併する腹水だけであって，がん性腹膜炎が原因であればドレナージが第一選択となる。

❖ まずこうする（処方例）

● **便秘**

① 腸管運動を高めるため

1. アジャストAコーワ錠40mg　2錠　1日1回　寝る前　または
   アミティーザカプセル24μg　1〜2カプセル　1日1〜2回　朝夕食後
2. ラキソベロン内用液0.75%　10滴　1日1回　寝る前
3. サイトテック錠200　4錠　1日4回　毎食後，寝る前

1〜3の順で追加投与する。アミティーザは多剤併用の便秘にはほとんど効果がない。軽い便秘の患者に投与する。

② 便を軟らかくするため

4. マグミット錠250mg　3錠　1日3回　毎食後

1〜3に併用する。

5. 新レシカルボン坐剤　1ヶ

便意がないときには坐剤を併用する。

- ●腹水

  > 1 ラシックス錠 40mg　1錠　1日1回　朝
  >
  > 2 アルダクトンA錠 25mg　1〜4錠　1日1回　朝
  >
  > 1，2の順で追加投与する。

❖ 必ず伝える（患者，家族への説明）

- 下剤は毎日調節が必要である。便の状態も身体の状態も毎日変わるためである。
- 患者，家族が自分で下剤を調節できるよう，基本的な方針（作戦）を指導する。
- 便が軟らかかったらマグミットを減らす，お腹が痛ければラキソベロン液を減らす，自然に便が出た次の日はアジャストをやめるといった，毎日のルールを細かく指導していく。

❖ もう一工夫（治療の変更）

- 便秘の解消は薬だけでは難しい。食事が可能で，薬を投与しても4日程度排便がなければ浣腸の処置を検討する。
- 腹水は，利尿薬の投与だけでは緩和できないことがほとんどである。移動の状態，食事の状態を見ながらドレナージを行う。ドレナージは2〜5L／回の量を目安とする。また，輸液が多いと腹水は増量する可能性が高い。特に，食事ができない状態になっても腹水があるなら輸液はしない。

❖ やめどき（治療の中止・追加）

状態が悪化し，予後が2週間未満で，ほとんど食事もできない状態であれば，便秘の治療は中止する。下剤の内服ができなくなってから，浣腸を中心に便秘の解消を行っても，患者は疲労するのみで，食欲不振の緩和は得られない。
腹水による生活への悪影響が少なくなればドレナージは中止する。

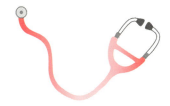

第7講 食欲不振 ① ―「食べる」悩み

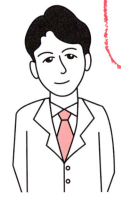

患者に「毎日どんなものを食べたらよいでしょうか」と聞かれたとき，どんな風に答えたらよいのでしょうか。

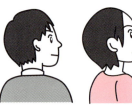

第7講の Point

- 食べられないことで患者は生存の恐怖だけでなく，楽しみや喜びの喪失を感じています。
- 食に関する患者・家族の悩みは，時間・場所を分けてそれぞれに聞きましょう。
- なぜ食べられなくなるかについては，近年悪液質の研究が進んでいます。

食べることが大きな悩みになる

食べることは楽しみであり,喜びでもある

　今まで色々な患者を診察してきましたが,患者,家族からよく相談を受けるのは,食べることに関する相談です。とりわけ,抗がん剤の治療中と,身体の状態が悪くなってきたときには,食べることが大きな悩みになってきます。なぜ食べることが悩みになるのでしょうか。それは,患者にとって食べることは生きること,そして病気からの回復を意味するからです。

　食欲という言葉をよく眺めてみると,「食」と「欲」から成り立っています。食べることへの欲望が食欲です。それでは,がんではない健康な人達にとって食べる欲望とは,毎日の食事を通じて栄養を得るための単なる本能なのでしょうか。私達の住む日本のように恵まれた食生活が可能なところでは,むしろ「昨日は肉だったので,今夜は魚」「あの人と食事をするなら中華」といったように,自分自身の身体が欲する栄養以上に,別の欲望を一緒に感じているはずです。また,仕事の合間にお菓子を一口,食事の後に甘いデザートをと,必要な栄養以上についつい食べてしまうことも,毎日のように経験していることでしょう。

　ここで再び,私達のような健康な者にとって食欲とは何かと問いかけてみると,生物として個体を維持するための,生存に必要な欲望ということだけではないことがわかるでしょう。食べることは,毎日の楽しみであり喜びでもあることに気がつくはずです。

食べられないこと＝日常の喪失

　患者にとって,「食べられない」という状況は,生存に対する恐怖を感じるだけではなく,食べることを通じての楽しみ,喜びを喪失することです。食べることを通じての楽しみ,喜びは,喪失してからその価値がわかるのです。

　例えば,こんな出来事がありました。ホスピスで働いていたとき,食事時になるといつも食べられない自分と直面し,ため息をつきながら落ち込ん

でしまう方がいらっしゃいました。あらゆる治療をしても全く反応がなく，食欲を回復させることはできませんでした。せめて食事のときに楽しい雰囲気にできないかと，私も昼食時にわざと偶然を装って立ち会うことにしてみました。何気ない会話，おしゃべりが，食事時の憂鬱を軽くすることはできないかと考えたからです。

　しかし，数日経ってからその方に言われました。「先生，食事時にそうやってそばにいられると，まるで自分が食べられるかどうかを見張られているような気分になるのです」と。その方は食事時の訪問を歓迎してくれませんでした。その方の奥さんが一緒に部屋にいても同じように，「見張られている気分」がするようでした。しかし，ある日娘さんが小さなお孫さんと一緒に部屋に来ると，全く違う状況となりました。その方がとてもかわいがっていたお孫さんが来た喜びと，そのお孫さんが全く病気や食欲不振を意識することなくいつも通りに接する無邪気さで，どういうわけか知らず知らずのうちに，数口食事を食べることができたのです。

　食べることは，楽しみであり喜びであると同時に，楽しさや喜びを心から感じたときには，この方のように，自ずと食べることにつながるのかもしれないと思いました。その方の病気を知りすぎている私や，身近な家族の心には，その方に「もっと食べてほしい」「食べられたときの喜ぶ顔を見たい」という小さな欲望が心の中に浮かんでしまうのです。そしてその欲望を感知すると，こちらがどれだけ自分の本心を隠して接したとしても，食べられない方にとっては「見張られている気分」になってしまうのだとわかりました。

　また，食べることは，かけがえのない日々の暮らしと等価です。がんに罹り食欲がなくなるという異常な事態に陥ったとき，患者が「かつて元気で普通に暮らしていた」日々に戻りたいと心から願っているのだと，多くの患者との対話を通じて私も気がつきました。しかし，病気は容赦なく進行していきます。もう患者は，かつての暮らし，日常を取り戻すことはできないのです。そんなときに「毎日どんなものを食べたらよいのでしょうか」と，患者は私に問いかけてきます。患者は「何を食べたらよいのか」を単に悩んでいるわけではないと思います。「何を食べたら，以前のように何気ない，で

もかけがえのない幸せな日常に自分は戻れるのか」と私に問いかけているのです。その気持ちの深淵を思うと，ますますどうやって答えたらよいのか悩みます。

患者と家族の悩みは異なる

家族の気持ちに応えられないことがつらい

　実際に食べられないと困っている患者だけではなく，そんな患者を見つめている，そして実際に食事を作っている家族もまた悩んでいます。ある研究によると，がんのために食欲が落ちた患者の悩みと，実際に食事を作る家族の悩みは，それぞれ違う悩みであることがわかりました[1]。

　私の経験からも患者は，食べて元気を出そうと懸命に食べようとするのですが，食欲がなく毎日食事を残すたびに，ため息をつきながらなぜ以前のように食べられないのかと悩んでいます。そして，家族はそんな患者を自分の力で元気づけようと，色々と料理の方法を工夫します。米の炊き方に試行錯誤し，栄養のバランスを考え，飲み込みやすい食べ物を用意します。料理の最中にはきっと，「何とかして私の力で元気にしよう」「病気からあの人を救い出そう」「あの人を死なせてはいけない」と，愛情からあふれる思いを料理に注ぎ込みます。もちろん食べる患者もその思いをわかっています。しかし，いざ家族の思いの詰まった料理を前に，食べられないという現実に直面したとき，患者はどんな風に感じるのでしょうか。

　私の出会った患者達は「自分が妻の気持ちに応えられないことが，食べられないこと以上につらい」「妻が一生懸命やってくれていることはよく知っている。だから余計に自分が情けない」と話していました。また，「作った料理を食べろ食べろと妻から毎日言われるのが，つらかった」と話す方もいました。そして，作る家族は，「どうやったら食べてくれるのかと，毎日そのことばかり考えています」「私の努力が足りないから，あの人はどんどん弱っていくのでしょうか」と悩んでいました。

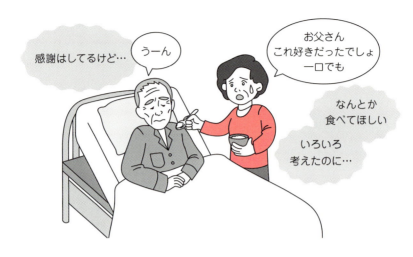

時間・場所を分けて患者，家族の悩みを聞く

　なるほど，食べる側には食べる悩みが，作る側には作る悩みがあるのだと常々感じていました。診察中，私が「食べる」悩みに直面したときにはいつも，患者と家族それぞれに悩みを聞く時間を分けていました。患者と家族に対して，「食べる」悩みを同じ場所で一緒に話すと，患者は家族に責められている気が，そして家族は患者に責められている気がしてしまうようでした。「先生，私は食べられないと言っているのに，あいつは食べろ食べろって言うんです」と患者から，「先生，私が作ったものをあの人は食べてくれないんです，こんなに考えて作っているのに」と家族から，それぞれが正直に話せば話すほどお互いを傷つけていきます。ですから，この「食べる」悩みに向き合うとき，私はいつも時間を分けてそれぞれの思いを聞くようにしてきました。病院で働いていたときには，外来であれば，先に患者を外に出して家族に残ってもらい，入院中であれば，患者は病室で，家族は別の面談室で話を聞き，自宅へ往診したときには，患者とは別の部屋や玄関先で，家族の話を聞くようにしてきました。「食べる」悩みが，患者，家族それぞれが傷つけ合うという不幸な状況を今までに何度も見てきたからです。

なぜ食べられなくなるのか？

悪液質とは

　さて，なぜがんになると食事がそれまでのように食べられなくなるのでしょうか。そのことを考えてみなくてはなりません。この問題は悪液質の研究として，ずっと考えられてきました。がんが進行すると，ある段階からほとんどすべての患者の食欲はなくなっていきます。身体の状態の悪化に伴い体重も落ちてきます。病状が進むのに，食事だけはできるという患者はまずいません。

　体重が落ちて痩せていく患者がほとんどですが，反対に体重が増えていく患者は，腹水がたまったり，浮腫のために身体がむくんだりしています。味覚や嗅覚が元気だった頃と変わり，以前美味しいと感じていたものも食べられなくなってきます。患者によっては，胃，腸といった消化管の一部がつまっていたり，呼吸が苦しいために食事を途中で切り上げていたり，便秘や吐き気のために十分食事ができないなど，原因が定まっている患者もいます。

　身体の中ではどんなことが起こっているのでしょうか。血液の中に流れているインターロイキンというタンパク質を測定する研究もあります。実際の診療では，身体の炎症の度合いが食欲不振とその背景にある悪液質と関連があると考え，CRP（C反応性タンパク）との関連が一番使いやすい指標となります。また，この分野では，複数の専門家によるがんによる悪液質に関する見解が発表されました[2]。様々な研究家がそれぞれの関心から悪液質を検討していますが，まず悪液質とはこういうものだという概念と定義を示すことは，今後の議論を活発にする上でとても重要なことです。この論文によると，悪液質の診断は表10の通りです。そして，悪液質の段階は表11のように整理されました。

　こういう整理された概念を見るとまるで何かが解決したような気分にはなるのですが，実際には食べられない患者を前に，この概念が何の役に立つのかはそれぞれの医療者が考えなくてはなりません。私は，この概念を見たときに，なるほど，実際の患者を前にしたときには，悪液質の段階を正しく

表10 がん悪液質の診断

- 6カ月にわたり，5％を超える体重減少（単なる飢餓である場合を除く）
  または
- BMI（body mass index）が20未満で，体重減少が2％を超える
  または
- 四肢骨格筋量（Appendicular skeletal muscle index）でサルコペニア＊に相当し（男性 7〜26kg/m^2，女性 5〜45kg/m^2），体重減少が2％を超える

＊著者注：サルコペニアとは元々，加齢による筋肉量の低下を指す。がんのように消耗性疾患という原因があるものを二次性サルコペニアともよぶ。

表11 悪液質（カヘキシア）の段階と対応

段　階	プレカヘキシア（前段階）	カヘキシア	難治性カヘキシア
診　断	5％以下の体重減少 食欲不振と代謝の変化	5％を超える体重減少 　または BMI 20 未満 かつ 2％を超える体重減少 　または サルコペニアに相当 かつ 2％を超える体重減少 しばしば経口摂取量が減少し，全身性の炎症がある	様々な程度のカヘキシア 異化が亢進し，抗がん治療に反応しない 日常生活動作が低下 予後が3カ月未満
対　応	経過観察 予防的介入	それぞれの患者の状態に応じた，様々な観点からの対応 （栄養，運動，炎症を抑える治療，その他の補助療法）	症状緩和 精神，社会的支援 栄養投与に関する倫理的な討論

（Fearon K, et al. Lancet Oncol 2011; 12(5): 489-95 より 著者改変[2]）

そして静かに自分の中で分類し，その段階に応じた食事の工夫や助言をしていくとよいのかもしれないと思いました。

最後に，患者の大多数はがんにより衰弱していく過程の中で，必ず食欲がなくなっていきます。これから研究が進んで，たとえ何か有望な治療がみつかったとしても，必ず食べられなくなる時期が患者には訪れます。その時

期を多少遅らせることはできるかもしれませんが，亡くなる過程において食べられなくなることは誰もが体験しなくてはならず，人間としての宿命ともいえることでしょう．それでも，出会う患者，また家族が悩むたびに，私達医療者はその苦しみの正体をそれぞれの患者，家族から毎回汲み取っていくことで初めて援助できるのではないかと，そんな風に今は考えています．

◆文献

1) Strasser F, Binswanger J, Cerny T, Kesselring A. Fighting a losing battle: eating-related distress of men with advanced cancer and their female partners. A mixed-methods study. Palliat Med 2007; 21(2): 129-37.
2) Fearon K, Strasser F, Anker SD, et al. Definition and classification of cancer cachexia: an international consensus. Lancet Oncol 2011; 12(5): 489-95.

Column
患者の体験を，次の患者に伝える

　「食べられない」患者と皆さんも大勢出会ってきたことと思います。皆さんにとっては同時に複数の似た病気の患者に相対していたり，同じような病態の患者と過去にも出会ってきた記憶があると思います。しかし，同じような悩みをもつ患者や家族同士は，お互いの気持ちを話し合って苦痛を共有したり，食事や料理に関するコツや工夫を交換することはまずできません。意外に患者同士，家族同士は他の患者や家族と交流したいと思ってはおらず，病棟の休憩室であったり，外来の待合室でお互いの話をしているシーンを見かけたことはほとんどありません。また在宅の患者，家族であれば，それぞれは完全に孤立しています。実際に食べられない当事者同士を，どのようにつなげていけばよいのでしょうか。

　そこで，色々な患者，家族と出会うわれわれ医療者が伝える必要があると思います。患者，家族それぞれに感じている気持ち，そして取り組んでいる工夫を詳細に聞き，次の患者，家族に伝えていくのです。「あるスーパーに売っている冷凍食品の中華飯が，膵臓がんによる男性の食欲不振の方にとって食べられるものの一つだった」とか，「たこ焼きをソースではなく，いわゆる明石焼きのような出汁に浸すと美味しく食べられた，卵巣がんのがん性腹膜炎の女性」のように，自分の記憶の中に細かく工夫と食べ物，調理法をファイリングしていくのです。

　「症例の経験を次に活かす」とは，こういうことではないかと私は考えています。

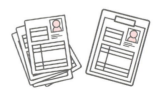

《1学期》痛みの治療と症状緩和

第8講 食欲不振② ― 輸液

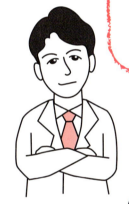

> 食事ができなくなった患者の家族から「点滴をしてほしい」と頼まれました。本当はどのように対応したらよいのか迷っています。

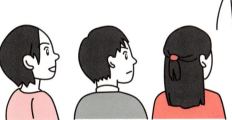

第8講のPoint

- 患者・家族は，点滴で身体の力が戻ってくると信じています。
- エビデンスとしては，末期がん患者にとって点滴は害にも益にもなりません。
- しかし，感情や信条に関わる問題については多面的に考えていく必要があります。

「点滴教」を信じる人々

患者も家族も医療者も

かつて私が緩和ケアを学び始めたときに，自分の実践のうち最も見直したのが，この点滴，輸液のことでした。「点滴教」とも言うべく，「点滴は万病を治す」という観念が，多くの患者，家族そして自分自身を含めた医療者にもあるのだと気づかされました。そしてまた，患者，家族，医療者それぞれが，違う「点滴教」を信じていることに気がつきました。それぞれが点滴に関して重きをおいているところが違うため，例えば，患者と医師が同じ点滴について話し合っているのにもかかわらず話が平行線をたどり，ときには衝突することがあるのだと気づきました。それは色々な場面で現れています。

まず患者は，点滴で身体の力が戻ってくると信じています。衰弱した病気の人達は，「栄養」と「リハビリ」や「運動」で自分は回復すると考えています。食事ができず動けない患者は，このままで大丈夫だろうかと不安が高まっています。そんなときは点滴をしてもらい，少しでも栄養を補給しないと，と考えています。最近は，自費診療ですが，「点滴バー」と称されるビタミン剤などを含んだ点滴を，ビジネスマンが昼休みに受けに来るようなクリニックもあります。にんにく注射とよばれる注射を受ける人達もいます。中味はビタミン剤のようですが。

長い医療の歴史の中で，人々が，元気がないときのカンフル剤として点滴を求めてきたのは，医療に対する嗜好の現れです。末期がん患者に点滴をしても毎日の生活も症状も改善しない，といくらエビデンスを振りかざしても意味がありません[1]。点滴が好きな人達にとっては，点滴は万病に効く薬なのです。しかも量を1日1L程度におさめれば，他のがん治療の薬と違い，全くといっていいほど副作用がありません。「やりたいと言っている患者には，やってもいいじゃないか」と医師のほうも，それほど熟慮せず実行できます。

末期がん患者にとっては益にも害にもならない

点滴が嫌いな患者

　一方で，点滴が嫌いな患者もいます。点滴をすると手の自由が奪われる，漏れるとそのたびに痛い思いをする，そして何度も点滴するうちに針を入れる場所がなくなって，かわるがわる看護師や医師に針を刺されることに苦痛を感じる。点滴が上手な人が来てくれたらいいなと毎日祈るような気持ちにもなるそうです。その上，点滴が嫌いな患者は，「点滴教」の信仰がありませんから，その効果を素直に受けとめています。最近も，退院して家に戻った患者に尋ねてみました。「病院では毎日点滴をしていたようですが，どうでしたか？　点滴をしたあとから力が湧いてくるような，そんな良い効き目はありませんでしたか？」と聞いてみたところ，「わしには，そんな効き目は全く実感できんかった」と話していました。当然，家に戻ってからは，点滴をしてほしいとはおっしゃいません。むしろ，家に帰ることでやっと点滴から解放されたとほっとしているようでした。

　最近，国内で行われた点滴の研究でも，「点滴すると色々と調子が良くなる」ということはありませんでした。状態が悪くなったがんの患者を対象にしていますので，試験を開始してから4週間で7割の人は追跡できなくなっていました。それでも，「点滴で全般的な体調が良くなることはないが，悪くなることもない」という結果でした[2]。

「点滴くらいしてください」

　今までのエビデンスをまとめると，末期のがん患者には，点滴で何か患者が実感できる良い効果はなく，また生存が延長するといった客観的な効果もないということです。点滴は益にも害にもならないということです。こういうときには，医師はとても困ります。益がなければやらないとも，害がないならやるとも，どちらの考えも採択できるからです。こうなると，患者の嗜好や意向，どうしたいかが優先されるようになります。しかし，患者に嗜好も意向もないときはどうするのでしょうか。そこで，今度は家族の嗜好や

意向が登場します。

　日本でも，また海外でも，「点滴は効く」と家族は思っています。イタリアの調査では，患者も家族も「点滴は効く，栄養になる」と考えていることがわかりました[3]。患者がどちらでもよいと思っているときに，家族から「点滴をしてください」と求められることもあります。ホスピスで働いていたときは，「点滴くらいしてください」と言われたこともありました。では，家族にも同じくエビデンスを提示して，点滴には意味がないことを毎回説明し続けるのでしょうか。それともエビデンスに重きをおかずに，嗜好に重きをおいて，誰かからの求めがあれば点滴をするのがよいのでしょうか。

点滴の中止や不開始には「大義」が必要

　そして，医師は迷います。点滴すること自体にはそれほど害はない。それでも点滴が入れにくいと続けるのが大変だ。毎回細い血管に苦労して留置針を入れ続ける，一度始めた点滴を「もう血管がありませんので，やめにしましょう」とも言い出せず，何度も何度も留置針を入れ直すのがついには苦痛にもなってきます。それならばと皮下輸液を行い，静脈に留置針を入れるのを断念し点滴を続けることもできます。点滴をやめるきっかけがないときには，続けるしかないこともあるでしょう。治療の中止には「大義」が必要なのです。

　点滴の中止や不開始をはっきりと明言できる状況があります。患者に水分が過剰に存在するときです。腹水，胸水，浮腫，痰が多い人達は，点滴により苦痛な症状が増すこともあります。浮腫で全身がむくみ，体重も増え，わが身を支えられなくなった患者を前にすれば，「点滴はしないほうがよいです，かえってむくみが強くなり患者が苦しみます」と，中止の判断は迷わないでしょう。また，「点滴をしなくても，ご本人が十分な水を身体の中に蓄えています」と明言することもできます。エビデンスでは1日1L未満であれば，症状が悪化しないこともわかっています。しかし，点滴を中止するときはやめるなりのもっともな理由，いわば「大義」が必要なのです。

感情や信条に対してエビデンスは無力

「点滴くらいはしてあげたい」

さて,ここまでエビデンスを基に,個々の患者に適切な点滴の量について検討すること,患者や家族の嗜好によって点滴をする・しないを考えることについて検討してきました。しかし,それでもすっきりしないのです。そう,こういうときには何か考える次元が足りないのです。

多くの医師は習慣的に,食べられなくなった患者を前に点滴をしないことは,とても不誠実であると考えています。特に終末期医療に関与する機会が少ない医師にとってはその傾向は強くなります[4]。多くの医師は,点滴は何らかの症状が緩和でき,かつ標準的で最低限の治療だと考えているのです。家族が「点滴くらいしてほしい」と話すのと同じく,最低限の治療だと考えているのです。亡くなる患者には何もできない,でもせめて「点滴くらいは」して差し上げないと,と考えているのです。また,点滴をしないことで「患者の死期を早めることに荷担してはならない」と考えているのです。

こういう現場をみると,やはり医師は自分の心をあざむくことができず,ヒポクラテスの問うた「自身の能力と判断に従って,患者に利すると思う治療法を選択し,害と知る治療法を決して選択しない」に忠実であると心から尊敬します。しかしエビデンスが,「患者に利すると思う治療法」を否定してきました。それでも,医師の信条は今でも変わりません。多くの医師が不勉強でこの講で紹介した論文の結果を知らないからではありません。点滴は大切な治療だと考えている医師に,英語の論文を片手に「最近はこういう風に考えるんですよ」と話したところで,「あ,そうなんですか。最近はそう考えているんですね。ならば明日から私もやり方を変えます」と行動を即座に変容させることはないでしょう。なぜならこうした,感情,信条が関わる問題に対し,エビデンスは無力だからです。なぜならエビデンスの解釈には二つの側面があるからです。

コップの水は「半分しかない」のか「半分残っている」のか

　その二つの側面とは，フレーミング効果とよばれるものです[5]。これは，例えば「この病気による生存率は，2/3 です」と説明するか，「この病気による死亡率は，1/3 です」と説明するかによって，患者自身の意思決定に影響を及ぼすというものです。他にも，「がん検診を受ければ，余命が延長されます」という説明と，「がん検診を受けなければ，余命が短縮されます」という説明を聞いたとき，行動に差が現れるというものです。これらは，コップ半分の水を見て，「半分なくなってしまった」と考えるか，「半分残っている」と考えるかという話にもよく似ています。いずれにしろ，ポジティブな説明をしたときには，やや患者はポジティブな選択をする傾向にあります。医療分野における医師の説明の仕方は以前から問題になっています。正しい情報，エビデンスに基づいた情報を，患者，家族に与えたとしても，そのメッセージにポジティブな面が強調されるのか，ネガティブな面が強調されるかによって，相手の行動に影響を及ぼすからです。こういうことは，誰でも経験的にわかっていることです。

　先ほど，感情，信条つまり「点滴教」が関わる問題に，エビデンスは無力であると述べた根拠は，このフレーミング効果の問題があるからなのです。医師が点滴に対してどのように考えるかによって結局は患者，家族の結論に影響を及ぼしてしまうのです。先ほどの研究では，「点滴で調子が良くなることはないが，悪くなることもない」という結果でした。本人，家族に「適切に点滴を行えば，調子が悪くなることはない」と説明するか，「適切に点滴を行っても，調子が良くなることはない」と説明するかは，医師の裁量なのです。エビデンスをどう利用するかは，その話し手によって大きく扱いが変わってしまうのです。

　さて，「点滴教」についての話をしてきました。エビデンスと臨床的な意義についてはこれまで述べてきた通り，治療としての効果はほとんどないようです。しかし，点滴はこれからも行われていくでしょうし，私自身も臨床的に必要な患者には投与するでしょう。その根拠は，「点滴はケアの一部」

と患者，家族，そして医療者が認識しているからです。「点滴くらいはしてほしい」と求める家族，「点滴くらいはしないと」と発想する医療者は，点滴を別の行為として捉えています。汚れた衣服，シーツ，血液や排泄物が付着した身体のままで患者が放置されることを，家族や医療者は嫌悪します。整った身なりで，清潔な環境を求めるのは当然です。そのためのケアです。そして，点滴はそのようなケアの一部と考えているのです。誰にも訪れる病気のために食べられなくなる時期に，点滴をしないで放置されるのは，いわば，十分なケアができていないという家族，医療者の自責感を強めるのです[2]。

「点滴教」の根源はもしかしたら，ケアとは何かという根源と同じなのかもしれません。そうであるなら，点滴を単なる医療行為と考えるのではなく，もっと多面的に考えていく必要があるのだと思います。

◆文献

1) Bruera E, Hui D, Dalal S, et al. Parenteral hydration in patients with advanced cancer: a multicenter, double-blind, placebo-controlled randomized trial. J Clin Oncol 2013; 31(1): 111-8.
2) Yamaguchi T, Morita T, Shinjo T, et al. Effect of parenteral hydration therapy based on the Japanese national clinical guideline on quality of life, discomfort, and symptom intensity in patients with advanced cancer. J Pain Symptom Manage 2012; 43(6): 1001-12.
3) Mercadante S, Ferrera P, Girelli D, Casuccio A. Patients' and relatives' perceptions about intravenous and subcutaneous hydration. J Pain Symptom Manage 2005; 30(4): 354-8.
4) Morita T, Shima Y, Adachi I; Japan Palliative Oncology Study Group. Attitudes of Japanese physicians toward terminal dehydration: a nationwide survey. J Clin Oncol 2002; 20(24): 4699-704.
5) Akl EA, Oxman AD, Herrin J, et al. Framing of health information messages. Cochrane Database Syst Rev 2011; (12): CD006777.

Column

リザーバー，PICC の功罪
—がん患者の血栓症には最大限の配慮を

　ところで，本文に紹介した点滴嫌いの患者ですが，話には続きがあります。点滴の話の後には驚くような話が続きました。「点滴を毎日続けているうちに，段々と針が入らなくなってきた。そうしたときに医者から，リザーバーを留置することを勧められたんだ。家に帰ってからも，これならすぐに点滴できるから困らないだろうって」。その方の左肘には，点滴のリザーバーが入っていました。抗がん剤の投与ではなく，食欲が低下したとき，状態が悪化したときの点滴のために，リザーバーが挿入されているのです。正直これはやり過ぎなのではないかと，患者の前では黙っていましたが，思いました。

　確かに中心静脈カテーテルを挿入されたまま退院することを考えれば，利便性も安全性も高いでしょう。しかし，中心静脈リザーバーのリスクを軽く考えすぎていると思います。中心静脈リザーバーではありませんが，ほぼ同様の処置である上腕からの PICC (peripherally inserted central catheters) に関する研究では，メタアナリシスの結果，肺塞栓のリスクは少ないものの，深部静脈塞栓のリスクは高いことがわかっています[1]。やはり，異物を身体に挿入するのはリスクの高いことなのです。

　一方，異物が入っていなくてもがん患者の塞栓症をもっと積極的に予防しようと考えている人達も多くいます。低分子ヘパリンの予防投与を推奨する人達もいます[2]。ここまで塞栓症を予防しようとするのはなぜでしょうか。それは主に肺塞栓による突然死のリスクを回避したいからです。予後の予測に反した突然死の原因として，がん患者では肺塞栓が多いです。急な別れは，残された遺族にも大きな衝撃を残します。患者本人の塞栓症による痛みや呼吸困難の苦痛と，突然の死別を回避するだけではなく，残される家族を考えればこそ，重要な治療です。この観点から考えたときに，PICC や，中心静脈リザーバーは患者にとってどんな益があるのでしょうか。疑問を感じずにはおれません。

　（注：現在，日本で使える低分子ヘパリンは，注射剤のみである。24 時間持続
　　投与か 12 時間毎に皮下注射する）

◆文献
1) Chopra V, Anand S, Hickner A, et al. Risk of venous thromboembolism associated with peripherally inserted central catheters: a systematic review and meta-analysis. Lancet 2013; 382(9889): 311-25.
2) Noble SI, Shelley MD, Coles B, et al; Association for Palliative Medicine for Great Britain and Ireland. Management of venous thromboembolism in patients with advanced cancer: a systematic review and meta-analysis. Lancet Oncol 2008; 9(6): 577-84.

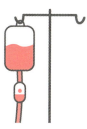

処方のコツ 8

食欲不振の治療

❖ こう考える（治療方針）

食欲不振はほとんどのがん患者で必ずみられる。たとえ治療で一時的に食欲が回復してもいずれ食べられなくなる。治療の目標は，食事の量を増やすことよりも，今の身体が受け入れられる食事の量，種類を考えていくことである。全く食べられない状態となったときには，本人よりも家族の不安に対処する。

吐き気，嘔吐が関連する食欲不振であれば，制吐薬を投与することで食欲不振が改善することがある。

化学療法の副作用で食欲不振があるときには，1週間を目安に，果物などでどうにか乗り切れるかを話し合う。1週間を超える食欲不振の持続は，化学療法の継続自体を検討する必要がある。

❖ まずこうする（処方例）

1. **リンデロン錠 0.5mg　4～8錠　1日2回　朝昼食後**
   4錠から開始し，効果がなければ増量する。
2. **ジプレキサ錠 5mg　1錠　1日1回　寝る前**
   吐き気，嘔吐の有無にかかわらず，食欲増進が得られることがある。
3. **リフレックス錠 15mg　1錠　1日1回　寝る前**
   ジプレキサと同じく，食欲増進が得られることがある。抗コリン作用が少ないため，状態の悪いがん患者でも使いやすい。

❖ 必ず伝える（患者，家族への説明）

・薬だけではなく，食事の回数，量，料理の方法を一緒に検討する。
・「もっと食べて元気になってほしい」と思う家族の気持ちを修正し，「今の患者がおいしく食べられる方法」を探す。

❖ もう一工夫（治療の変更）

・食欲不振が著しく，また薬の効果も得られないときは，輸液を500～1,000mL程度で行う。この際にも，患者，家族に対し，食べられなくなることは自然なことであり，不安を感じなくてよいと話す。
・家族の多くは，衰弱し食べられなくなったときの輸液をケアの一部と考えている。患者に十分な治療をしてほしい，状態の悪化を受け容れる時間がもう少し必要と

いった場合に，一時的に輸液を行うこともある。
・補助栄養食品（エンシュア・リキッドなど）や，市販のゼリー状の補助食品を活用する。

❖ やめどき（治療の中止・追加）

患者が食欲もなく，ほとんどベッドで動けない状態であれば，リンデロン，ジプレキサはせん妄，不穏を悪化させる原因となり得るため，投与を中止する。その場合，ジプレキサは中止，リンデロンは1〜2錠までいきなり減量してから数日で中止する。

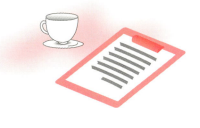

第9講 倦怠感

患者から
「体がだるい，元気になりたい，どうしたらよいか」と聞かれるとうまく答えられません。

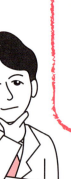

第9講の Point

- がんに伴う倦怠感は，誰にでも起こる必発の症状です。
- 短期的には，ステロイド薬とメチルフェニデートが有効です。
- 同時に，がん患者に特有の生活指導を行うことが重要です。

倦怠感は必発の症状

薬物療法の効果は期間限定

　がんに伴う倦怠感はとても頻度が高く，というよりも誰にでも起こる必発の症状といえます。食欲不振と倦怠感はあらゆる病気に伴う症状で，この二つの症状を緩和する，つまり軽減することはとても困難です[1]。がん患者の倦怠感に，ステロイド薬やメチルフェニデートが効果を示すことはよく知られています[2]。しかし倦怠感は，短期的にステロイド薬で軽減することができたとしても，病状が進めば，また必ず患者を困らせる大きな問題になります。薬物療法で倦怠感という問題を先送りにすることはできるのですが，いずれまた同じ問題に突き当たります。期間限定の症状緩和なのです。予後1～3カ月くらいの患者に適した治療だと思います。

　それでも，特に倦怠感に対する薬物療法は重要ですから，**表12**に対応をまとめます。NSAIDsもステロイド薬も，使用して3日以内に効果がない場合には，投与を再検討します。NSAIDsは他の種類に変えてみたり，ステロイド薬を併用してみたりします。すでにステロイド薬を使っているなら，増量します。増量に反応しない場合には，さらに増量してもほとんど効果はないと考えたほうがよいと思います。

副作用に十分な注意を

　ステロイド薬は血糖上昇やムーンフェースになることがよく知られています。女性の患者では，高齢であっても顔貌の変化にはとても心を痛めることがあります。あらかじめムーンフェースになることを話していたとしても，まさか自分には起こらないと考えていることも多く，とても落ちこむ方，怒る方，様々いらっしゃいました。さらに，一度ムーンフェースになると，ステロイド薬を中止したからといって改善するとは限らないのです。また，解決しやすい問題ではありますが，多毛により顔のうぶ毛やひげが濃くなることもあり，女性なら手入れが必要なときもあります。

　前立腺がんの患者は，ステロイド薬を3カ月以上と長期に使用すること

表12 倦怠感に対する薬物療法

薬品名（商品名）	投与量	コメント
プレドニゾロン（プレドニン）	5〜30mg	・様々な報告はあるが，どちらも効果には大差ない。 ・プレドニン 5mg＝リンデロン 0.5mgを目安に考える。 ・錠剤の大きさはリンデロンのほうが小さい。
ベタメタゾン（リンデロン）	0.5〜4mg	・悪性リンパ腫や前立腺がんの患者には，ステロイド薬（デカドロンが頻用）が抗腫瘍効果を発揮して予想以上の効果が得られることもある。 ・プレドニンのほうが精神症状が軽いといわれている。
NSAIDs	─	・腫瘍熱を伴う倦怠感には有効。 ・腫瘍熱が NSAIDs のみで軽減しないときには，ステロイド薬を開始する。 ・NSAIDs はナイキサンが腫瘍熱に効果があるとか，ロキソニンは胃腸障害が少ないとか，COX-2 阻害薬は効き目が弱いとかいわれるが，結局のところ大差は感じない。自分なりのルールでよいと思う。 例：セレコックス＜ロキソニン＜ボルタレン＜ナイキサンなど
メチルフェニデート（リタリン）	5〜20mg	・現在，リタリンががん患者には処方できない。 ・以前の使用経験では眠気が強い，せん妄のない患者には，ステロイド薬以上の倦怠感の緩和作用がみられることもあった。

もあり，中心性肥満のため，四肢は細く，お腹は太いといった特徴的な風貌になることも多々あります。ムーンフェイスで顔は丸く，身体もむっくりするので，エビスさんのようなどこかユーモラスな風貌ですが，当の本人にとっては大問題です。また，脂肪過多になることで体重が増え，倦怠感のある身体がさらに重く動きにくくなることもあります。寝たきりになると，介護，看病にとても大きな力が必要になることもあります。

ステロイドの効果が期間限定であることは，誰もが経験的に感じていることと思います。しかし，「最近，体がだるくてとても困っているんです。何とか良い方法はないでしょうか」と聞かれれば，ステロイド薬を投与し，次の診察で「先生，楽になりました」と返答する患者を期待してしまうことでしょう。医師にとってもステロイド薬で一時的にでも問題が解決するのであれば，本当にありがたいことです。しかし，そのやり方だけではいずれう

まくいかなくなるのです。それでは，倦怠感のある患者にどのように接すればよいのでしょうか。

「がん患者」に特有の生活指導を行う

　がんや緩和ケアに関わる医療者は，他の疾患と同じく薬物療法だけでなく生活指導の技量が必要です。例えば，高血圧や糖尿病の患者には，毎日の食事のこと，運動のこと，生活パターンのことを詳しく指導しますし，そのように医療者も教育を受けます。患者，家族に対する教育的な介入がとても重要な分野です。しかし，がんの分野では，この生活指導，教育的な介入が非常に未整備で，生活指導に関しても，疾患特異的ではなく「よく食べて，よく眠る」のような一般的な健康の維持とほとんど大差ないような話が横行しています。なぜがんの分野では適切な生活指導がなされていないのでしょうか。私は外来でがんの患者を指導するとき，生活の指導をとても大切にしています。たとえ薬物療法がうまくいっても，患者は「元気なときと同じ振る舞い」はできません。そこで，実際にどのような話をしているかを紹介します。

がんとエネルギーの関係

　まず，倦怠感はエネルギーの不足で起こることを話します。例えば，以下のような感じです。

- 元気だった頃のエネルギーに比べて，今は，例えば半分くらいのエネルギーで1日を過ごしていかなくてはなりません。なぜなら，病気（がん）との戦いで，身体は多くのエネルギーを必要とします。身体の力は思っているよりずっと，自由に使えなくなるのです。
- 身体は，以前の半分のエネルギーでも生きていけるように，できるだけエネルギーを温存しながら過ごすようにあなた（患者）を支配します。だから，こんなに動きにくいのです。
- 身体にとって，あなた（患者）が以前元気だったときのように飛び回って

しまうと，病気との戦いに不利になるのです。

眠ることは大切な仕事

そして，多くの患者は眠くなる，また家族もこんなに眠っていても大丈夫なのかとよく聞かれます。なぜ倦怠感があると眠くなるのか，患者にとって睡眠はどういう意味をもつのか話します。

- 人間は眠っている間が一番，エネルギーの消耗を抑えることができます。病気と戦うとき，食べたものを消化するときには，その大仕事に集中するために，あなた（患者）の活動を抑えてしまうのです。
- 眠っている間にしか人間の体力，エネルギーは回復しません。身体を鍛えたり，リハビリしたり，たくさん食事をするからといって，エネルギーが増えるわけではありません。病気をもつ人にとっては，眠ることが一番大切な仕事です。
- 眠っている間は，病気と戦って，新しいエネルギーを生み出す大事な時間です。あまり気にせず気持ちよさそうに眠っているのなら，大切な時間ですからよく眠らせてあげてください。

毎日の過ごし方

さらに，毎日の生活をどう過ごしていくとよいのかを具体的に指導します。

- これからは身体のだるさとうまく付き合っていかなくてはなりません。それでも，調子の良い日，だるさが軽い日と，調子の悪い日，だるさの重い日があると思います。調子の良い日は大抵，朝起きたときにわかります。そんな日は色々な活動をしてください。そして調子の悪い日は気持ちを切り替えてしっかりと休息してください。
- 体調が毎日変わるのは，病気（がん）の勢いが変わるからです（恐らく炎症の度合いが時間や日によって異なる）。ですから，毎日の心がけ，食べたもの，過ごし方だけで，だるさや体調が変わるのではありません。
- 毎日の体調は，毎日の天気のようなものです。前の日に人と話しすぎたから，外を出歩きすぎたから，次の日だるくなるわけではありません。気

《1学期》痛みの治療と症状緩和

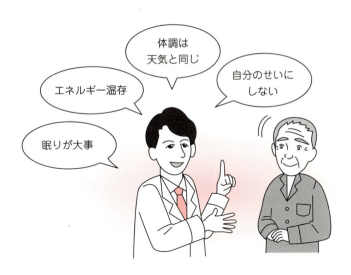

まぐれな病気（がん）の調子で，その日の様子が決まってしまうのです。自分の生活を，体調の良し悪しと結びつけないようにしてください。

臆せず患者を指導する

患者，家族に学びのきっかけを与える

　患者，家族にとっては，毎日体調が変化し，その調子に合わせて生活するのはとても苦労することだと思います。しかし，そういう毎日を工夫しながら生きていくことをきちんと医療者が指導しないと，患者，家族は病気に振り回され続けます。確かに病気の状態によって自分の一日の過ごし方が変わるのですから，振り回されているといえば振り回されているのですが，能動的に振り回されるか，受動的に振り回されるかによって人の心理は変わると私は思っています。さらに患者は，自分の不調な身体を通じて，自分の意思が身体を支配することはできないということを学んでいくのです。

　医療者，特に医師が「先生」といわれる由縁は，患者に学びのきっかけを与えるからだと私は考えています。なにも社会的に崇高な立場にあるからではないのです。さて，「先生」という役割をいま一度考えたときに，医師

はその役割を果たせているのでしょうか。もちろん，病気のない医師が，患者に生き方を指南するのはおかしいと言う方もいるかもしれません。「先生」とよばれることに，違和感を感じる医師も多いと聞きます。しかし，医師には，目の前の患者以外の多くの患者の様子，会話，彼らを通じての経験が残っているはずなのです。今まで出会った患者が，どう考えて生きてきたのか，何を学んできたのかを医師や看護師が記憶して，目の前の患者に指導することで初めて自分の経験を生かすことになるのだと考えています。

薬物のみに頼らない

　本来，自分の身体は自分が支配できるものではないのです。自分の身体は自分の所有物ではない，だからどんな身体になっても，その最大限の力を借りて生きていくほかないのです。医師，看護師も患者の学びを通じて，自分の身体観を見直すきっかけにもなるはずです。そして，特に家族に対しては元気だった患者の姿に執着せず，今の現実を受け止めていくきっかけになるような指導をしなくてはならないと考えています。薬物，特にステロイド薬はある程度問題を先送りにはできますが，こういった生活指導を合わせて行っていかないと，後になってからもっと困ることになります。薬物だけで対応していると，効果を示す薬物がなくなったときに，どう患者や家族と向き合ったらよいのかわからなくなるからです。したがって，倦怠感では特に非薬物療法は非常に重要です[3]。英語では energy conservation（エネルギー保存）とか, energy restoration（エネルギー回復）といわれる手法です。

　このうち，エネルギー回復に最も有用なのが，ぐっすり眠ることです。ですから，倦怠感のある患者に対して何か薬物，治療的な介入を考えるときには，まず睡眠を確認します。睡眠を妨げるような，痛み，咳，頻尿がないか，そして，夜に何回起きているかを確認します。倦怠感を軽減するために，睡眠導入剤を処方するのです。「昼も夜も寝ていいのですか」と聞かれれば，「いいです」と答えています。「夜ぐっすり寝るために，昼は起こしたほうがいいですか」と聞かれると，「昼寝は1時間くらいにしましょう」と答えています。昼間の活動量を上げることで，夜間の睡眠をとるという指導は，エネ

ルギー不足のがん患者には不向きだと思っています。

　倦怠感は，エネルギーの不足で起こります。それはがんに限らずすべての病気の特性上避けられないことです。失うエネルギーを憂い嘆くよりも，残ったエネルギーをどう大切にするかという話をしていくことは，とても大事な介入です。前の講で述べた，半分しか残っていないコップの水をどう捉えるかという話と同じです。半分失ったと考えるか，半分残っていると考えるかの違いです。さらには，身体の力を失って初めてわかる，身体のかけがえのない大切さを自らの身体を通じて学ぶ患者を支援することが，実は緩和ケアの奥義だと私は考えています。

◆文献

1) Yennurajalingam S, Bruera E. Palliative management of fatigue at the close of life: "it feels like my body is just worn out". JAMA 2007; 297(3): 295-304.
2) Yennurajalingam S, Frisbee-Hume S, Palmer JL, et al. Reduction of cancer-related fatigue with dexamethasone: a double-blind, randomized, placebo-controlled trial in patients with advanced cancer. J Clin Oncol 2013; 31(25): 3076-82.
3) Radbruch L, Strasser F, Elsner F, et al; Research Steering Committee of the European Association for Palliative Care (EAPC). Fatigue in palliative care patients- an EAPC approach. Palliat Med 2008; 22(1): 13-32.

Column

ステロイド薬はいつまで使う？

　倦怠感に使用するステロイド薬，そして日本では使えなくなりましたが，メチルフェニデートは要するにドーピングです。本来発揮できる力以上に，力が出るように薬であおっているのです。しかし，元々身体にない力は，決して薬で生み出すことはできません。温存して，倉庫にしまってある力を一時的に借りているような，そんなイメージの薬です。ですから，ステロイド薬を投与中は特に不眠には注意しなくてはなりません。元々ステロイド薬には不眠の副作用があります。また，患者を興奮させてしまうこともあります。ステロイド薬でうつになる副作用も知られていますが，ときに躁状態となり明るくなるような患者もいます。躁状態は得てして，医療者にも家族にも好印象ですが，私はいつも不自然さを感じていました。

　そのような不自然さは，病状が悪化してから活動性の高いせん妄となって返ってくることがあります。倦怠感，食欲不振にステロイド薬を投与することは多いと思います。しかし一夜でも興奮，不穏が起こったら，ステロイド薬は引き上げ時です。予後が1週間以内だと思えば，一度に中止することもあります。予後がそれ以上に見込めるなら，漸減するほうがよいでしょう。最少用量まで減量し，患者の様子を見守っていることもあります。

　ドーピングにより一時的な力の回復が得られても，ある時期を過ぎれば精神状態の変調につながります。経験的には，目つきがおかしい，目が光っている感じがしたときには特にステロイド薬のやめどきと注意しています。そして，減量，中止のタイミングを誤れば，患者は不穏，興奮を起こし，家族や医療者に大きな心的負担をかけます。ときには鎮静を必要とするかもしれません。

　ステロイド薬には，寝たきりになった人を立ち上がらせる力はありません。やや生活が困難になった人，例えるなら20歩しか歩けない人を，50歩歩けるようにするような薬です。寝たきりで「だるい，つらい」という患者にステロイド薬を投与すれば，鎮静が必要なほど，さらに苦しい症状を与えることもあります。このようなマッチポンプの治療だけは必ず避けなくてはなりません。

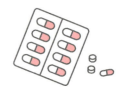

処方のコツ 9

倦怠感の治療

✤ こう考える（治療方針）

食欲不振と同じく，倦怠感はがん患者に必ず現れる症状である。一時的に緩和できても，身体の力が失われていくことを避けることはできない。がんの炎症による微熱，発熱が倦怠感を悪化させているときには，薬物療法の効果が得やすい。不眠の解消も倦怠感の治療には必要である。

✤ まずこうする（処方例）

1. リンデロン錠 0.5mg　4～8錠　1日2回　朝昼食後

✤ 必ず伝える（患者，家族への説明）

・身体のエネルギーをできるだけ大切に節約しながら使う生活を指導する。
・1時間未満の昼寝で1日のエネルギーを温存することを指導する。

✤ もう一工夫（治療の変更）

食欲不振の治療と同様，患者がほとんどベッドで動けない状態であれば，リンデロンはせん妄，不穏を悪化させる原因となり得るため，投与を中止する。状態が悪化してからのステロイド薬の投与や持続は，鎮静の開始のリスクが高まる原因となる。

✤ やめどき（治療の中止・追加）

ほぼ1日をベッドで過ごす患者に，ステロイド薬を投与してはならない。ステロイド薬を投与中であれば必ず中止する。ベッドに伏した患者を再び立ち上がらせる効果は，ステロイド薬にはない。

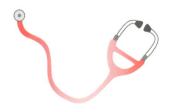

第10講 不眠

患者に睡眠の悩みを相談されても「薬を飲んでみて」という以外，気の利いた助言ができません。

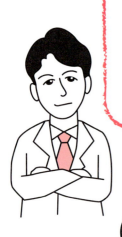

第10講の Point

- 睡眠の大切さ，睡眠の効能を医師も患者も深く考える必要があります。
- 指導の場において，医師は患者の睡眠を支配しようとしてはいけません。
- 患者の体験を話し合い，患者の変化を見守ってください。

睡眠の効能

眠ることは大事な仕事

　どのマニュアルや教科書を見ても，睡眠障害，不眠に関する対応は大きく変わらず，がんや緩和ケアに特化したものではないことに気がつくと思います。不眠を，入眠障害（寝つけない）と中途覚醒（何度か目が覚める）とに分けて，睡眠薬の作用時間と効き目の深さで対応するといった内容です。そして薬理的な特徴，例えばベンゾジアゼピン系薬剤であるとか，そのような解説が書いてあることでしょう。

　また，どのような専門分野の医師であっても，不眠の対処は日常的で，特に病院の勤務医であれば，入院患者が眠れないときにどのような薬を使うか何らかの指示を出していると思います。どの医師もある程度パターン化された処方があり，「不眠時 ○○ 1錠」「さらに不眠があれば ×× 1錠」といった自分なりのやり方があることと思います。

　しかし，不眠の対処については，このパターン化されたやり方が問題でもあると感じています。つまり，患者が眠れないと不眠を訴えれば，医師は「ああ，それなら ○○ を1錠服用して」と非常に短時間に対応し，それ以上考えを深めることがありません。その結果，患者は大切なことを学ぶ機会を失うことになります。大切なことというのは，「睡眠が大切なことだ」という至極簡単で当たり前の話です。睡眠が及ぼす人間への影響というより，睡眠の効能を深く考える機会は大切なことだと，私は考えています。日常私は患者に，「病人は眠ることが大事な仕事です」と話すようにしています。そして，悩む患者には，「悩むのは1日の半分にしましょう。夜は眠ってその悩みから避難してください」と話すようにしています。

　睡眠の効能について，不眠の治療をしている医師は深く考える機会をもつべきだと感じています。感冒薬から医療用麻薬までありとあらゆる薬物は，特に対症療法では，睡眠のもつ神秘的な治癒力を引き出すことが目的で使われているのではないかと私は考えています。よく，「風邪はウイルス感染なので，感冒薬は意味がない」と話す医師がいますが，本当にそうでしょうか。

身体からウイルスを排除する原因治療が医療の目的だと信じていると，医療の幅は狭くなり診察できる患者は少なくなります。なぜなら，病気の多くは実は原因治療できないからです。感冒薬は，患者の症状を抑えることで，少しでも睡眠が深くなるように，結果として患者の治癒力を高めるために処方されるのです。そして，医療用麻薬は患者の痛みを最小限にし，睡眠を回復させ，QOLを向上させていくのです。人間のもつ力を最大限引き出すことも医療の目的なのです。いいかえれば，睡眠とは養生の本質です。

睡眠障害の非薬物療法

非薬物療法の実践には訓練が必要

さて，がん患者に対する睡眠障害にはどう対処したらよいのでしょうか。薬物療法については，睡眠障害の一般的な内容と同じで，特にがん患者にはこの薬物というのはありません。もしもあったとしても，医師の好みのようなものです。「〇〇は効く，××は夜中におかしくなる」などなど，自分の経験の蓄積から様々なノウハウを蓄積していることでしょう。

それでは，非薬物療法にはどのようなものがあるのでしょうか。系統的レビューによると，認知行動療法，mind-body interventions（心身医学療法）があります[1]。この，mind-body interventions というのは，瞑想，催眠，舞踏，音楽，芸術療法，祈り，バイオフィードバックなどを含む補完代替療法の一つです。睡眠障害に対する試みとしては，リラクセーション，呼吸法，瞑想，ヨガが含まれた研究があります。また，マインドフルネスも認知療法と mind-body interventions の一つとして，日本でも熱心な取り組みがみられます。最近は一流のジャーナルでもこのような非薬物療法，補完代替療法の論文が介入試験としてきちんと計画，デザインされていれば，掲載されるようになってきました。時々びっくりするような内容の論文もみかけます。

しかしながら，認知行動療法も mind-body interventions も，指導者がきちんと系統的に訓練を受けないと提供できないという問題があります。目の前の患者に認知行動療法が必要だと感じたとしても，自分で本を読み，す

ぐに明日からの臨床で実行できることではないのです．さらに，誰に頼んだらがん患者に適切な不眠の非薬物療法が施されるか，私は見当がつきません．現に私も睡眠障害の非薬物療法にはとても関心がありますので，様々な本を読んでみましたが，同じことを自分の診療ですぐには実践できないと痛感しています．本当はできるようになりたい，でも学ぶ機会と時間がない．それでも何かしらのエッセンスだけでも取り入れることはできないかと色々と工夫しています．

睡眠に関する指導のコツ

このような非薬物療法のうち，特に認知行動療法では必ず睡眠障害の評価をきちんと行って，睡眠パターンと睡眠を妨げる原因について患者と討論します．そして治療者の介入は，睡眠の効能を考える機会をもち，睡眠に関する指導をしていきます．そのような睡眠に関する指導のコツを表13にまとめました[2]．

表13 睡眠障害に対する簡単な非薬物療法

評価，助言と指導	内 容
睡眠障害の評価	・睡眠時間，入眠，中途覚醒（夜のトイレの回数），日中の活動と睡眠の関係，1日の生活様式を評価する ・睡眠日記をつける
睡眠の効能	・身体と精神の調子を整える ・病状を改善させる力がある ・体力を回復させる ・心のつらさを軽減する ・眠れないと身体のだるさは強くなる ・眠れないと頻尿が悪化する ・睡眠とQOLは密接な関係がある
睡眠のコツ	・1時間を超える長時間の昼寝をしない ・ベッドでは睡眠のみ．読書やテレビ，パソコン，携帯電話，スマートフォンを持ち込まない ・眠れなくてもベッドでじっとしておく ・眠ろうと思うとかえって眠れなくなるので，「眠らないぞ」と試みる ・頭で連想されるおかしな考えを止めようとせず，「どんどん考えるぞ」と試みる

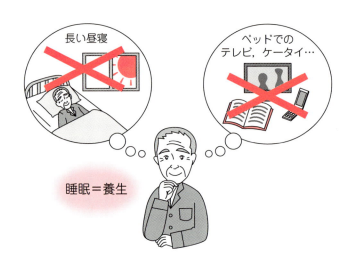

　こういう，助言と指導のコツは，医師の一言で患者に魔法をかけようと思わないことです。例えば，「眠れないなら，いっそ『眠らないぞ』とわざと自分に言い聞かせてみると，かえって眠れるかもしれません」という指導をした場合，その一言で明日から患者の生活が変わると思わないことです。患者は，医師，治療者に悩みを打ち明け，助けを求めています。しかし，強い力で患者を引き上げようとすれば，患者は自分の力で生きられなくなります。自分の言葉で相手の生活を変えようと思えば，患者を支配していくことになるのです。患者の睡眠を支配し，さらには，心と生活を支配するようになります。そのような管理的な心構えは，かえって患者の力を弱めます。患者は，医師の言葉がなければ自分の問題に対処できなくなっていき，自分の身体と病気，さらには自分の人生を引き受けられなくなっていきます。大げさに思うかも知れませんが，医師，治療者はいつも患者の力を奪う可能性があることに敏感でなくてはなりません。「私の言う通りやっていれば，うまくいく」という強い力をもつ医師や治療者は頼もしいのですが，結果として，患者の力は奪われていきます。

　ですから，患者に助言，指導をしたら，次の診察では「ちゃんと医師の指導を守れたか」を確認するのではなく，「医師の指導を実行することで，患者がどういう体験をしたのか」を話し合う必要があります。簡単な助言，

指導も繰り返し確認しながら，患者がどういう体験をしているのかを話し合い続けることで，医師の一言が患者をどう変えていくかわかるはずです。ときには，思いも寄らなかった方向へ行くこともあり医師のほうが驚かされます。

がん患者にとって，睡眠障害，不眠は生活の質を下げ，倦怠感を悪化させ，心の悩みを強くする原因となります。きちんと睡眠がとれれば，衰弱していく患者であっても，体力の消耗を最小限にでき，心穏やかに過ごしていけるのではないかと信じています。あらゆる症状と苦痛をがん患者（に限らずどんな患者であっても）は体験しますが，睡眠のもつ神秘的な力を最大限活かすことで，自分自身の力で生きる力を得てほしいと考えています。それが養生を基にした睡眠障害と不眠に対する私の信念です。短絡的な薬物療法，神がかり的な非薬物療法ではなく，もっと医療の原点に立ち返った対応ができないかと思っています。

◆文献
1) Dickerson SS, Connors LM, Fayad A, Dean GE. Sleep-wake disturbances in cancer patients: narrative review of literature focusing on improving quality of life outcomes. Nat Sci Sleep 2014; 6: 85-100
2) 岡島　義．不眠の認知行動療法実践マニュアル．不眠の科学（井上雄一，岡島　義 編），朝倉書店，2012
http://www.asakura.co.jp/G_27_2.php?id=113（2014 年 9 月 20 日アクセス）

Column

なぜ眠れなくなるのか

　ホスピスで多くの患者を診察していると，不思議な臨床的な実感がありました。朝，日が昇るとすやすやと眠り，昼間の眠りは平和で穏やか。しかし，夜になると眠れない日が続いてしまう，そんな患者の多さです。ただ単純に「昼間眠るから，夜眠れなくなる」と，一般的な不眠に対する考えをあてはめて，日中は患者を車椅子に乗せできるだけ活動的に過ごして眠らせないようにし，夜の不眠に対処するように家族と看護師，医師が協力し合って対応したこともありました。しかし，ほとんど無意味でした。車椅子に乗った患者はさらに気持ちよくうとうとしていました。認知症や高齢者に対する，日中の活動度を上げることで夜間の良眠を誘導する方法は，がん患者に関してはほとんど無効だと実感しています。「昼間すやすや寝て，夜何度も起きる」生活に，周囲が合わせるほかありません。

　眠れないことに理由はあるのでしょうか。眠れなくなるような悩みと不安が頭をぐるぐると回って眠れないときもあるのですが，多くの患者は「なぜ眠れないのか自分でもわからない」のです。日中は平和に眠れる方も多いので，ずっと眠れないわけではありません。多くの方は睡眠，覚醒のリズムが悪くなるのです。私の観察による推測では，睡眠，覚醒のリズムを調節する機能が不調なのです。メラトニンや松果体の研究が進んでいますが，なかなか臨床にその成果を導入することは難しいようです。ラメルテオン（ロゼレム）のように，メラトニン受容体を刺激する薬剤もありますが，実際に使ってみてもよい感触は得られていません。

　さて，なぜがん患者，特に病状が進行した患者は眠れなくなるのでしょうか。結局その答えはわからないままです。しかし，がんというのは，睡眠と覚醒のバランスを崩壊させることで，人間の身体と心を非常に効果的に破壊する恐ろしい病気だということは実感しています。

処方のコツ⑩ 不眠の治療

❖ こう考える（治療方針）

不眠は，患者自身がつらいと訴えていなくても，うつ状態や倦怠感を悪化させる原因となる。色々なことに悩む患者は多い。それでも，せめて夜は悩まずに過ごせるようにと助言し，治療の目標とする。

夜間の頻尿が高頻度で合併する。不眠の治療で頻尿が改善することもあり，反対に頻尿の治療で不眠が改善することもある。

❖ まずこうする（処方例）

1 寝付きが悪い（入眠障害）

> デパス錠 0.5mg　　1錠　寝る前　　または
> マイスリー錠 10mg　1錠　寝る前

2 夜中に何度も目が覚める（熟眠障害）

> レンドルミン錠 0.25mg　1錠　寝る前

効果がないなら，

> サイレース錠 1mg　　　　1錠　寝る前

入眠障害，熟眠障害の両者があるなら1，2を併用する。

3 ベンゾジアゼピン系薬剤に効果がないとき

> リリカカプセル 75mg　1カプセル　寝る前　　または
> リフレックス錠 15mg　1錠　寝る前

上記のどちらかを投与してみる。

❖ 必ず伝える（患者，家族への説明）

・夜眠ることが，体調の維持になること，心の状態を整えることを説明する。
・定期的に内服する薬と，追加で投与する薬を明確にしておく。

❖ もう一工夫（治療の変更）

夜間の不眠というよりも，せん妄の症状の一部であるときには，せん妄の治療を行う。その際には，向精神薬の投与を中心に行う。

❖ やめどき（治療の中止・追加）

睡眠薬の投与で夜間や朝方にふらつくことがあれば，中止したほうがよい。

第11講 せん妄

患者がせん妄になったとき，家族から「使った薬のせいでこうなったのでしょうか」と言われた場合，どう対応したらよいのでしょうか。

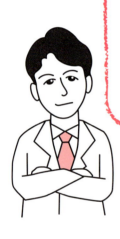

第11講の Point

- ほとんどのがん患者には，自然な過程としてせん妄が出現します。
- 家族は，変わってしまった患者を見て，大きなショックを覚えます。
- 家族より先に「早期発見」でせん妄をみつけ，「早期説明」を心がけてください。

せん妄は家族の心にショックを与える

大切な家族が変わり果ててしまう

　私が診療したがんの患者では，必ずといってよいほどせん妄の状態になる時期がありました。患者にせん妄が起こると，家族は心にショックを覚えます。話すことがわかりにくくなったり，声が小さくなったり，記憶違いがあったりといった患者の状態を家族はつらいことと感じます。元々，認知症があり話がまとまらない患者であっても，さらにおかしな言動を目撃すると，家族はつらいと感じることもあります。

　物を投げる，ここから出してくれ助けてくれと言う，じっとできずに絶えず動こうとするなど，どちらかというと興奮した状態が続くせん妄は，家族だけでなく，医療者の心にも大きな負担を与えます。どれだけ優しく接しても，どれだけ患者の望むように対応しても，患者は満足しないからです。

　体を起こしてと患者に言われ，その体を支えながら起こしたと思うと，次には寝かせてくれと言われる。寝かせると次には起こしてくれと何度も何度も繰り返す。看病にあたる家族も看護師も，身体的にも疲労が募り，またどうしたらよいのかわからず，大きな心の負担となります。せめて少しだけでも静かな夜になってほしいと，「もうお願いだから静かに眠って……」という家族の悲痛な声を何度も聞いてきました。このようなせん妄のタイプを過活動型せん妄とよびます（図4）。

　また，反対に眠ったような状態が続き，会話ができない状態の患者にも，家族は心の負担を感じることがわかっています[1]。大事な治療上の決め事も本人が会話できない状態であるため，家族が決めなくてはなりません。決断の一つひとつは患者の命に直結し，家族は患者の命を背負うこととなります。大きな決断をあやまたず確実に，しかも限られた時間の中で行わなくてはなりません。この決断の負担は，家族の心には患者の死後も大きく心に残るものです。このようなせん妄のタイプを低活動型せん妄とよびます（図5）。

　実際には，過活動型せん妄と低活動型せん妄の混じった混合型せん妄が最も多いのです[2]。ときに興奮し，ときに鎮静しているその状態が日によって時

図4 過活動型せん妄

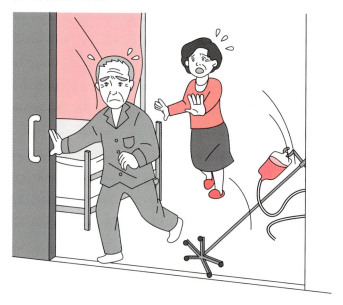

図5 低活動型せん妄

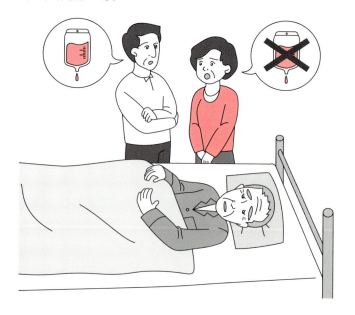

間によって変わるようなせん妄です。

　いずれにしろ，どのタイプのせん妄であっても家族の心の負担は大きいのです。自分の大切な家族が変わり果ててしまう，話していることがわからなくなる，話せなくなることのつらさは，とても大きいものなのです。

薬のせいでこうなったのでしょうか

　かつて私はホスピスで働き始める前，うまく医療用麻薬を使えず，患者の痛みを十分に抑えることができないことに無力感を感じていました。ホスピスがまだ少なかった頃の報告の多くは，いかに痛みを抑えて，限りある生をまっとうするかという話が多かったように思います。自分もホスピスで働き始めて，あれほど処方に躊躇していたモルヒネを大勢の患者に処方するのを実際に体験して，ああこれで多くのがん患者の苦痛が抑えられると安堵しました。

　しかし，その安堵はしばらくしてすぐに消え去っていきました。丁度この質問と同じ質問をホスピスで働き始めてすぐに受けたのです。よく眠るようになった患者を見た家族から，「使った薬のせいでこうなったのでしょうか」と責めるような口調で言われたのです。モルヒネを投与中の患者でした。「確かにここへ来てお陰様で痛みはとれた。それでも，ただ眠らされているだけではないか。これでは意味がない」と言われたのです。当時はまだせん妄に関してはあまり多くの知見はなく，セレネースなどの向精神薬を使い，落ち着くように対応するという程度でした。どのくらいの患者にせん妄が起こるのか，せん妄とはどういう状況なのかというイメージがまだない時代でした。2000年頃のせん妄に対する考え方は，「せん妄は薬が原因で起こる。できる限り薬の影響を軽減し，向精神薬を使用してせん妄を治す」ことが臨床の実践の中心でした。

薬の指示を出し始める家族

　この患者にも，毎日の状況，前夜の睡眠状況から考えたモルヒネを含む薬の調節，睡眠薬の時間，量，種類の調節で，連日のように対応しました。

しかし，一向に成果は現れませんでした。眠ったままで，話している内容にはまとまりがなく，何を話しているのか声が小さくてわからないときがほとんどでした。とうとう家族は，毎日「今日はこうする，この薬は減らす，この薬は変える」という指示を医療者に出すようになっていきました。

当然のことですが，薬の調節で患者が良くなることはありませんでした。やはりほぼ同じような状態が続き，そして亡くなりました。今でもこのときのことはよく思い出します。当時，何が欠けていたのかを振り返ってよく考えるのです。何が今の考えとは異なり，何が欠けていたかを考察するのが，問題の本質を明らかにする一番の近道です。

ほとんどのがん患者にはせん妄が出現する

せん妄は意識の夕暮れ時

まず，ほとんどのがん患者は，亡くなるときの自然な過程としてせん妄が出現します。生きていることを陽の光に例えるとよくわかります。真昼の強い光は，頭脳も明晰な状態でしっかりとした活動ができる状態です。自分の考えをきちんと話すことができ，対話の内容もまとまっています。一方で夜の暗闇は，亡くなってすでに意識がなく会話もできない状態のことです。しかし，真昼から急に夜になるわけではありません。夕方の光のグラデーションの中で，時間と共に陽の光も移り変わっていきます。徐々に薄暗くなり，手元が見えなくなっていきます。その状態がせん妄です。陽の光と異なり，一度暗くなってからまた明るくなることもあります。つまり，意識の日差，日内変動です。多くの人達が亡くなる過程の中でこの夕暮れ時を通過する必要があるのです。急変し突然に亡くなる患者以外は，このような時期があるのです。このせん妄には薬がすべて関与しているとは限りません。

亡くなりゆく患者の意識の状態の変化を，このように家族に説明することが，以前の私にはできませんでした。

治らないせん妄とは

　亡くなる前のせん妄は，原因となる薬を調整すれば治るせん妄ではなく「治らないせん妄」です。全身状態が悪化していく中で，特に薬も変わらず，むしろ服用できなくなり徐々に減っていく段階では，薬だけがせん妄を起こす原因ではありません。また，向精神薬を使って患者を穏やかにすることはできるかもしれませんが，再び混乱した意識を明るくする，つまりしっかりとした意識の状態に戻すことはできません。もちろん，薬，電解質異常，脳転移といった原因でもせん妄は発生します[3]。しかし，終末期の患者では，原因は多岐にわたり一つに定めることはまずできません。そして，終末期のせん妄や意識の状態を向精神薬だけで改善することはできないということを忘れてはなりません[4]。

　亡くなる前の治らないせん妄をみて，その原因はがんにより身体が衰弱したことで，薬や何か特定の原因で起こっているのではないと説明することが，以前の私にはできませんでした。

家族との向き合い方

家族より早くせん妄を発見する

　次に，せん妄となった患者を抱える家族との向き合い方を考えてみたいと思います。看病する家族は，せん妄という言葉，概念すら知りません。患者も家族も，「自分（患者）は変わっていない」と思っていることがほとんどです。患者は変わっていないのに，おかしな状態になるということは外部のもの，つまり「使った薬の副作用でこうなったのだ」と考えてしまうのです。さらに，そのような薬を処方し，服用の手伝いをしている医師や看護師に対し，毒のようなものを与えられているのではないかという疑念をもつようにさえなるのです。私が以前に出会った患者の家族の場合もそうでした。患者の意識は薬でコントロールできるはず，病院にいるからおかしな状態になると信じていました。

　家族との向き合い方で一番大切なことは，まず家族よりも早く患者のせ

ん妄を発見することです。大抵は，不眠になること，話の内容にわずかでもまとまりがなくなることで発見できると思います。「ああ，病気になり入院していれば，こんなこともあるかもしれない」と考えず，せん妄の発症を見逃さずに早期発見に努めるのです。せん妄患者の半数は，適切な対応で軽快するといわれています。特に，高カルシウム血症，薬によるせん妄は，治療により軽快する可能性があります。治せるかもしれないせん妄は早期発見し，早期治療を心がけてください。

早期説明で対応方法を伝える

　家族から「患者がおかしい」と指摘を受けてからせん妄の説明をしても，家族の気持ちは収まりません。せん妄の発症を発見したら，がん患者のほとんどがせん妄になること，せん妄の原因の多くは病状の悪化によるもので，治らないことが多いことをまず説明します。そして，病状を加味しながら，せん妄は薬だけが原因で起こるものではないことを説明するのです。このように，早期発見の次に必要なのは，「早期説明」です。そうすることで，医療者と家族は対立せずお互いが協力し合い，患者にとってどうしていくのがよいかを一緒に考えていくことができます。そして，さらに良いケアを提供するために，せん妄は本人の性格とは全く無関係であること，家族がどうやって本人と対話するかを具体的に助言すること，認知症とは違い家族のことはきちんとわかることを伝えます。せん妄とは何かを説明すると共に，患者への対応の仕方をきちんと指導するのです。

　家族は，せん妄になった患者を見て自責感が強くなることがあります。「がんだと伝えてしまったから，おかしくなったのだ」「痛みを治療してもらったから，おかしくなったのだ」「病院に入院させたから，おかしくなったのだ」「私がもっとがんばって家で看てあげることができたら，こんなことにはならなかった」「私の対応が悪かったから，おかしくなったのだ」と，せん妄という理解しがたい状況を，自分なりのストーリーで理解しようとします。しかし，そのストーリーはいつもどこか自罰的です。その自責感と自罰の投影として，医療者に「使った薬のせいでこうなったのでしょうか」とい

う問いと責めを発することで,自分の気持ちを少しでも鎮めようとしているのかもしれません。

　せん妄はがん患者であれば,いずれかの段階で必ず起きる問題です。がんの痛みは確かに随分とれるようになりました。しかし,せん妄は治るものばかりではありません。たとえ一時的に治ったとしても,時間が経てば治らないせん妄となり,大きな問題となって戻ってきます。治らないせん妄に対する,家族への説明,そして高度なケアは,がん患者の診療には必須だと私は考えています。

　もし,せん妄に対するあらゆる対応が不十分であれば,私が以前経験したように医療者と家族が対立することもあります。また,患者がせん妄になったという,そのつらさに黙って耐えている家族もあります。それらの体験は家族にとって大きな心の傷となり,患者が亡くなったあともその傷はずっと残ります。「使った薬のせいでこうなったのでしょうか」と言われる前に,注意深く患者を診察し,早くから家族に説明を始めてください。

◆文献

1) Morita T, Hirai K, Sakaguchi Y, et al. Family-perceived distress from delirium-related symptoms of terminally ill cancer patients. Psychosomatics 2004; 45(2): 107-13.
2) Bruera E, Bush SH, Willey J, et al. Impact of delirium and recall on the level of distress in patients with advanced cancer and their family caregivers. Cancer 2009; 115(9): 2004-12.
3) LeGrand SB. Delirium in palliative medicine: a review. J Pain Symptom Manage 2012; 44(4): 583-94.
4) Candy B, Jackson KC, Jones L, et al. Drug therapy for delirium in terminally ill adult patients. Cochrane Database Syst Rev 2012; 11: CD004770.

Column

せん妄は患者の心の安全装置なのか

　せん妄の患者はどこか呑気です。せん妄になる頃から患者の時間は止まります。それまで考えていた病気の悩みや葛藤も深まらず，注意力が低下するためか，深く悩まなくなります。それどころか，病状が悪化したのを忘れてしまうことや，がんであったことすら忘れてしまう患者もいました。

　せん妄は，家族にとっては本人とのコミュニケーションが損なわれる大きな問題であることは間違いありません。しかし，患者にとってはどうでしょうか。確かにもうろうとした意識の中で，うまく自分の考えていることを伝えられないつらさを体験しているかもしれません。しかし，それまで不安に怯え，死の恐怖に涙を流していた患者が，せん妄になることで表情が穏やかになることもありました。

　実際に過去の遺族へのインタビューでも，せん妄を「楽しそうだ」，「全く苦しそうではない」，「痛みで苦しむよりもずっといい」とポジティブに捉える家族もいました[1]。

　せん妄というのは，患者にとっては「今」という時間だけになることだと漠然と思っています。過去の葛藤も，将来の不安もないとき，人は穏やかになるのかもしれません。それは決して苦しみから解放されるということではありません。患者は「今の苦労」だけを背負えばよくなるので，その分「苦労」という荷物が軽くなるのかもしれないなどと空想しています。

　過去と現在と未来，すべての苦労を人は背負うことはできない。そんなとき，人の心には安全装置があらかじめ用意されていて，せん妄になることで少しは救済されるのかもしれないと，私は多くの患者との思い出から考えています。

◆文献

1) Namba M, Morita T, Imura C, et al. Terminal delirium: families' experience. Palliat Med 2007; 21(7): 587-94.

処方のコツ 11

せん妄の治療

✜ こう考える（治療方針）

せん妄は，原因が薬（ほとんどがオピオイド）や，高カルシウム血症であれば回復しやすい。経験的に，自分で食事ができ，立ち姿，座り姿も比較的しっかりしているのに，急に思考のまとまりがなくなったせん妄は回復することがある。

一方で，多臓器不全の患者や，ほぼ寝たきりで食事もできない患者のせん妄は，まず回復しない。せん妄が回復しない患者では，治療により「元のしっかりとした状態に戻す」という目標ではなく，「穏やかに過ごせる」ことや「話のつじつまが合わなくても，家族と情が交わせる」状態を目標とする。

✜ まずこうする（処方例）

1 モルヒネ，オキシコンチン投与中なら，

> フェンタニル貼付剤に変更

2 夜間の不眠には，

① リスパダール錠 1mg　1錠　寝る前
② レボトミン錠 5mg　1錠　寝る前
③ ベゲタミン-B 配合錠　1錠　寝る前

①〜③を順に試す。せん妄の患者はベンゾジアゼピン系薬剤の投与で不穏が悪化する可能性があるため，初回投与には向かない。
ジプレキサ，セロクエルは抗コリン作用もあるため，夜間の睡眠確保の目的には投与しない。

3 ドルミカム注射液 10mg　3Ap ＋ 生理食塩水 3mL　0.1〜0.2mL/時から開始　持続皮下注射（1日投与量として 12〜24mg から開始）

24時間使用するだけではなく，夜間のみ使用する方法もある。少量の投与ではかえって不穏が強くなることもある。しかし，投与量が多いと呼吸状態が悪化しやすい。持続皮下注射は，投与量を微調節できるため安全性が高い。

4 ワコビタール坐剤 50〜100mg　1ヶ　寝る前

せん妄の不穏，不眠に坐薬はやや不向きである。ベンゾジアゼピン系薬剤の坐薬は効果が一定せず，また鎮静効果が予測できないため，ときに危険である。使用するならば，バルビツール系薬剤のワコビタール坐剤を使用するとよい。

❖ 必ず伝える（患者，家族への説明）

・せん妄は夜間の不眠が初発症状となる。患者の予後を考えながら，「せん妄は亡くなりゆく患者に起こりうること」と早めに家族に説明する。早めの説明がないと，家族は医療者に対して不信感を抱きやすい。
・せん妄となった患者との付き合い方，話し方を家族に指導する。

❖ もう一工夫（治療の変更）

患者との会話と穏やかさのバランスをみながら，どのくらい起きている時間を作るかを検討する。例えば，午後だけ起きるような状態になるように，薬物で鎮静するといったやり方である。興奮，不穏が目立つせん妄であれば，24時間の持続鎮静の開始を考慮する。

❖ やめどき（治療の中止・追加）

強い興奮や不穏がなく，全身状態の悪化で意識状態が低下すれば，薬剤の投与は中止してもよい。

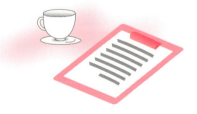

処方のコツ⑫ うつの治療

❖ こう考える（治療方針）

● **最初の対応**

がん患者にうつ病が合併したと疑われるときは，最初は抗うつ薬は投与せず，話をよく聞きながら，不眠の治療をまず行う。その上で，身体状態に比してあまりにも活動が落ちたとき，自殺を考えていることがはっきりわかったときには，精神科医の診察を勧めてみる。

● **患者の反応**

経験的に，がん患者がうつ病を発症したときには，やや無口になり，会話をしていてもこちらの言葉が心に届いていないような印象となる。また，がんの再発の状態や血液検査の結果に比して，説明がつかない倦怠感，食欲不振がみられることもある。

反応性のうつ状態は，がん告知の直後，再発を知らされたときといった，医師からの説明後がほとんどである。あらかじめ患者の精神状態の悪化が予測できるときには，診察回数を増やしたり，他職種との接触を増やすなどの対応をする。また，家族ともよく相談し，患者の状態の変化を共に見守るようにする。

患者が精神科医の診察を拒絶するとき，または精神科医へのコンサルトが難しい臨床現場であれば，自殺企図の副作用の少ない抗不安薬，抗うつ薬を処方する。

● **治療の目標**

治療の目標を，うつ状態の改善とせず，自殺の予防と不眠の解消に重きをおく。

がんに罹病し苦悩することは，抗うつ薬では解消しない。また，うつ状態にある患者が再び意欲を取り戻し生活することや，笑顔が戻ることを治療の目標にしない。

がん患者の自殺企図には，せん妄による妄想，幻覚が関与している場合がある。過活動性せん妄とうつ病の合併には，格段の注意が必要である。経験的には，頭頸部がんでリスクが高い。

❖ まずこうする（処方例）

1 　デパス錠0.5mg　1錠　1日1回　寝る前　または
　　　ソラナックス / コンスタン0.4mg錠　1錠　1日1回　夕食後

まず，抗不安薬の投与からはじめてみる。

2 　リフレックス錠15mg　1錠　1日1回　寝る前　または
　　　ジェイゾロフト錠25mg　1錠　1日1回　寝る前

身体状態に比して倦怠感，食欲不振が重篤なときは，抗うつ薬を処方する。抗うつ薬としてSSRIやSNRI，リフレックスを投与する際には自殺企図を

誘発することがあるため，身体科の一般臨床医は投与に注意が必要である。乳がんのホルモン療法に使うノルバデックスやタスオミンとパキシルの併用は，死亡リスクが上昇するため併用しないこと。

❖ 必ず伝える（患者，家族への説明）

- がん患者のうつ病は，明るい笑顔を取り戻すのが治療目標ではなく，最初は不眠を解消することを目標にすると説明する。
- 家族に，患者の1日の過ごし方を中心に話を聞く。患者との面接と家族との面接は別々にしたほうがよい。
- 家族も，うつ病の患者と向き合い続けて反応性のうつ状態となり得る。患者と一番身近に接するのは誰か，冷静に事態を見守っている家族は誰かを把握し，それぞれに助言する。

❖ もう一工夫（治療の変更）

- 抗うつ薬を処方し2週間以上経過しても，毎日の生活に変化がない場合は，いったん入院を含めた対応を検討する。

❖ やめどき（治療の中止・追加）

抗うつ薬を2週間以上投与しても効果がないとき，予後が1カ月未満と判断されたときは，いったん治療を中止し，不眠の治療，せん妄の治療に専念する。

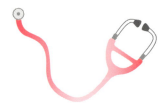

2学期

鎮静と看取りの前

第12講 鎮静① ―鎮静の説明

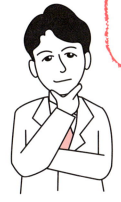

「最期は苦しむのでしょうか」と患者に聞かれたとき，どう答えたらよいのかわかりません。

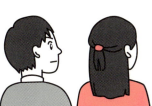
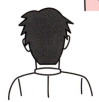

第12講のPoint

- 最期につらい苦痛を経験する患者は，多くはありませんが存在します。
- 鎮静が必要な苦痛の半数はせん妄，続いて呼吸困難です。
- 緩和医療が成熟すれば，鎮静もある程度まで減らせます。
- 患者に「苦しませない未来」を約束することが大事です。

がんの最期は本当に苦しいか

「苦しまない」と言い切れないつらさ

　私は，多くのがん患者の看取りに立ち会ってきました。診療したすべての患者に平穏な時が続くようにと，いつも祈っています。しかし現実は厳しく，自分の経験と知識のすべてを駆使しても，患者の苦しみが取り切れず，つらい最期となった患者に何度も対応してきました。亡くなる直前まで治療がうまくいき落ち着いた状態の患者が，ある日，ある時を境に急に苦しみが強くなり，何をしてもうまくいかず，睡眠薬の注射で鎮静するしか苦痛を抑えることができなくなる事態を何度も経験しています。

　「がんの最期は苦しむ，突然苦しんで痛がって死んでいく」と多くの患者，家族は考えています。まだ落ち着いた状態の患者に，この先どんなことが心配ですかと尋ねると，こう答える方が多いのです。「苦しんだときのために，ホスピスの申し込みに来たんです」とか，「将来苦しんだときに，すぐに対応してくれる医師をみつけておかないとと思っているんです」と，答える患者と多く出会ってきました。そのたびに，どう答えてよいのかわからず戸惑っていました。なぜなら，本当は「いえ，ひどく苦しむことは滅多に起こらないことですよ」と答えたいのですが，最期の強い苦痛を体験しないと亡くなることができない方も確かにいると実感しているからです。

鎮静の実施率

　それでは，どのくらいの患者が最期に苦しんでいるのでしょうか。がん患者の最期の苦しみは私の周りだけで起こっているわけではありません。世界中で，患者も家族も医師も看護師もみんな悩み困っているのです。この最期の苦しみに対して，鎮静つまり睡眠薬を投与することで苦痛を緩和する治療を，緩和的鎮静とか終末期鎮静（以下，鎮静）とよんでいます。

　数多くの鎮静に関する研究を厳密にまとめた結果では，苦痛の緩和を目的とした鎮静は，がん患者のうち 14.6 〜 66.7% と非常にばらついた結果になっています[1]。この論文で扱われた鎮静は，ホスピス，在宅，病院と様々

な医療現場の研究をまとめてあります。

「対応している患者の半分は，何らかの症状による苦痛があるので，鎮静を必要としています」とあなたが聞いたらどう感じますか。確かに，このくらい苦痛の強い患者はいると実感しますか，それともこんなに眠らせないとならないほどの医療現場とはどういう状況なのか，何か重大な問題があるのではないかと疑いを感じますか。

「緩和不可能」の原因を探る

自己流からの脱却

なぜ鎮静の実施率にこれほどのばらつきがあるのでしょうか。そのことについてまず考える必要があります。鎮静は患者の「耐えがたい苦痛」に対して行われます。どこまでが緩和可能な苦痛で，どこからが緩和不可能な苦痛なのかは，その医療を提供する医療者の力量と，その時代の医療レベルに依存します。また，医療者の鎮静に対する考え方や，苦痛に対する考え方，死生観も反映されると思います。

上記の論文に含まれている 11 の研究のうち，鎮静の実施率が 50% を超える結果を含むものが 4 つあります。この 4 つの医療現場では，半数の患者に鎮静が必要だったというのです。一方で，以前私がホスピスで働いていたときの経験では 15〜20%，また現在，在宅のがん患者を診療していますが，30% 前後の患者に鎮静が必要でした。

鎮静の実施率の違いに関してさらに考察してみる必要があります。私の実感としては，2000 年前後の緩和医療と 2015 年の今の緩和医療には，明らかな差があります。まず，以前よりも緩和医療を提供する医療者同士の横の情報交換が活発になりました。2000 年当時ホスピスで働き始めた頃，私は患者の治療の向上をめざして，一緒に働く上司，病棟の看護師と共に，文字通り必死になって努力を重ねていました。しかし，今思うと「閉じた系」でした。いくら書物を読んでいても，自分たちのチームに何が足りないのか，他の施設では同じ問題に直面したときにどういう対応をしているのか，ほと

んどわかりませんでした。どんな薬を使っているのか，患者や家族にどんな説明をしているのか，医師と看護師はどのような話し合いをするのか，そういった日常的な緩和医療の提供が随分と自己流であったことは否めません。

　しかし，今は全国的に平均的な緩和医療の質が向上してきたと実感しています。まず，メーリングリストや研究会，個人的な付き合いも多くなり，また学会も発展し，複数の施設から共同でプロジェクトや研究も行われるようになりました。緩和ケアの認定看護師が増えてきたことも大きな発展でした。私の働いていたホスピスでも認定看護師の研修を受け入れるようになり，人事交流が盛んになって行きました。自己流だったホスピスの医療も，外からの目があると自己点検し，自分たちの常識を検証するようになりました。そして，何よりも良かったのは，各施設で困った問題に直面したときに，誰かに相談できる体制ができてきたということです。

　このような緩和医療の全国的な発展と共に，海外との議論にも徐々に参加できるようになりました。日本から，緩和医療に関する研究の論文も出されるようになり，日本国内の緩和医療を検証する機会はますます増えています。そうなると，あるホスピスでは半分の患者が鎮静され，別のホスピスでは数％の患者しか鎮静されないといったばらつきは徐々になくなってきていると実感しています。

緩和医療の成熟が鎮静を減らす

　次に，苦痛緩和を実践する上で，重要な薬が増えたということもあります。2000年以前は日本では痛みにモルヒネしか使えず，しかも使いこなすことができる技量をもった医師がほとんどいない状況でした。激しいがんの痛みにも，モルヒネを使うことができない，様々な障壁がありました。

　医師の感じていた障壁は，モルヒネの使い方を学習する機会がないことと，麻薬に対する心の恐れでした。私も初めてがんの患者にモルヒネを使う必要があったとき，片道1時間半かけて自分の母校の大学病院まで行き，使い方を教わりました。そして病院に戻り，薬剤部を説得して，わずかなモルヒネを手に入れて使う準備をしました。しかし，実際に処方し患者が初めて

モルヒネを服薬するときの得も言われぬ恐怖は今でも覚えています。モルヒネを飲んだ患者には一体どんな恐ろしいことが起こるのか，痛みが軽くなるどころか，患者が急に息をしなくなるのではないかと，とても恐怖を感じていました。身近に緩和医療を指導する医師がいるという環境は，2000年以前はほとんどの病院ではない状況でした。モルヒネの使い方を知識として本や指導者から得ることはできても，臨床現場での指導は皆無でした。

このように苦痛の緩和が十分にできない状況では，患者はまたすぐに耐えがたい苦痛を体験する結果となり，当然その最終的な対応として鎮静せざるを得なくなることは容易に想像できます。鎮静が必要な患者が多いということは，その臨床現場での緩和医療が未熟である証であるのかもしれません。

患者の耐えがたい苦痛とは何か

患者・家族・医療者ともつらい「せん妄」

さらに，鎮静が必要となった患者の耐えがたい苦痛とは何であったのかということについても考える必要があります。図6によると，鎮静が必要となった患者の症状は，その半数がせん妄でした。次に呼吸困難が続きます。この順位は自分の経験とも一致します。亡くなる前のせん妄とはどういうものなのかについては，第11講に詳しく述べました。

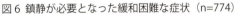

図6 鎮静が必要となった緩和困難な症状（n=774）

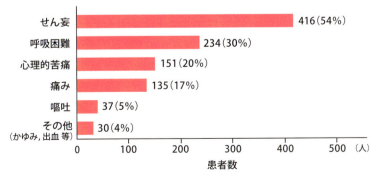

（Maltoni M, et al. J Clin Oncol 2012；30(12)：1378-83 より引用[1]）

まず，せん妄に対する鎮静とはどういう状況であるのか考えてみます。亡くなる前のせん妄は，亡くなる過程の一つともいえます。決して，科学的な医学が発展した今日になって増えてきた症状ではありません。きっと昔々から，人が亡くなる前には，意識がぼんやりとしたせん妄の状態を経て人は亡くなっていたはずです。その自然な過程であるせん妄がこの10年くらいの間に研究され，人々が「せん妄とはこういう状態だ」とそれぞれの臨床現場で認知してきたことは医学の発展といえます。せん妄の共通認識がないと，亡くなる前にぼんやりとした意識の中で苦痛を訴える患者の症状を，「痛み」とか「倦怠感」とか「呼吸困難」と捉えていた可能性があります。

亡くなる前にせん妄状態となった患者とは，複雑なコミュニケーションが成立しなくなることがほとんどです。「どこか痛いのですか？」とか「何に苦しんでいるのですか？」と尋ねても，患者は自分の状態をうまく説明することはできません。また，うまく答えることができないまま，せん妄状態でじっと眠ることもできず，絶えずベッドの上で寝返りを繰り返し，身の置きどころなくずっと動き続けます。その姿を見た家族が「痛みに苦しんでいる」と思うことは容易に想像できます。実際には痛みがあるわけではありませんので，せん妄状態で絶えず動いている患者に鎮痛薬を投与しても，何ら状況は改善されません。トイレに行きたいのかもしれないと，立ち上がれないほど衰弱した患者の身体を支えて繰り返しトイレに連れて行っても，全く状況は改善されません。こういった苦痛に満ちた状態は，患者だけではなく看病する家族や，ケアにあたる看護師の苦痛も大きくなっていきます。

実際にせん妄の状態を体験し，そのときの状況を振り返った患者，家族，看護師につらさについて尋ねてみると，ほとんど一致して強い苦痛を感じていたことがわかっています（図7）[2]。しかし，この研究とは違い，亡くなる前に鎮静が必要な患者は，後で振り返ってそのときの体験を伝えることはできません。ですから，家族や実際にケアにあたっている看護師の意見を，患者のつらさとほぼ同じと考えて対応してもよいだろうと私は思います。

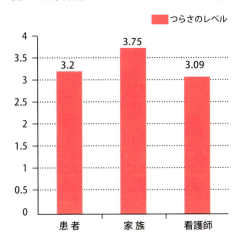

図7 せん妄状態のつらさ（つらさ0〜4の範囲）

（Breitbart W, et al. Psychosomatics 2002;43(3):183-94 より引用[2]）

切迫感を伴う「呼吸困難」

　次に，呼吸困難に対する鎮静について考えてみます。肺がんの患者には，呼吸困難が生じることがよくあります。身体に力がある間は，酸素やモルヒネ，抗不安薬を使用して，ある程度呼吸困難を緩和することができます。しかし，亡くなる数日前からは，横になることも話すこともできなくなり，ベッドに座ったまま汗びっしょりになって苦しむ患者を何度も見てきました。

　患者は話もきちんとできて，意識もしっかりしています。返事はできませんが，こちらの話はほぼ正確に理解しています。せん妄の患者に比べると，とてもつらいことが一目でわかります。家族も医師も看護師もその場を離れることができなくなるほど，患者は苦しんでいます。鎮静の話をじっくりとできるような時間がないほど切迫した状況です。この切迫感は，鎮静の必要なせん妄の患者とは大きく状況が異なります。即座に鎮静を開始し，確実に苦痛を感じていないと家族，医師，看護師が実感できるように，しかも安全に鎮静するにはとても注意深く鎮静薬を投与する必要があります。

「苦しませない未来」を約束をする

　さて，述べてきたように，鎮静が必要になるほど，緩和が困難な症状で苦しむ患者は確かにいるのです。そして，鎮静が必要な期間は0.9〜12.6日とされていますが，ほぼ最期の数日に実施される治療です。患者が恐れている「最期は苦しむのでしょうか」という質問に答えるなら，「最期の数日間に苦しむ患者は30％程度はあります」というのが今までの研究の結果からいえることです。しかし，そんな答え方では患者に不安を感じさせます。ですから私はこう答えてきました。「ほとんど患者は苦しむことはありません。人は最期は苦しまないようにできているようです。しかし，最期に苦しむ人がいてもきちんと苦しくないように対応する方法はあります。もしも，あなたが将来苦しむことがあれば，私は苦しくないように治療する約束をします」と，未来を保証することが大切なのだと思います。

◆文献

1) Maltoni M, Scarpi E, Rosati M, et al. Palliative sedation in end-of-life care and survival: a systematic review. J Clin Oncol 2012; 30(12): 1378-83.
2) Breitbart W, Gibson C, Tremblay A. The delirium experience: delirium recall and delirium-related distress in hospitalized patients with cancer, their spouses/caregivers, and their nurses. Psychosomatics 2002; 43(3): 183-94.

Column

鎮静は本当は不要なのか

　鎮静が，最期の苦痛を救う大切な治療であることは間違いありません。この先どれだけ緩和ケアが発展しても，最期に苦しむ患者はいることでしょう。死をお産に例えて，最期の苦痛は対処しなくてもよいと話す方に出会ったことがあります。病院で余分な治療をするから，患者は苦しくなるのだと話す方に出会ったこともあります。自分の住み慣れた家なら，最期までみんな穏やかに過ごせるのだと話す方に出会ったこともあります。

　一般病院，ホスピス，在宅で緩和ケアを実践してきた私の経験からは，どのような臨床現場でも，どのような治療内容でも，最期の苦痛は発生すると考えています。最期の苦痛は仕方のないことと放置すれば，残された家族は苦しんでいた患者の様子をいつまでも覚えています。生前にその患者の輝いていた時期の記憶よりも，最期に苦しんでいた様子しか思い出せないほどです。病院で，あらゆる治療を差し控えても，やはり苦しむ患者を見てきました。「点滴のしすぎだ」「いつまでも抗がん剤をするからだ」と病院の医療を批判しても，患者の最期の苦痛はなくなりません。住み慣れた自宅で過ごしていても，ある日を境に苦しむ患者も確かにいます。

　鎮静はしなくてもよいのならしないほうがよいと，私は心から思っています。それぞれの患者たちが自分で穏やかに亡くなることができる力を信じたいと思っています。それでもやはり最期に苦しい，助けてと私の手を握る患者，家族は今までもこれからもいるのです。これからも独善的な鎮静にならないように，様々な人達と交流しながら，この治療の是非を考え続けなくてはなりません。鎮静は必要か不要かという議論を続けていても，苦しむ患者・家族の役には立たないと思っています。

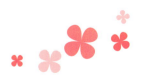

第13講 鎮静② ―鎮静が必要な方へ

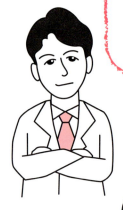

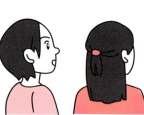

鎮静が必要そうな患者に，どう説明したらよいのかわかりません。

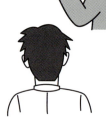

第13講の Point

- 鎮静の目的は苦痛の緩和であり，生命の短縮ではありません。
- 家族に鎮静の決断を委ねることは，ときに家族の負担になります。
- 鎮静による眠りを，亡くなる自然な過程であると話し合いましょう。

鎮静の目的は苦痛の緩和

鎮静を行う要件

　鎮静を説明するのに躊躇するのは，とてもまっとうなことだとまず思います。私も10年以上終末医療の現場にいますが，鎮静を話題にすることに今でも苦痛を感じます。本当なら，鎮静なんてしなくても穏やかな時間が過ぎてほしいと，看取りを意識した患者を診るといつも心から祈っています。実は以前から，終末期の患者の診察を終えると，しばらくその方の手を取って祈ることにしているのです。数秒のことですが，患者がこの先苦しみませんように，どうか穏やかに過ごせますようにと心の中で祈っているのです。ずっと診療してきた患者，そして共に声を掛け合ってきた家族が，ただでさえ大変な思いをしているのに，これ以上の困り事が起こらないようにと，いつも心から思っているのです。

　終末期の鎮静は，患者の耐えがたい苦痛に対して，緩和ケアの再検討と実施をしても十分に緩和できない状況になったとき行われます。その目的は苦痛の緩和であって，死や生命の短縮を意図するものではありません[1]。この要件を満たすときに鎮静は実施されます（**表14**）。

　この要件を検討し吟味してきた背景として，各病院ごとにそれぞれの医師，看護師の考えが強く反映されて終末期の鎮静が行われてきたという経緯があります。それぞれの現場で鎮静の開始を決定する基準が異なると，鎮静は危険な暴走を始める可能性があります。苦痛なく生きていくことよりも，快適に亡くなることに重きがおかれるようになれば，鎮静は緩和的な治療ではなくなります。ですから，要件をまとめることは非常に重要なことです。国内では日本緩和医療学会が中心となり，2005年に『苦痛緩和のための鎮静に関するガイドライン』が学会会員向けに発表されました。その後の改訂を経て，2010年には同ガイドラインが書籍として刊行されています[1]。

表14 鎮静を行う要件

深い持続的鎮静を行う要件を以下のように定める。
A, B, Cはそれぞれ, 医療者の意図, 自律性原則, 相応性原則 (principle of proportionality) に基づく倫理的基盤を与える。Dは鎮静の安全性を高める。

A. 医療者の意図
1) 医療チームが鎮静を行う意図が苦痛緩和であることを理解している。
2) 鎮静を行う意図(苦痛緩和)からみて相応の薬剤, 投与量, 投与方法が選択されている。

B. 患者・家族の意思 [1) かつ2)]
1) 患者
   ①意思決定能力がある場合
     益と害について必要な情報を提供された上での, 苦痛緩和に必要な鎮静を希望する明確な意思表示がある。
   ②意思決定能力がないとみなされた場合
     患者の価値観や以前の意思表示に照らして, 患者が苦痛緩和に必要な鎮静を希望するとが十分に推測できる。
2) (家族がいる場合には) 家族の同意がある。

C. 相応性
苦痛緩和を目指す諸選択肢の中で, 鎮静が相対的に最善と判断される。すなわち, より具体的には,
1) 耐え難い苦痛があると判断される。
2) 苦痛は, 医療チームにより治療抵抗性と判断される(ほかに苦痛緩和の方法がない)。
3) 1)2)の条件を満たす状況になり得るのは, 通常, 原疾患の増悪のために, 数日から2～3週間以内に死亡が生じると予測される場合である。

D. 安全性
1) 医療チームの合意がある。多職種が同席するカンファレンスを行うことが望ましい。
2) 意思決定能力, 苦痛の治療抵抗性, および, 予測される患者の予後について判断が困難な場合には, 適切な専門家(緩和医療専門医, 精神腫瘍医, 精神科医, 心療内科医, 麻酔科医〔ペインクリニック医〕, 腫瘍専門医, 専門看護師など)にコンサルテーションすることが望ましい。
3) 鎮静を行った医学的根拠, 意思決定過程, 鎮静薬の投与量・投与方法などを診療記録に記載する。

(日本緩和医療学会 編. 苦痛緩和のための鎮静に関するガイドライン, 金原出版, 2010, P.26 より引用[1])

鎮静の説明が必要な状況とは

残る葛藤

　しかし，要件をまとめてもなお，多くの葛藤が臨床の現場に残ります。その葛藤について，さらに考えていきましょう。まず，患者に鎮静を説明する状況とはどんな状況かを，過去の経験からも想像してみます。別の質問に答えたときにも述べましたが（第12講参照），鎮静が必要となる患者は，大きく2つのパターンに分かれます。一つはせん妄状態で，複雑な内容の話ができない，じっとできない，不穏の状態となった患者です。もう一つは呼吸困難や急な強い痛みのある状態で，意識もあり会話もできますが，苦痛のためにまともに返事すらできない，今まさに苦しんでいる患者です。まず現場でも最も頻度の高い，せん妄状態の患者に対する鎮静について考えてみましょう。

夜中に何度も何度もトイレへ

　例えばこんな状況です。ある晩，せん妄状態になった患者は，病院のベッドでじっとできずに「起こして」と言い，家族がやっとのことで体を起こすと，今度は「寝かせて」と言います。「身の置き場がないようだ」と家族も感じますが，じっとできないため，本人が動こうとするたびにその体を支え続けています。すぐに倒れてしまいそうになるからです。

　そしてひとしきりその状況が続いた後に，「トイレに行く」と起き上がろうとします。しかし，すでに立つ力はありません。「尿瓶でとろうか」とか，「おむつを履いているからそのままオシッコして」と話しかけても，「トイレに行く」と全く考えを変えようとしません。

　家族は一人では患者を支えられないため，看護師を呼び，助けを求めます。ぐらぐらとした患者の体をどうにかベッドから起こし，夜勤の看護師と二人で両側から支えて，トイレまで連れて行こうとします。そして，やっとたどり着き，便器に座らせて用を足すように伝えます。そのときには，患者は意識がもうろうとして，便器の上で眠ってしまったかのようにじっとしてしま

います。「もうベッドに戻ろうか」と声をかけ，看護師と家族はまた二人がかりでどうにかベッドまで戻ってきます。

　一時的に落ち着いたかのように見えた患者ですが，しかしその10分後，同じように「起こしてくれ」「トイレに行く」と言い，起き上がろうとします。家族と看護師はまたトイレまで患者の体を支えながらゆっくりと歩いて行きます。

　次の日の朝，「昨日の夜，ずっとベッドで寝たり起きたりを繰り返して，とてもつらそうでしたよね。家族もそばで寝ずにずっと体を支えていましたよ。何であんなに何度も何度もトイレに行きたいって思ったんでしょうね」と医師が話しかけても，患者は全く覚えていません。夜にあれほど動き，トイレへ行こうとしていた患者が，朝になると深くそして安らかに眠ってしまったからです。

　この状況が何日か続き，家族もそして看護師も身体だけでなく，心まで疲労していきます。毎晩眠れずに，患者が寝たり起きたりするのをずっと見張り，トイレに行くと言えば，体を支え続けなくてはなりません。こんな毎日にどういう意味があるのか，実際に毎日の看病が患者のためになっているのかと大きな疑問を持ち続けるようになってきます。穏やかに看取りを見守るのではなく，患者の動きを絶えず見張り続けて，その心は絶えず緊張を強いられます。

　それならば，夜だけでもせめて眠れるように，そして何度もトイレへ行こうとする衝動を抑えるために，睡眠薬や頻尿改善薬を処方します。しかし，患者はうまく薬を飲み込む力もないか，やっとのことで飲ませたはずの薬も不思議と効かず，同じような夜がまた繰り返されます。

鎮静を決断するのは誰か

患者自身による決断はむずかしい

　鎮静を話し合う上で重要な，本人の意思を確かめる意味での会話についてはどうでしょうか。せん妄状態にある患者との会話の中で，治療上の現実

的な決断はできないでしょう．もちろん，せん妄が落ち着いていれば，ある程度話ができるとき，話ができる日があるかもしれません．しかし，せん妄状態にある患者は，意識の状態がある程度整っているときには，以前の体験を思い出すことができないことがほとんどです．また，会話ができるくらい意識の状態が整っているときは，比較的苦痛はない状態です．苦痛がある状態を思い出せない患者に鎮静の実行を決断させるのは，何かしらおかしさを感じるのです．

このようなせん妄状態の患者が，治療とケアで穏やかで平和な時間が送れなくなったときどうしたらよいのでしょうか．現実には，せん妄状態にある患者のこういう状況に決着をつけるために，鎮静が実施されているのです．先ほど述べたように，患者は自分に起こっている状況を理解できません．そして，意識が落ち着いたときに聞いても思い出せません．しかし，家族と看護師は明らかに苦痛が高まっていきます．患者の意向を確かめるために「もっと眠って苦痛なく過ごしたいですか」と医師や看護師が尋ねたとしても，患者が正確に判断できていないのは明らかです．そこで，家族に尋ねます．「患者が苦しんでいるから，眠って苦痛なく過ごせるように鎮静をしようと思います．家族の考えをまとめて，するかしないかを決めてください」．現在の医療の基本である治療の益と害（ベネフィットとリスク）が，医療者から本人，家族に開示され治療の選択を促します．例えばこんな感じです．

まず，「今のまま十分な治療を行っても，患者の苦しさを緩和できません」という状況が話されます．続いて「鎮静を実施することで，身の置きどころがないような苦しさを緩和できます．具体的には鎮静薬（睡眠薬）を持続的に投与します」と治療の益が開示されます．そして，「しかし，全身の状態が悪いため，鎮静後に呼吸の状態が悪くなり，そのまま意識が戻らず亡くなることがあります」と害も同時に開示されます．

家族にのしかかる負担

インフォームドコンセントは，自己決定，自己責任が前提で，医療の決定事項の判断は患者，家族に委ねられます．しかし，このような説明を医療

者から受けた家族はどんな気持ちになるのでしょうか。実際に遺族の方に尋ねてみたところ，多くの方が「家族としての私の決断が，患者の命を決定してしまう」と感じていたことがわかりました。大切な患者（自分の家族）の命を，自分が決める，このあまりにも大きな責任は家族の心に大きな負担と傷を残します。苦痛緩和が目的の鎮静だと繰り返し医療者が説明しても，家族は命の線引きの負担を負うのです。

　「話せなくなることもあります」「鎮静のために投与した睡眠薬で呼吸状態が悪くなり亡くなることもあります」と害を正確に説明すれば，なおさら家族は鎮静を決められません。

　このように鎮静の目的，害を説明し，患者の代理として決定を求めたとき，すぐに同意できるのは，「もうこれ以上苦しめたくない」「こんなにつらいのならいっそ楽にしてあげたい」という考えが明確になっている家族です。心の中で患者の死が80％すでにできあがっているような状況にあるのです。少し脱線しますが，医療者が「あのご家族は患者が亡くなることをよく理解している」と言うことがあります。その家族の心の中ではすでに患者の死が始まっており，そして，死が完成する間近になっているのではないかと，私は考えています。だからこそ，亡くなりゆく患者に対して，冷静にまた重要な決断ができるのです。

楽に死なせてあげたい

　まだ生きている人の死が，すでに心の中で完成しようとしているなんてと思うかもしれませんが，看病に付き添い，悩み葛藤しながら患者の平安を願う家族の心はアンビバレントです。このような家族の心の中では，残った日々をどう苦痛なく過ごすかというよりも，どう苦痛なく亡くなるようにすればよいかという思いがどうしても強くなります。それは決して間違った考えではありません。「どんな状態でもできる限り長く生きていてほしい」という思いと，「できるだけ早く楽に死なせてあげたい」というアンビバレントな感情を同時に持ち合わせるのが[2]，愛情ある家族の本音だと思います。

　その矛盾した考えと葛藤を抱えながらも，鎮静を決断しなくてはならな

いとき，家族は心身共に疲労しています。そうなると「できるだけ早く楽に死なせてあげたい」という気持ちが大きくなり，鎮静を決断します。その心の中には，「かわいそうだから死なせてあげたい」という思いがうかがえます。そして，多くの看取りを経験し，患者が苦しんでいる姿を見続けている医療者も，同じ思いのもとで鎮静を始めます。口では「苦痛の緩和を目的として鎮静をしている」と話していても，言葉には決して出さなくとも，「できるだけ楽に死なせてあげたい」という本音を否定することができるでしょうか。

　このように，頭では鎮静の要件を理解していても，実際には医療者の心にも家族の心にも大きな葛藤が生じます。

鎮静をどう語り合い，話し合うべきか

患者の苦痛と家族の苦痛は等価

　それでは，どのように説明し，話し合いをもてばよいのでしょうか。せん妄状態にある本人の意思がはっきりしない以上，患者の考えを忖度し，家族と話し合うしか方法はありません。

　まず最初に，患者の苦痛を想像し語り合うのです。患者は今どう感じているんだろうか，それを見守る家族はどう感じているのか。このとき，患者が苦しんでいる姿をあまりにも知らない家族であれば，やはり患者の苦痛を共有してもらうためにも，短い時間であっても一緒に過ごしてもらいます。そして，患者を間近に見守っている家族が苦しいと思うことは，きっと患者も苦しいと思っているだろうと話すのです。患者の苦痛と家族の苦痛は等価であるということです[3]。

　家族がこれ以上見ていられないから鎮静を始めるのではなく，家族が感じている苦痛は，患者の感じている苦痛と同じ強さだと話しながら，鎮静するかしないかを決めていくのです。

亡くなる自然な過程を理解する

　次に，家族と話し合いをもったときに必ず話されるべきことは，亡くな

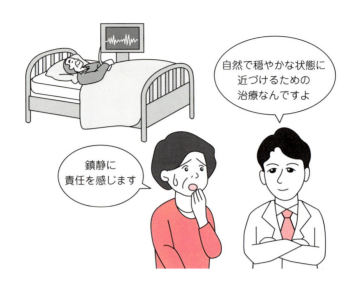

る過程のことです。せん妄は，生と死の間にあるグラデーションのようなもので，人が亡くなる上で，自然な経過の一部です (a natural part of dying)。せん妄状態にある患者は，生と死の間にいること，その間で揺れながら日々を過ごしていることを話し合います。そして，亡くなる前1週間以内の患者はほとんどの場合，穏やかに眠っているのが普通であることを伝えるのです。夜中に何度も起きて，落ち着かない状況にあるのは，いわば「自然な亡くなり方ではない，異常な状態」であることを説明します。鎮静は，いわば自然に穏やかに亡くなる人達の状態に近づけるための治療として位置づけます。「眠らせる」ではなく，「亡くなりゆく自然な状態に近づける」と話すのです。

続けて，亡くなる前に眠っていくことはどういうことなのかという話をします。亡くなる前に体力がなくなってきた患者は，少ない体力でも1日を過ごせるよう，自分の力を節約するために眠るのです。また，体力の消耗を最小限にしつつ，少しでも体力の回復が得られるように眠っていると位置づけます。つまり，体力のない患者にとっては，眠ること，睡眠が合理的で効率的な過ごし方であると考えるのです。

表15 患者の鎮静後の合併症（日本のホスピス21施設, n=102）

合併症	n
呼吸抑制，循環抑制 －呼吸抑制のみ －循環抑制のみ －呼吸＋循環抑制	 17 0 1
呼吸停止，心停止 －呼吸停止 －心停止 －呼吸＋心停止	 1 1 2
誤嚥，誤嚥性肺炎	2
興奮，不穏	3

（調査対象全員で）呼吸回数は鎮静の前後で，統計学的には差がなかった。呼吸回数8回以下，収縮期血圧60mmHg以下または50%以上の減少は，20%にみられ，3.9%は致命的な合併症であった。
（Morita T, et al. J Pain Symptom Manage 2005 ; 30(4) : 320-8より作成[5]）

さらに，対話ができなくなる家族のつらさにも配慮が必要です[4]。患者本人が時々目が覚めたときに耳元に近づき，ゆっくりとした話し方で対話することを勧めます。適切に行われた鎮静は，患者に睡眠を取り戻すことができます。つまり，患者の体力の消耗を防ぎ，回復を促す効果があると，治療上の益（ベネフィット）を説明します。実際に適切に行われた鎮静は，多くの患者にとって安全であること，害（リスク）が少ないことを話します（**表15**）[5]。

最後に，鎮静後の害（リスク）について話します。適切な緩和医療が提供できる体制が整っていれば，鎮静を実施しないと緩和できないほどの苦痛があるというのは，通常，予後が1週間未満，1～4日くらいの状況だと思います。鎮静が生命を短縮するのではなく，生きられる時間はすでに限られていることを，家族と確認し合うことが必要です。

鎮静の要件だけではなく，治療の益と害を違った観点から説明することで，患者には苦痛を緩和するための治療が適切に実施でき，家族の自責感を軽減することができるのではないかと私は考えています。

◆文献

1) 日本緩和医療学会 編. 苦痛緩和のための鎮静に関するガイドライン, 金原出版, 2010
2) LeGrand SB. Delirium in palliative medicine: a review. J Pain Symptom Manage 2012; 44(4): 583-94.
3) Morita T, Hirai K, Sakaguchi Y, et al. Family-perceived distress from delirium-related symptoms of terminally ill cancer patients. Psychosomatics 2004; 45(2): 107-13.
4) Brajtman S. The impact on the family of terminal restlessness and its management. Palliat Med 2003; 17(5): 454-60.
5) Morita T, Chinone Y, Ikenaga M, et al; Japan Pain, Palliative Medicine, Rehabilitation, and Psycho-Oncology Study Group. Efficacy and safety of palliative sedation therapy: a multicenter, prospective, observational study conducted on specialized palliative care units in Japan. J Pain Symptom Manage 2005; 30(4): 320-8.

Column

患者の意識はいつまであるのか

　よくテレビで，亡くなる間際の人が病室のベッドで，亡くなる瞬間まで意味のある会話をしながら家族に別れを告げているシーンを見かけます．話し終えた瞬間に，首がかくっとなり，そのまま亡くなるような場面です．しかし，現実的にはああいったシーンは見たことがありません．それでは，実際の患者はどのくらいまで意識が保たれるのでしょうか．

　ある研究によると，ホスピスのがん患者141人のうち，48人（34%）は，亡くなる日まで意識がありました．また，亡くなる前に会話が全くできない，意識のない患者は，平均1.8日間意識がない状態でした．だいたい，3日前までは会話ができる程度に意識が保たれており，1/3は亡くなる日も話すことができることがわかりました[1]．

　今までの私の経験からも，込み入った内容の会話でなければ，だいたいこのくらいの割合で話すことができると実感しています．鎮静の話のような複雑な会話は，亡くなる前3日以内にはほとんどの患者はできないと思います．しかし，この時期に鎮静が必要になる可能性が高いのです．

　将来，鎮静が必要となるであろう患者を事前に見抜くことはできません．どのように「今，鎮静が必要な患者」と対話したらよいのか，これからも考え続けなくてはなりません．

◆文献

1) Pautex S, Moynier-Vantieghern K, Herrmann FR, Zulian GB. State of consciousness during the last days of life in patients receiving palliative care. J Pain Symptom Manage 2009; 38(5): e1-3.

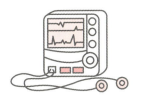

第14講 看取りの前① ―死なせてほしい

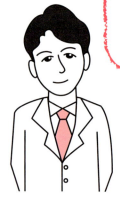

患者から「早く死なせてほしい」と言われたとき，どうしたらよいのでしょうか。

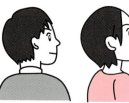
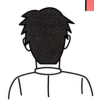

第14講の Point
- 生きる意味の喪失，他人への負担感が「心のつらさ」を生みます。
- 患者に依存感を感じさせない，見守るケアをしましょう。
- 患者に関わる人達と対話することが，患者の絶望を分かち合うことになります。

患者はなぜ死にたいと思ってしまうのか

お願いだから死なせて

　何度も診療している患者と色々なことを話せるようになった，心が通じたと思っているときに，「死なせてほしい」と言われてしまうことは，私も今までに何度も経験があります。患者も心を開いて「この医師には自分の本心を話せる」と思うようになると，その本心を話すようになるのです。お年寄りから「もう先生，十分生きたわぁ，もう死んでもええわ」と言われて，「いやぁ，いつになったらお迎えが来るんでしょうねぇ」といった微笑ましいのんびりとした会話ではありません。「もうこんな状態で生きているのはいや，お願いだから死なせて」「先生の責任は問わないから，どうか薬を注射してください。お願いします」と真剣な表情で患者に切望されてしまうと，どう答えたらよいのか本当にわからなくなります。

　「日本では安楽死は認められていません！」と相手の口をふさぐような返事もきっとその場にはそぐわないものです（こういう話は私はしたくないと患者に伝えるには効果的でしょうが）。また，「でしたら，明日にでもあなたが死ねるように準備しましょう」と，本当に患者の望みを叶えるような約束もできません。「死にたい」と言われた医師も患者の状態をわかっていればこそ，それが本音かもしれないと考えて，どう返してよいのかわからず絶句してその場に立ち尽くしてしまうことでしょう。患者のまっすぐで真摯な言葉をどう受けとめて，またどう返事をするのか，何か魔法のようなフレーズがないかと思う気持ちはよくわかります。

精神・実在的な苦痛

　この問題を考える上で，一つの研究を紹介します。呼びかけても起きないような深い鎮静を施したがん患者の中で，精神・実存的な苦痛に対して鎮静を行った状況についての調査です。日本において，緩和ケアに従事する医師の36％が，精神・実存的な苦痛に対して，深い鎮静を実施した経験があることがわかりました。耐えがたい，治療に反応しない苦痛に対して鎮静を

表16 深い鎮静が実施された精神・実在的な苦痛

- 生きる意味，価値がないと感じること（61%）
- 他人への負担感，依存，自分のことが自分でできないこと（48%）
- 死への不安，恐怖（33%）
- 亡くなる時を自分でコントロールしたい（24%）
- 孤独感，社会的な支援が受けられないこと（22%）
- 経済的な負担（8.7%）

（Morita T. J Pain Symptom Manage 2004;28(5):445-50 より引用[1]）

行った患者の中に，このような精神・実存的な苦痛のために鎮静をした患者がいるという結果です[1]。この精神・実存的な苦痛とはどういうものだったのでしょうか。**表16**にまとめておきます。

　この研究によると，「死にたいほどつらいこと」というのは，生きる意味が見出せないことや，他人への負担感であることが示されています。がんが進行し，寝たきりに近い状態になると，着替え，入浴，食事，そしてトイレへの移動が難しくなってきます。これらのことは，病気を抱えて生きていく患者みんなに起こる，いや，人の一生の間には必ず起こりうる状況です。しかし，元気だった頃と同じように過ごせなくなったとき，人は生きていることの意味を見失ってしまうのです。私の経験からは，特に自分でトイレへ行けないという状況に直面したとき，老若男女を問わず強い精神・実存的な苦痛，つまり心のつらさがピークになると感じています。

　自力でトイレへ行くこと，自分で用を足すことは，人にとって最後の尊厳とも言うべく，とても大切なことだと臨床を通じて学びました。私の働いていたホスピスでも，部屋ごとに必ずトイレがありました。トイレへ通い続けることが難しくなるのであれば，トイレまでの距離を短くしようと考えたからです。「おむつを履けばよい」「尿バルーン（膀胱留置カテーテル）を入ればよい」とすぐに考えるのは乱暴です。どれだけ力がなくなっても，患者が自分自身でしたいことをできるだけ支えていくのがケアの大切な柱です。

　しかし，この研究でもわかるのは，自分のことが自分でできなくなることが心のつらさになるだけではなく，自分でできなくなったことを支えてもらうことも心のつらさになるということです。自分でトイレへ行けなくなっ

たつらさと，さらにそれを人に手伝ってもらうつらさが，二重に患者を苦しめるという現実があるのです。

自立は依存の反対語ではない

他人への依存を苦痛に感じる患者達

では，なぜ人は他人に自分を委ね，依存することに苦痛を感じるのでしょうか。一つの答えとしては「自分のことは自分でする」と，幼い頃から教育されているからでしょう。「できるだけ他人に頼らず，自分のことは自分でする。それが自立・自律である」という信念です。この信念を持ち続けて生きていくと，自分が弱ったときに，自分のことが許せなくなります。そして，弱った自分を助けようと手をさしのべてくる援助者に対して，その手を払いのけて援助を拒否し，さらには，この生を自分の力で終わらせたい，コントロールしたいと考えるのです。力のある援助者，医療者がいくら手をさしのべても，他人に依存することを拒絶する患者を援助することはできません。ケアを拒絶し，現実を拒絶し，さらには自分自身を拒絶する患者にどのような援助ができるのでしょうか。

幼い頃からの教育は，何か誤った信念を人の心に植えつけてしまうのでしょうか。社会の中でも，医療の中でも，繰り返し問われ続ける，「自己決定」（＝自分のことは自分で決める），「自己責任」（＝自分の生き方は自分で決める）という原則が,「こんな状態で生きていくのなら，死んだほうがよい，早く死なせてほしい」と患者を追い詰めていることはないでしょうか。もしそうならば，患者だけではなく，私達を含めた今生きている人々の考え方に，何か根本的な考え違いがあるのではないでしょうか。

病気で弱り，他人を頼って生きていくこと，これはがん患者に限らずすべての人に起こりうることです。ならば，力の弱った人達が生きていくことをどこかで許さない社会の風潮こそが，精神・実存的な苦痛の核心であるともいえます。「自立とは，依存先を増やすこと」と，脳性麻痺による障害のある熊谷晋一郎医師は述べています[2]。自立とは，依存の反対語ではない。

人はあらゆるものに依存しないと生きていけない。だから，自立をめざすなら，むしろ依存先を増やさなくてはならないと彼は述べています。心を許せる身近な家族だけではなく，自分に手をさしのべる援助者，さらにはまだ手をさしのべていない周囲の人達をも，自分自身が生きていくために依存者として自分の心の中で認めていくこと，これこそが自立なのです。簡単にいえば，何でも自分一人でやろうとせず，人に頼み事ができること，人に自分を委ねられることこそが，真に自立した生き方であるということです。

見守り，そっと手を貸す

しかし，現に弱り，自分の目の前で「こんな状況で生きていくなら，もう死にたい」と話す患者に対して，「依存先を増やすことが，あなたには必要な生き方です」と問いかけても，きっと患者はあなたに突き放されたと感じることでしょう。他人に頼るのを拒絶している患者を援助する側には，患者が意識しないうちに，まるで最初からそうであったかのようにさりげなく援助するという，高度なケア手法が求められます。着替えるときに見守り，必要なところだけそっと手を貸す。トイレに行くときも，ゆっくりとした動きであってもすぐに手を出すことなく見守り，そっと手を貸す。このケアで大切なことは，見守ることです。力のある援助者は，つい患者の行動を見張ります。どこかで失敗しないかと，患者の行動を見るたびにすぐに手を出してしまいます。患者の力を信じて，ぎりぎりまで見守る姿勢が，援助者に問われているのです。

幼い頃からずっと信じてきた信念を，人生の晩年になってから改めよと要求するほうが酷なのです。せめて，自分が関わる若い人達には，「自立は，依存先を増やすこと」と伝え続け，次の世代の患者が最期まで他人に依存しながら自立し，自分の生に意味を見出せるような種まきをしていこうと考えています。

患者に関わる人達との対話を

たった一つの「本当の自分」は存在しない

　冒頭で，「患者も心を開いて『この医師には自分の本心を話せる』と思うようになると，その本心を話すようになるのです」と，述べました。「一人の人間は，『分けられない individual』存在ではなく，複数に『分けられる dividual』存在である」「たった一つの，『本当の自分』，首尾一貫した，『ブレない』本来の自己などというものは存在しない」と小説家の平野啓一郎は述べています[3]。とても示唆に富んだ人間観です。彼のいう「分人」は相手により使い分けられ，自分の中で多くの分人が同居するようになるという考えです。もちろん，それほど親しくない相手とは，不特定多数の人達とコミュニケーション可能な，汎用性の高い分人が対話します。初めて会った医師と患者もそうです。そして，診療を重ねて，山あり谷あり治療を共有しながら，徐々に関係が深まっていきます。不特定から特定の相手に対応する分人ができあがるのです。特定の医師，すなわち主治医と患者の関係です。

　医師も同じく色々な患者を同時に診療しています。ずっと診療してきたAさんに相対するときの分人と，先月から診療しているBさんに相対するときの分人は似ていますが違います。初めて診療する初診の患者には，さらに違う分人が登場します。病院を離れて家に帰れば夫の分人が，親と会うときには子どもの分人が，同級生と会うときにもまた別の分人が同時に存在するはずです。患者も心を開いた医師に対する分人，研修医に対する分人，看護師に対する分人，そして夫・妻に対する分人，子どもに対する分人，仕事の同僚に対する分人と数多くの分人を抱え，生きています。

　医師が聞き届けた「死なせてほしい」という言葉も，患者の分人の一人と，この患者に相対する医師の分人との間で生まれた言葉です。ここで患者には本当の自分，首尾一貫した自己があるという人間観でこの言葉を受けとめてしまうと，医師は患者が自分に本音を話してくれたと考えてしまいます。慣れ親しんだ患者と心が通じ合ったからこそ，自分には本音を話してくれた，そして本当に死にたいほど今がつらいのだと考えるのです。しかし本来，分

人達が多く存在し，統合しながら生きているという人間観に立てば，実は患者のすべての分人が，「死なせてほしい」に同意しているわけではないと想像できるのです。

患者の「分人」と出会う

　相手に応じて話すこと，思うこと，考えることが変わるのは当然のことです。「死なせてほしい」というメッセージを受けとめて，「苦しい」と思った医師はまず，患者の分人に思いを馳せて，患者に関わる色いろな人達との対話を始めることです。看護師，家族，友人と対話を重ねて，患者の多くの分人と出会うのです。あなたという人と，患者の間には，時が流れればまた別の分人と語らうこともできるかもしれませんが，すぐには無理です。であるならば，自分以外の人達と患者のことを語り合うことです。きっとそこからは，深い人間理解や患者に対する別の観点，そして新たな対話の糸口を発見することでしょう。

　熊谷晋一郎医師はさらに，「『希望』の反対語は『絶望』ではないと思います。絶望を分かち合うことができた先に，希望があるんです」とも述べています。多くの人達で患者を語り合うことが，つまり，患者の絶望を分かち合うことになるのです。患者から「早く死なせてほしい」と言われたときは，患者に関わる人達と対話を始めてください。

◆文献
1) Morita T. Palliative sedation to relieve psycho-existential suffering of terminally ill cancer patients. J Pain Symptom Manage 2004; 28(5): 445-50.
2) 熊谷晋一郎インタビュー．自立は，依存先を増やすこと　希望は，絶望を分かち合うこと，TOKYO人権　第56号，平成24年11月27日
http://www.tokyo-jinken.or.jp/jyoho/56/jyoho56_interview.htm
3) 平野 啓一郎．私とは何か ――「個人」から「分人」へ，講談社現代新書，2012

Column

患者の苦悩に毎日向き合い続けるには

　がん，緩和ケアに関わる医療者は，多くの苦悩を受けとめ続けなくてはなりません。患者や家族は多くの苦悩を語り続けます。医療者を信頼すればするほど，多くの苦悩を率直に語り，そしてときには意見を求めてきます。医療者は，患者の苦悩に対して，自分が何か力になれないかと考えるあまり，かえって苦しくなってくることがあります。また，死にゆく患者と向き合い，彼らの話を聞き続けることに耐えられなくなることもあるでしょう。

　健康で，力のある医療者は，ときに大きな力で患者の苦悩を解決しようとしてしまいます。しかし，最近私は考えています。生老病死が人間の避けられない苦悩であるとしたら，その苦悩の対処は患者自身の大切な人生の課題です。医療者は，頼まれると断れないという，良いところもある反面，他人の人生，運命に不当な干渉をしてしまう傾向があると思います。患者，家族の苦悩と向き合い続けるのは，ときに逃げ出したくなるほどつらいこともあるでしょう。しかし，患者，家族の苦悩は彼らの大事な運命です。彼らの勉強の機会を奪ってはいけません。彼らがじっくりと苦悩できる環境をさりげなく整えることが，医療者のできることなのです。患者，家族がしっかり苦悩できるように痛みをとり，きれいで清潔な環境と身なりを整え，そして静かな時間を用意します。決して，医療者自身が何か妙案で彼らの苦悩を解決しようとしてはいけません。

　患者の苦悩に毎日向き合い続けるには，彼らの苦悩が彼らのものになるように援助することが必要なのです。

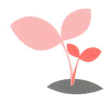

第15講 看取りの前② —死の経過

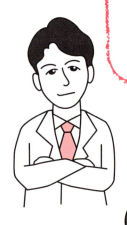

看取りが近くなると,どのように対応したらよいのかわかりません。

第15講の Point

- 患者の状態の変化を予測し,治療や家族対応を行いましょう。
- 看取りの時期にみられる症状や治療の方法には,それぞれ特徴があります。
- 看取りまでの過程を知り,家族へのコーチングを行うことが必須です。

患者の状態は毎日変化する

次に何が起こるかの予測を

　患者の看取りが近くなると，それまでうまくいっていたほとんどの治療やケアに変更が必要になります。この時期の症状や治療の仕方には特徴があります。その特徴をよく知っておくことが大切です。優れた医療者は，患者や家族の状態よりもほんの少しだけ時間を先行して物事を考えています。言い換えれば，患者や家族がどのような状態になってもある程度は「想定内の事態だ」と自覚できること，それがプロフェッショナルの由縁なのです。そして，もしも想定外の事態であれば，何が自分の予測から外れているのかを検証することで，さらに医療技術は洗練されます。ですから，血液検査や画像検査も「こういう結果になるのかな」という予測と結果を照らし合わせる必要があります。「とりあえず何が起こっているかを探索する」ための検査では，ほとんどよい気づきは得られません。たとえ間違っていても，自分なりの予想をもち，どうして自分の予測通りでないのかを検査で確かめることができれば，今までに見えなかった色々な物事が見えてくるはずです。

看取りの診断とは

　さて，看取りの時期には毎日のように状態は変化します。変化の大きな時期ですが，次に何が起こるかを想定しながら患者や家族に接することで，相手に安心感を与えることができます。

　まず，看取りの時期に入ったことは，看取りのパスである，リバプールケアパスウェイによると，**表17**の項目で診断することができます[1]。看取りの時期というのは，おおむね1週間以内に亡くなる可能性があると考えられる時期です。看取りの時期に入ったという診断は，「亡くなりゆくことの診断」ともいわれています。それまでにうまくいっていたケアや治療が，この時期になると急にうまくいかなくなることもしばしばです。大きな治療の変更，家族への説明も必要になるため，改めて患者の状態を確認することは大切です。「もしかしたら，今日はたまたま調子が悪いだけなのかもしれな

表17 看取りの時期を診断する所見

> 下記の2項目以上を満たし，かつ予後が1週間前後と予測される
> ・寝たきり状態
> ・半昏睡／意識低下
> ・ごく少量の水分しか口にできない
> ・錠剤の内服ができない

(Domeisen Benedetti F et al. Support Care Cancer 2013；21(6)：1509-17より引用[2])

い」「もしかしたら明日になれば，また以前のように調子が良くなるかもしれない」と家族も医療者も考えがちです。亡くなりゆくことの診断が早すぎれば，家族に不要な悲しみと緊張を与えます。「もしかしたら，1週間以内に亡くなるかもしれません」と説明を受けた家族は，その日から心のスイッチが切り替わります。とても緊張し，患者のいる病室や家から離れることもためらうようになり，また夜にぐっすりと眠ることもできなくなります。病院から離れて家に居るときも，急に電話が鳴り病院に呼び出されるかもしれない，自分が夜に眠っている間に大切な家族が息を引き取ってしまうかもしれないという恐れが緊張を生むようになります。

一方で，医療者が状態を過小評価し，亡くなりゆくことの診断を下さないまま看取りを迎えてしまえば，家族は心の準備ができず，生活を変える準備もできないまま看取りを迎えます。落胆だけではなく，強い怒りを感じる家族もいます。

亡くなる時期を○月○日頃と正確に言いあてることは不可能です。そこで，**表17**の所見を満たす患者の家族には，「そろそろ亡くなる時期が近いと，私は感じています」とまず伝えています。そして家族に「皆さんは亡くなる時期が近いと感じますか」と尋ねて，お互いの考えを話し合っています。案外，医療者よりも家族のほうが冷静に患者の状態を感じていることもあります。いずれにしろ，看取りの時期に入ったことを，口に出して家族と医療者が確認し合うことが大切です。

ところで**表17**の診断項目は，患者の観察のみで診断できるように構成されています。もちろん例外はあるかと思いますが，このように特異的な検査を必要としない身体徴候による診断方法は，現場ではとても有益です。他に

表18 亡くなる前の徴候

呼吸	死前喘鳴* 気道分泌過剰 呼吸のリズムが変わる* 意識の状態が落ちて，鈍くなる チアノーゼ 呼吸困難がある 呼吸の音がおかしい	精神の状態	認知機能の低下，注意力の低下 不穏* 以前のように会話できない 周囲に無関心になる
動作	身体の機能が低下する （動けなくなる） 寝たきり 起き上がれなくなる じっとできなくなる 立てない，歩けない	全身状態	臓器不全* 尿量が減る
経口摂取	飲めない* 食べられない 食べ物が摂取できない* 水分，食べ物を拒否する 薬の内服ができない 嚥下困難*	皮膚，表情	大理石模様の皮膚になる* 四肢の冷感* 皮膚の色調の変化 青白い皮膚 頬がこける 皮膚がまだらになる 表情が変わる 鼻と口の周りが蒼白になる*
意識の状態	不可逆性の意識の低下がある* 昏睡*	その他	医療者の亡くなるという直感* 家族の亡くなるという直感

＊ 頻度が高いと252人の専門家が判断した項目

(Domeisen Benedetti F et al. Support Care Cancer 2013；21(6)：1509-17を著者翻訳，改変[2])

も，患者の状況から死が近づいていると判断できる徴候をまとめた，いくつかの研究があります。それらを**表18**にまとめます。

看取りの時期にみられる症状と対応

まず投与ルートを見直す

看取りの時期になってからよくみられる症状は，痛み，呼吸困難，せん妄，気道分泌過剰（死前喘鳴）です。看取りの時期には，患者の多くが内服のできない状態であるため，薬物の投与は経静脈的か，持続皮下注射で行う必要

があります。静脈ルートの持続的な確保が難しい患者がほとんどです。細くなった血管に静脈ルートを確保し続けることは，患者，家族，医療者すべてにとって大きなストレスとなります。医療者が常時そばにいることのできない在宅療養中の患者なら，なおさらのことです。そこで，海外でも日本でも，小型の電池式携帯型シリンジポンプで持続皮下注射が行われています。病院でも在宅でも実施可能です。この持続皮下注射ができるかどうかで，看取りの時期の治療の善し悪しに大きく差が出ます。

　すべての薬剤投与を坐薬にすることももちろん可能ですが，坐薬は持続皮下注射と違い，想像以上に危険な方法だと考えています。特に，鎮静薬を坐薬で投与する場合には，中止ができません。持続皮下注射であれば量が多いと判断すれば，減量，中止が可能です。この時期の家族は気持ちが揺れています。「やはり薬の投与はやめたいと思います」と申し出があっても，坐薬では中止は不可能です。一度投与された薬剤を回収することはできません。

　坐薬にはルートの必要がない簡便性もあり，医療者にとっても特別な準備が要らないので，利点があることは確かです。しかし，私は在宅の現場で治療をする中でいくつかの経験を経て，坐薬の危険性を感じています。鎮静作用のある坐薬を，医師や看護師の指示で家族が使用し，その直後に患者が息を引き取ったという状況があったとします。坐薬と死亡には医学的に因果関係がないと医師が断言したとしても，患者が亡くなったことに関与したという家族の罪悪感は払拭されるでしょうか。私は，臨床の実践の中で，家族にこのような思いを残してはならないと強く考えているため，必要な患者には躊躇せず持続皮下注射を実践しています。

痛みの対応

　痛みにはオピオイド（モルヒネ）が投与されることがあります。過去の研究から，最後の3日間に，中等度から強度の痛みを半数の患者が経験したことが遺族調査でわかっています。適切な痛み治療，緩和ケアを受けている患者には，亡くなるまでほとんど苦痛がないとも報告されていますので，痛みは亡くなるまで十分に緩和可能です。多くの患者と家族は，「亡くなる

前には大変な痛みで苦しむ」と思っているのですが，私の経験でも，亡くなる前に痛みが大きな問題になることはそれほど多くありません。亡くなる過程の中で意識が低下しつつあり，コミュニケーションがとれなくなった患者の痛みや苦痛をどのように医療者が評価するかという課題もあり，表情や仕草から苦痛を推測し，評価する方法が提案されています。それまでの経過を見直すことで，患者の痛みを家族も医療者も推測することができます。

呼吸困難の対応

呼吸困難に対しては，酸素投与が行われることもあります。看取りの時期の患者は，筋力低下，るいそうから，胸郭の呼吸運動が低下し，その結果として酸素飽和度が必ず低下します。しかし，このような状況の患者は呼吸困難を自覚しておらず，苦しんでいないことがほとんどです。したがって，「息が苦しい」とはっきりと話さない患者の，酸素飽和度を上昇させる目的のみに酸素投与を行うことは勧められません。また，看取りが近い状況での，呼吸困難に対するモルヒネの投与は相当注意が必要です。現在，がん患者の呼吸困難にモルヒネが有効とされる複数のエビデンスがありますが，この解釈には注意が必要です。その対象となっているがん患者は，外来通院が可能な比較的状態の良い患者がほとんどです。寝たきりで，呼吸の状態も不安定になっている患者に対するモルヒネの投与は，危険を伴います。私も経験的にモルヒネを投与することはめったにありません。むしろ抗不安薬を短期的に使用することがほとんどです。それでも頻呼吸があり，冷や汗でびっしょりになり，起坐呼吸をして，はっきりと「苦しい」と訴える患者には，モルヒネの持続皮下注射を少量から始めます。具体的には，モルヒネ塩酸塩を1日量で5mgから使用します。

せん妄の対応―痛みよりつらいことも

せん妄は，終末期がん患者の85％と，多くの患者でみられます。せん妄とは，身体疾患が原因で起きる精神状態の変化をいいます。身体の調子が悪くなれば，考える力を失うのは当然です。看取りが近い状況では，ほとんど

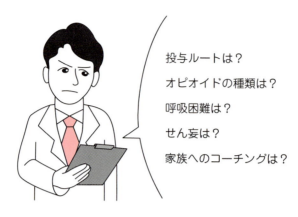

の患者が歩けなくなります。つまり身体機能が低下します。そして足が動かなくなるのと同じように，考える力も失われてしまうのです。元来せん妄は，外科手術後や集中治療室で状態の悪い患者が一過性の不穏状態となることを指します。そして，身体の状態が回復するにつれて，せん妄も回復します。しかし，がん患者が看取りの時期に体験する終末期せん妄は，がんの進行により発症するため，回復する見込みはほとんどありません。終末期せん妄は回復しないことを前提にして，治療や家族ケアを行う必要があるのです。

　終末期せん妄は，興奮，幻覚が特徴的な「過活動型」と，意識の抑制があり，うとうとと眠っている時間が長くなる「低活動型」に区別されます。実際には，その両者が時間とともにみられる「混合型」がほとんどです。低活動型のせん妄は，看取りに向かう臨死期の患者にとっては平穏に経過していくように周囲からは見えるため，治療対象となることはまずありません。したがって，終末期せん妄は過活動せん妄を回避し，低活動型せん妄の状態に誘導する，つまり「穏やかさ」を取り戻す治療が目標となります。そのために，抗精神病薬の投与や鎮静が行われます。穏やかに亡くなることができない患者のほとんどは，このせん妄による不穏が強いためです。鎮静の対象となる症状で一番多いのがせん妄です。

　私もホスピスで10年働きました。働く前は，ホスピスとはきっと，苦痛は緩和され，痛みもなく穏やかに過ごす所なんだろうと考えていました。し

かし，全くそうではないということがすぐにわかりました。痛みは確かに緩和されるのですが，せん妄による不穏はときに痛み以上につらい症状となって，患者と特に家族を苦しめます。過活動型の不穏，興奮も家族にとってはつらいことですが，ずっと眠ったままで意識の状態が低下した低活動型のせん妄も，会話，コミュニケーションの機会を奪われるので，家族にはつらい体験なのだということもよくわかりました。しかし，せん妄は，がん患者の亡くなりゆく過程においては避けることができない問題であることを骨身に染みて理解しました。家族には，せん妄状態を経て人は亡くなるということを伝え，せん妄になった患者との付き合い方を指導する，教育的な介入を充実させることで対応しています。

気道分泌過剰（死前喘鳴）の対応

　気道分泌過剰（死前喘鳴）は，「死が迫った患者において聞かれる，呼吸に伴う不快な音」で，唾液や気道に蓄積した分泌物によって起こります。「意識が低下して，自分自身の唾液が飲み込めない」ことに関連するといわれています。死前喘鳴は，診断と治療が重要です。そして，それを観察した医療者が，死前喘鳴を知っているかどうかが，患者の苦痛緩和の度合いに反映されます。つまり，医療者が死前喘鳴の存在を知らなければ，不用意に喀痰吸引を繰り返す結果となります。そして，吸引は看取りの時期にある患者に最も強い苦痛を与えます。穏やかに眠っている患者も吸引の苦痛には顔をゆがめ，その力を失った手でどうにか吸引のための管を払いのけようとします。

　治療としては，抗コリン薬であるブスコパン，ハイスコ（注射薬），また代替薬としてアトロピン点眼薬の舌下投与やハイスコ軟膏（特別に薬局で製剤してもらっています）の塗布をしています。施設や在宅といった，注射薬が常備しにくい現場では，点眼薬の舌下投与や軟膏塗布は有用です。しかし，抗コリン薬はせん妄，不穏を悪化させる副作用もありますので十分な注意が必要です。

看取りまでの過程

家族へのコーチングが必須

　家族は看取りまでの過程を知っているのでしょうか。今まで医師として家族に向き合ってきた経験からいうと，ほとんどの家族が看取りまでの過程を知りません。たとえ，今までに看取りの介護経験がある家族でも，医療者から詳細に看取りまでの過程を教えられていないため，経験に偏った知識しかありません。そこで看取りに際しては，家族に対するコーチングが必須であるということがわかりました。現在，社会の中で看取り，死の過程を家族に教育できるのは近所のお年寄りや僧侶ではなく，医療者なのです。患者の死を通じて，家族も死にゆくことがどういうことなのかを学ぶ最初の機会になるのです。医療者は家族の学びを助ける必要があります。

　まず医療者は，亡くなりつつある患者に起こる現象を知っておく必要があります（**表19**）。この時期の家族は，大切な人，患者の状態が刻々と変化

表19　亡くなる直前に現れる身体所見

徴候	特徴	死亡前に徴候が現れた時間 平均／中央値（標準偏差）
死前喘鳴	咽頭部でごろごろと音を立てながら呼吸をすること。吸引しても痰や唾液が多く引けるとは限らず，かえって吸引が患者の苦痛を高める。	57／23 時間前（82）
下顎呼吸	呼吸と共に下顎が動く呼吸の仕方。聴診では胸部から呼吸音がほとんど聴取されないことが多い。	7.6／2.5 時間前（18）
四肢のチアノーゼ	四肢末端から，循環不全を示す色調の変化がみられること。	5.1／1.0 時間前（11）
橈骨動脈の脈拍が触知できない	循環不全の結果，血圧が低下し，手関節部での脈を触知できなくなること。このようなときでも頸部や鼠径部の脈拍を触知できることもある。	2.6／1.0 時間前（4.2）

（Morita T, et al. Am J Hosp Palliat Care 1998；15(4)：217-22 より引用[3]）

図8 亡くなる自然な過程を説明したパンフレットの例

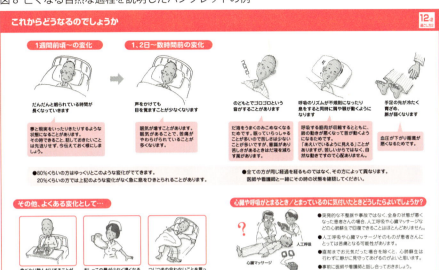

(厚生労働科学研究 がん対策のための戦略研究. 看取りのパンフレット, pp.3-4 より引用[4])

するに従って，強い不安と苦痛を感じるようになります。その苦痛は，患者の苦痛よりも大きいことがほとんどです。したがって，看取りのケアを洗練するには，まず家族の苦痛に十分対応することが必要となります。私の経験では，患者2：家族8の割合で労力と時間を必要とします。看取りが近くなるにつれて，診察時間もそのほとんどは家族への対応に費やします。患者自身が在宅での看取りを希望していても，医療者が家族の苦痛に十分に対応していないと，看取り直前の緊急の入院が必要となるかもしれません。

家族に対するコーチングとは，看取りの時期の患者の変化を教えた上で，患者の看病の仕方を指導することです。看取りの経験の少ない家族は，「自然な亡くなり方」がどういうものなのか全く知りません。もしかすると看取りの経験の少ない医療者も「自然な亡くなり方」がどういうものなのか，詳細に理解できていない可能性があります。

看取りが近づいたときの説明には，パンフレット（**図8**）のような補助的

なツールを用いて，看取りの時期に起こる患者の変化を，具体的に家族に教える必要があります。多くの家族は，「これから何が起こるのか知りたい」と考えているのです。日本の遺族調査でも，家族は，看取りの時期の患者について「これから起こることを具体的に知りたい」と考えているのがわかっています。

具体的なケアの方法とは，患者の手を握る，意識がないようにみえても患者は聞こえていると考えて声をかける，食事ができなくなった患者に綿棒や氷片を活用して水を口にしてもらうことなどです。また，毎日の着替えやおむつの取りかえ方を教えることも大切です。患者のケアができるように，医療者が家族のコーチをするのです。患者と家族がふれあうことによって，確実に何かが変わっていきます。

医療者に求められるふるまい

そして，看取りが訪れたとき，医療者は何をしたらよいのでしょうか。そのような臨床での実践的な教育はほとんどなく，またどのような医療者の行為が家族にとって望ましいかは，医師や看護師の間で伝承された技能によります。まず死亡確認は，医師法で医師の業務として定められています。脳死判定を除く，一般的な死亡は慣習的な三徴候，すなわち「呼吸の不可逆的停止」「心臓の不可逆的停止」「瞳孔散大（対光反射の消失）」で判定します。実は，これらの死の定義や死亡の確認の手順は，特定の法律で定められたものではありません。さらに日本の病院では，慣習的に心電図の平坦化を確認することも多いのですが，心電図の平坦化は死亡確認において，必須な条件ではないのです。したがって，通常の死亡確認に，心電図モニターが必要である根拠は全くありません。

また遺族は，患者の臨終に立ち会いたいと思っている家族全員が揃ってから，患者の死亡確認を行うことが望ましいと私は考えています。臨終のときに家族の望む医療者の対応として，「家族の労をねぎらう」「家族全員が揃ってから死亡確認をする」「家族が十分に悲嘆できる時間を確保する」ことが求められています[5]。上記のように，死亡の定義は明文化されていない

ため，特に病死の死亡時刻の決定は，医師の裁量に委ねられているともいえます。看取りの瞬間に医師が立ち会っていなかった場合には，家族の話を聞いて死亡時刻を決定しても構いません。本来は死亡確認時刻ではなく，死亡時刻を死亡診断書に記入することになっているからです。例えば，がんの診療中の患者が在宅で死亡したとき，*以前から診療中の患者であれば死亡診断をしても構わない*[6]とありますので死亡診断書を発行できます（ただし死亡の原因が診療に係る傷病と関連していないときは死亡診断をしてはいけません）。しかし，医師の到着以前に患者の呼吸が停止していた場合は，医師は家族や看護師などの話を総合して判断し，患者の「死亡時刻」を決定し診断書に記入します。そして医師は，自分自身で目の前の患者の死亡を三徴候をもって確認します。この時刻を「死亡確認時刻」としてカルテに記載します。この辺りは，全国的にも混乱しています。*診療中の患者であって，死体に異状がなければ，死亡診断の24時間以内に診察を実施していなくても，死亡診断書を発行しても構わない*のです[6]。

　心電図のモニターが平坦になった瞬間に，家族が間もなく到着するのも待たずに，死亡を宣告する必要はありません。臨終に立ち会えなかった家族にとっては，その後の自責感はとても大きなものとなります。「死に目に会えなかった」という思いを残してまで，根拠のない慣習的な死亡診断にこだわる医師が多いことに驚いています。

　看取りのケアを実践するにあたっては，まずすべての患者に対して行うべき標準的なケアと治療があります。この標準的なケアと治療については，本項で述べた症状緩和，家族へのコーチング，死亡確認が必要事項です。なかなか系統的な教育を受ける機会のない分野ですが，看取りのケアに従事するすべての医療者は，この標準的な看取りのケアや，この時期に必要な治療について習熟することが必要であると最後にもう一度強調しておきます。

◆文献

1) Ellershaw J, Ward C. Care of the dying patient: the last hours or days of life. BMJ 2003; 326(7379): 30-4.
2) Domeisen Benedetti F, Ostgathe C, Clark J, et al; OPCARE9. International palliative care experts' view on phenomena indicating the last hours and days of life. Support Care Cancer 2013; 21(6): 1509-17.
3) Morita T, Ichiki T, Tsunoda J, et al. A prospective study on the dying process in terminally ill cancer patients. Am J Hosp Palliat Care 1998; 15(4): 217-22.
4) 厚生労働科学研究 がん対策のための戦略研究. 看取りのパンフレット「これからの過ごし方について」, pp.3-4.
http://gankanwa.umin.jp/pdf/mitori01.pdf
5) Shinjo T, Morita T, Hirai K, et al. Care for imminently dying cancer patients: family members' experiences and recommendations. J Clin Oncol 2010; 28(1): 142-8.
6) 厚生労働省. 平成27年度版死亡診断書（死体検案書）記入マニュアル, 2014
http://www.mhlw.go.jp/toukei/manual/

Column

エンゼルケアに関すること

　亡くなった後のケアは，宗教や文化の配慮が必要といわれています．日本では多くの方は特定の信仰がないか，葬式仏教ともいうべく，亡くなってからの様式として仏教の信仰をもっている方がほとんどです．日本で行われているエンゼルケアは，世界的にはやや特異的なケアで，看取りのケアの一部として医療者，特に看護師の役割が大きいことを以前報告しました[1]．私も研修医の頃は，自分が診療していた患者の死後の処置，エンゼルケアを看護師と一緒に行うよう，指導医に厳しく教育されました．とてもよい教育だったと思います．以前，農村地区で往診にあたっていたときも，真夜中に自分だけで高齢者のエンゼルケアをしたこともありました．

　この医療者の不思議なケアであるエンゼルケアは，宗教の影響よりも日本の習俗の影響を受けており，地域によってもケアの方法は異なります．エンゼルケアの担い手は看護師であることが多く，死化粧の方法や着物の着付けなど技術の腕を磨いています．映画「おくりびと」でも有名になった死後の処置ですが，とても崇高で敬虔的なケアだと思います．

◆文献

1) Shinjo T, Morita T, Miyashita M, et al. Care for the bodies of deceased cancer inpatients in Japanese palliative care units. J Palliat Med 2010; 13(1): 27-31.

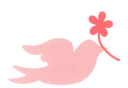

3学期
コミュニケーション

《3学期》コミュニケーション

第16講 コミュニケーション①
― 緩和ケアって何？

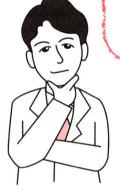

患者に「緩和ケアって何をしてくれるところなの？」と聞かれたときにうまく答えられません。

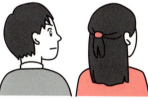
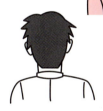

第16講の Point

- 「借り物の言葉」で緩和ケアを説明しても，患者には伝わりません。
- 患者の事後的なニーズに応えるのではなく，定期的な介入をもちましょう。
- 毎回の何気ない「おしゃべり」から浮かび上がるニーズが，その患者にとっての緩和ケアになります。

緩和ケアを説明するのはむずかしい

借り物の言葉では伝わらない

　以前の病院に勤務していたときにも，何度も患者から聞かれました。「緩和ケアって結局何なの？　何をしてくれるところなの？」と。一言でうまく答えることもできない質問でした。どう説明したらよいのか，ずっと考えを巡らせていました。また，「緩和ケアチームあります」の案内を病棟に貼っておいても，「あの，私，この緩和ケアチームという方々の診察を一度受けてみたいのですが」と実際に尋ねてくる方はほとんどいらっしゃいませんでした。以前，ある患者会の勉強会で講義の時間をもちました。そのときにも，緩和ケアが何かを伝えようと試みましたが，結局言葉はよどみ，うまく皆さんに伝えることができず，不十分な内容になってしまいました。

　自分が10年以上も取り組んできた緩和ケアを，どうして自分の言葉で相手に伝えられないのか。緩和ケアって，一体何なのでしょうか。

　もちろん，Wikipediaの解説や，WHOの声明のような「借り物の言葉」で説明することは私にもできます。例えば，「生命を脅かす疾患による問題に直面している患者およびその家族の，QOLを改善するアプローチである」とか，「疾病に伴う苦しみを和らげたりするものであり，痛みその他の身体的問題，心理社会的問題，スピリチュアルな問題を早期に発見し，的確なアセスメントと治療を行う」といった説明です。

　どなたかの講義や講演を聴いても思うのですが，こういう「借り物の言葉」で何かを語ると，まず聴衆は一瞬で悟ります。この人は自分の身で体験したことを話しているのではなく，頭の表層で記憶したことを話していると。「借り物の言葉」で語るときの違和感はすぐに人に悟られてしまうのです。話し手自身が頭で緩和ケアを理解しているつもりでも，話している言葉に自身の経験からにじみ出てくるような，いわば身体実感がないことを人は敏感に察知します。そして患者，家族は，医療職よりもさらに敏感であると私は自分自身の経験から感じています。どうやら私が「緩和ケア」をうまく話せない理由はこの辺りにありそうです。

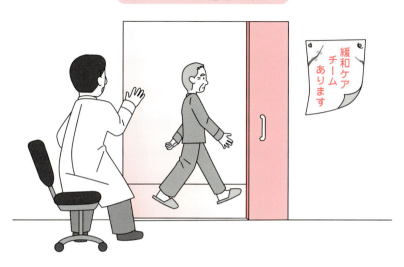

患者ニーズにかかわらず定期的な介入を

緩和ケアは自分に関係ない

　お腹が痛いから内科，歯が痛いから歯科，怪我をしたので外科，足をくじいたので整形外科，かゆみがあるので皮膚科という患者のニーズに対応するやり方では，緩和ケアの提供はうまくいきません。緩和ケアの看板を外来に掲げて，ただ患者が来るのを待っていても誰も来ません。それは緩和ケアが嫌われているからだけではありません。患者にとっては自分と緩和ケアの関係がわからないからです。そして，関係がわからないだけではなく，緩和ケアに対して悪いイメージをもっており，「緩和ケアに紹介されるということは，もう先が長くないということだ」「緩和ケアに通っている患者は自分とは違いもっと具合の悪い患者だ」と思っています。

　そんな自分にとっての緩和ケアを探している最中に，最近のキーワード，早期からの緩和ケア（early palliative care）という言葉に出会いました。

図9 早期からの緩和ケアを受けた群と，通常のケアを受けた群の生存曲線

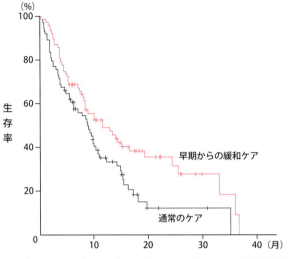

(Temel JS, et al. N Engl J Med 2010;363(8):733-42 より引用[1])

　これは最近 New England Journal of Medicine に掲載された論文でとても有名な言葉となりました[1]。

　その論文では，肺がんの患者に定期的な緩和ケアを提供するとQOLが向上し，うつが軽減される。また，無用な化学療法が中止できることがわかりました。そして，緩和ケアを適切に受けると延命されるという結果が報告されていました（**図9**）。この定期的に緩和ケアを受けると延命されたという箇所がよく紹介されています。

　しかし，繰り返し紹介されるこの生存曲線よりも，私が一番はっとしたのは，彼らがどういう実践を緩和ケアとよんでいるかということです。彼らの考えている緩和ケアとは何なのか。「借り物の言葉」ではない，臨床現場の臨場感が，この論文の本当の価値なのだと悟りました。タイトルの「早期からの緩和ケア」を見たときには，ああ，また新しい造語を作り，自分たちの活動を誇張しているのかなと思いましたが，中味を読み，また実践の動画を見てはっとしたのです。

「早期からの緩和ケア」論文の本質とは

　この論文の一番の肝は，定期的に一定時間，外来でカウンセリングをすることです。この研究では，定期的にカウンセリングに来てもらう群と，用事があったら来てもらう群に分けているのです。すると，定期的にカウンセリングに来ていた群に，様々な面でよい効果があったという結果でした。

　この研究をみて最初にはっとしたのは，患者のニーズの有無にかかわらず，定期的に診察を予定することが，まず緩和ケアを提供するうえで重要なのだということでした。患者が「緩和ケアに行って診療を受けよう」と自分から足を運ぶのはあまりないことです。ですから，医療者が患者と会う日を先に決めてしまうのです。まるで緩和ケアの押し売りですが，患者が緩和ケアを受診したいという意思のみを尊重していては，必要な介入は遅れていくのです。

　また，緩和ケアを紹介する側も，その目的や得られる益を説明してから紹介しようとするとかえって紹介の時期は遅れ，結果としてよい緩和ケアの介入はできないかもしれません。つまり，患者に「緩和ケア」が何であるのかを説明し，患者が納得した上で自分の意思で受診するやり方では紹介は遅れてしまうのです。そして，それは結局患者の不利益になるのです。

　今，私のクリニックには色々な方が紹介されてきます。「緩和ケアを受けるように言われてきました」という方はおらず，「家の近くに，かかりつけの医者がいるほうがいいって言われました」と半信半疑の顔をしていらっしゃいます。でも，この方法が一番よい「緩和ケア」への紹介の仕方なのかもしれません。

今の啓発方法では何も変わらない

　緩和ケアへ紹介する側，緩和ケアを提供する側，双方とも，きちんと患者，家族に「緩和ケア」とはどういうものであるかを説明したい，「緩和ケア」が何であるかを市民レベルで啓発したいと思っていることでしょう。しかし，その考えを捨てない限り，緩和ケアは実際に苦しんでいる患者や市民には伝わらないと，最近は考えるようになりました。

緩和ケアを啓発する上で，ピンクリボンやオレンジバルーンのように何かアイコンを用意し，緩和ケアをわかりやすく相手に説明する心ある医療職の努力はわかります。しかし，「借り物の言葉」で語りかけ，安心と癒しを前面に押し出して啓発しても，恐らくこの先何年経っても緩和ケアの活動も，患者，家族の行動変容もできないと私は直感しています。「緩和ケア」を市民の頭の中に日本語として登録することは可能でしょう。しかし患者，家族のニーズに対応するという前提で行われている今の方法では，結局，紹介は遅れて，亡くなる前1カ月以内の晩期からの緩和ケア(late palliative care)しか実践できないと考えています。

緩和ケアの提供のコツ

「おしゃべり」の中からニーズを探す

　私は長い間，緩和ケアとは何か，どうしたら患者，家族に緩和ケアを提供できるのかを考え続けています。そして，自分は患者にとって何を為す者なのか考え続けています。つまり，私にとって緩和ケアが何なのかを追求することは，自分自身のアイデンティティを問い続けることにも等しいのです。最近は，病院勤務時代よりも意識しながら在宅で患者の生活，暮らしを現場で一緒に考えるようになったことで，以前よりも緩和ケアの提供のコツがわかってきました。

　そのコツとは，「緩和ケア」を提供することよりもとにかく定期的に患者とコンタクトし，生活の中で患者のニーズを一緒に探索することなのだと思います。言葉にしてしまえば，何とも平凡な話なのですが，患者との会話の始まりは例えばこうです。

　「この1週間どんな感じでしたか。良い話と悪い話を教えてください」

　良い話は，患者自身のプライベートな楽しみや，家族と共に取り組んでいる生活の中での工夫，例えば食べ物の工夫や移動の工夫です。悪い話とは，病気の症状や悩んでいることです。この話し合いを糸口に色々なことを語り合います。話し始めて10分も過ぎると，話は横道に逸れ，治療とは直接関

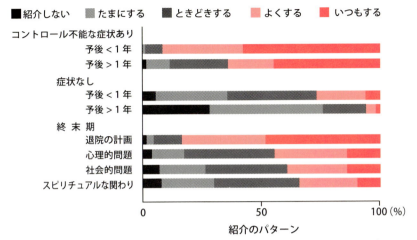

図10 カナダの腫瘍専門医が，患者を緩和ケアに紹介するパターン

(Wentlandt K, et al. J Clin Oncol 2012；30(35)：4380-6 より引用[3])

係のない会話になります。そう，「おしゃべり」です。そのおしゃべりの中から，大事な緩和ケアのニーズが自ずと生まれてくるのです。そして，おしゃべりを通じて患者の毎日を話し合ううちに，お互いが意識しなくても自然に緩和ケアが提供されるのだと最近は思うようになりました。この「おしゃべりを定期的に続ける介入」が，早期からの緩和ケアの本質だと思います。そういうコンセプトで私は今，外来と往診を中心に活動を続けています。

緩和ケアは「場」から生まれる

ホスピスや緩和ケアへの紹介が「早い」「ちょうどいい」「遅い」という評価を遺族に尋ねる研究が数多くありますが，その多くは「遅い」という結果です[2]。その理由として，紹介する側が予後が短い患者ばかりを緩和ケアに紹介するからだといわれています（**図10**）[3]。また，症状がコントロールできない予後の短い患者以外はなかなか緩和ケアに紹介されないことから，患者，家族さらには医療者のニーズに対応していたら，緩和ケアの提供はいつも遅れてしまうのです。

緩和ケアは，提供しているうちに，ああ，こういうことを求めていたの

だと患者と家族はあとから気がつき，医療者も，ああ，こういうことに対応したらよかったのだと気がつくのです。先に述べたように私は，緩和ケアが何かということを，あらかじめ患者や家族に説明しても全く意味をなさないと思っています。患者，家族が具体的にしてほしいこと，助けてほしいこと，つまりニーズをすでに持ち合わせていて，そのニーズを緩和ケアの医療者が満たしてくれる，そんなわかりやすい売買のようなことは現実にはまず起こらないのです。緩和ケアのトレーニングを受けた医療者と，患者，家族の間に化学反応が起きる現象，それが緩和ケアということです。これが個別性の高い緩和ケアが理解されにくい一番の理由だと思います。また，他の医療分野とも大きく異なる点なのだと思います。

医療コミュニケーションと接遇のテクニックとしてのラストクエスチョン「何か心配事はありますか」と優しく患者に問いかけることだけでは，緩和ケアはうまく提供できません。なぜなら繰り返し述べてきたように，患者が最初から満たされないニーズを具体的にもっていると医療者が考えることが，緩和ケアの提供を最も難しくするからです。無目的な対話，おしゃべりをしている中に，ふと助言できる心配事が浮かび上がってくる，そんな対話ができる場を作り，雰囲気を作るアプローチが「緩和ケア」なのであろうと最近は思っています。

◆文献

1) Temel JS, Greer JA, Muzikansky A, et al. Early palliative care for patients with metastatic non-small-cell lung cancer. N Engl J Med 2010; 363(8): 733-42.
http://www.nejm.org/doi/pdf/10.1056/NEJMoa1000678
2) Morita T, Akechi T, Ikenaga M, et al. Late referrals to specialized palliative care service in Japan. J Clin Oncol 2005; 23(12): 2637-44.
3) Wentlandt K, Krzyzanowska MK, Swami N, et al. Referral practices of oncologists to specialized palliative care. J Clin Oncol 2012; 30(35): 4380-6.

緩和ケアを提供する仕掛け作り

　「緩和ケア」(かんわけあ)のジョークに,「棺桶屋」(かんおけや)と聞き間違われるという話があります。そんなの嘘だろうと私も思っていましたが,一度だけ難聴のあった男性の方に,「緩和ケアのしんじょうです」と話したら,「なに! かんおけや! そんなものに用はないわ,早うどっかへ行け!」と怒鳴られてしまいました。相手は自分の状態にとても敏感になっています。新しい医師がやって来るというだけでも,不快に感じる患者は多いのです。緩和ケアをうまく提供するには,さりげなく患者の支援を始めることが大切です。

　例えば,外来通院中の方なら,主治医の診察室に伺い,主治医から紹介してもらい,医師二人と患者,家族のいる場で診察を行うという方法もあります。この場合,主治医が目の前で自分を紹介してくれるので,患者も安心な様子でした。また,緩和ケアと名乗らず「内科の新城です」と自己紹介し,対応を始めることもありました。

　さらに大切なことは,緩和ケアへの紹介のシステム作りではなく,病院の医師,看護師から「緩和ケアに頼むと色々なことを助けてくれる」と思ってもらえる雰囲気作りです。私は緩和ケアの医師として,まず紹介をしてくれた医師と看護師の助けになることを第一に考えていました。彼らの苦悩を軽減することが緩和ケアの第一歩だと考えていたのです。

第17講 コミュニケーション②
—がんの告知

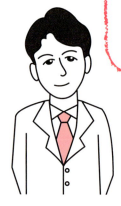

患者に「がんである」ことを伝えるのに躊躇します。どのように伝えたらよいのでしょうか。

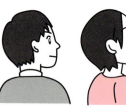
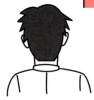

第17講の Point

- がん告知には，その時代の倫理観が反映しています。
- 現在は，患者が治療を自己決定しなくてはいけない時代です。
- 相手の心に準備ができたのを確かめてから対話を始めましょう。

がん告知はどう変遷してきたか

　いわゆるがん告知の問題は，私が医者になってから20年足らずの間に随分と変わってきました。その時その時，がん告知とはこういうものだと信じていたやり方が，短い間に変わっていくことを体験してきました。今振り返って考えると，がん告知にはその当時の倫理観が反映していると思います。人は普段感じている倫理観を，不動のものであると考えがちです。しかし，本当は倫理観というものは固定しておらず，その時代の考え方のトレンドであるとつくづく感じます。

　以前は，がん告知を躊躇する医師がたくさんいました。しかし今は，医師のあまりにも躊躇のない告知に，患者，家族は面食らい，またとてもショックを受けています。がん告知に限らず，医師と患者のコミュニケーションは，これまでもこれからも大きな課題です。そこで，私が医者になってから今までの間，医師と患者のコミュニケーションがどう変遷してきたかを振り返ってみたいと思います。

1996年（平成8年）パターナリズムの時代

死なせるわけにはいかない

　時は，1996年。バブルも終わり90年代も後半に差しかかった頃でした。日本もまだ本格的な不況ではなく，すべての物事は今から少しずつでも上向きになると皆が信じていた頃でした。そんなときに私は，大学を無事卒業し医師として最初の一歩を踏み出しました。当時は脳神経外科医を志していたので，まずその修行を始めることにしました。大学病院で数カ月，初期の研修医修行をした後に，医師が足りずに困っていた海辺の病院へと私は赴任しました。

　仕事にも慣れつつあったある日，一人の脳腫瘍の患者が入院してきました。検査を済ませ，手術も無事終わりました。無事に退院し，そして外来に通院するようになりました。半身が不自由になる麻痺はありましたが，どう

にか工夫をしながら毎日を過ごしていました。手術からしばらくして，その患者は肺炎で入院しました。脳の病気とは全く関係がないのですが，今までの医師‐患者関係を重視して脳外科に入院してもらい，内科の医師に相談しながら治療をすることになりました。当時の私の母校の教育は，「一人の患者には一人の主治医。主治医ができる限り対応していく」というもので，筋の通った指導でした。手術，外来を担当している患者の不調は，どのような状況であっても，その患者を一番知っている主治医がまず対応するというのが常でした。夜間に他の医師が当直中でも，患者が来ればその主治医に必ず連絡があるという，労働としては過酷な状況でした。

　さて，肺炎で入院した患者の病状は残念ながら悪化していきました。よろけながらも歩けていた状況から，寝たきりとなりました。現在のようにベッドのマットが十分ではない頃でした。褥瘡（床ずれ）もでき，その呼吸は徐々に弱ってきました。息の状態がさらに悪くなったとき，患者，家族に「挿管して，人工呼吸をします」とだけ告げて処置を始めました。人工呼吸器で規則的に息をする患者は，肺炎の回復がないまま鎮静剤でずっと眠っている状態でした。そして数日後，「ずっと管を入れたままでは対応できないので，気管を切開します」と家族に伝え，その日に喉を手術しました。患者は，その後もしばらく意識のないまま人工呼吸器につながれ，そして褥瘡の処置を定期的に実施しながら1週間も経たない頃，心臓が止まろうとしていることが，その身体に装着した電極からモニタに映し出されました。呼び出された指導医と私は，救急用のワゴンを看護師と共に部屋に持ち込み，ありとあらゆる薬剤を投与し，そしてその心臓が止まると，かわるがわる心臓マッサージを始めました。すでに身体は命の気配を失いましたが，それでも指導医の「もういい」と絞り出すような声を聞くまでは，「死んだ身体に心肺蘇生」を続けました。そして，部屋の外で待っている家族を部屋の中に呼び入れて，指導医は処置の興奮が残る表情で，「○時□分，ご臨終です」と家族に目も合わせず告げました。

　この頃私が勤務していた病院では，特に外科系の医師は，自分の手術した患者に対する責任感は強く，たとえ手術した疾患と関連がなくても，「死

なせるわけにはいかない」と，ありとあらゆる治療を行っていました。患者の状態が悪くなることに強い自責感を感じる結果，この患者に対する治療のように過剰な対応が常でありました。山崎章郎がかつて『病院で死ぬということ』で書いた，過剰な心肺蘇生が家族や本人の同意なく開始されることが常でした。「死を忌避し，医学の腕力を100％信じる」時代ともいえました。まだ病院にも，終末期医療とか緩和ケアという言葉は全く知られていませんでした。

　研鑽の毎日，考えるより動けという医師としての訓練の最中，終末期の患者にどう接するべきかを熟考するよりも，目の前の患者の状態を瞬時に把握し，次に何を為すかを徹底的に訓練していました。どんな道具を使い，どんな薬を使い，どんな処置をするのか。医師が実行できるすべての手段が尽きたときに，やっと患者は死ぬことが許される。そこに対話はなく，医師から患者，家族への一方向の通知しか存在しませんでした。治療が終了し，様々な薬の空き瓶や点滴の山，乱れた衣服と布団を我に返って眺めたときに，本当に人の最期はこんな雑然とした状態でよいのだろうかと気になりました。

　しかし医師として未熟な私は，自分の違和感をどう処理したらよいのかわからず，ただこういう雑然とした終末期の現場に自分が居合わせないように，患者を救う方法の研鑽を続けようと決意するのみだったのです。医師から患者へのパターナリズム（父親的温情主義）が，責任感の強い医師の心を支える柱だったと今も思います。

2000年（平成12年）マターナリズムの時代

亡くなるまで嘘を続ける

　1年半ほど奮闘した脳外科医の生活を自分自身の心身の疲労のため断念した私は，病院で大変お世話になった看護師（内科病棟の師長さん）の助言もあり，内科に移ることとなりました。そして，農村部の病院で内科医として新たなスタートを切りました。ここでは自分の専門を定めて仕事をするような働き方はできず，あらゆる疾患の方々を診療することになりました。ある

日,外来に,検診で胸部のレントゲン結果に異常がみつかった方がやってきました。レントゲンを一目見るとがんであろうことは容易に予測できました。私はその方に,「もう少し検査をしましょう。そして,来週また検査の結果をお話します」と伝えました。CTの検査は即日完了し,やはり進行した肺がんであることがわかりました。

当時は,まだがんを「告知しない」,特にがんの病名をはっきり告げることに躊躇のある時代でした。もちろん,病名をきちんと伝えてこそ,医師と患者の信頼関係は構築されます。つらいことでもきちんと向き合って話し,そしてつらい治療に臨むという医師もいました。しかし農村部の病院では,まず家族を病院に呼び,結果の説明をすることがほとんどでした。私も指導医に倣って,診療が終わった日暮れ時に家族だけを呼び出しました。内科外来のベテラン看護師は心得ており,「どうかご本人には内緒でいらしてください」とやや暗い,まるで悪企みをするような声で家族に電話をしてくれました。

そしてこの家族と対面し,検査の結果,肺がんであること,進行していること,治療の方法がかなり限定されることを話しました。やがていつものように言葉を続けます。「本人に病気のことを告知しますか？ がんだと伝えますか？」。すると,家族はたった今聞いたばかりのことで,受けとめきれない事実にたじろいでいます。落ち着く間もない状況で,「いえ,決して本人には言わないでください。落ち込んで,生きていくこともできなくなりますから」と答えました。

この患者はある日,抗がん剤の治療のため入院しました。「肺にできたバイ菌の塊を注射の薬で治します」と,あらかじめ家族と打ち合わせた通りに,私も嘘の説明をします。家族,そして病棟の看護師達とも打ち合わせ通りの嘘を共有しました。本人にはまだ肺がんの症状はほとんどないため,疑うことなく病気の治療が始まりました。しかし,バイ菌を殺すための注射ではなく,抗がん剤の注射です。当然副作用で身体がだるくなり,吐き気も出てきました。「おかしい,この注射はおかしい。どんどん調子が悪くなる」と不審がる患者に,「薬が強いので,最初は身体がつらくなるのです」とさらに

嘘を上塗りしていきます。こうして，抗がん剤の治療が続きましたが，残念ながら治療の効果は全くなく，病状は悪化する一方でした。退院もできないほど衰弱し，もう残った時間も少ないであろうと思われる頃，「本当は私はがんじゃないのか」と尋ねる患者に，家族も私も「肺のバイ菌は思ったよりも強い」と嘘をつき続けました。家族とは，無用な延命をしないことを話し合っていたので，そのまま息を引き取る日がやってきました。延命をしないことの一番の理由は，家族の「もう十分病気で苦しんだ。楽にしてあげたい」という考えからでした。患者本人と延命治療について話し合ったことは一度もありませんでした。

日本では，2000年頃から，インフォームドコンセント，患者の権利が議論されるようになりました。しかし，患者の権利に先駆的であったアメリカでは，1950年代には「告知すべきかすべきでないか」，1960年代には「どのように告げるべきか」，1970年になると「告げた後にどう支えていくか」が議論されていました。2000年頃の日本では「ムンテラ」という隠語で患者説明がなされ，ドイツ語で"がん"を意味するKrebs（クレブス）の頭文字の"K"とカルテに書いたり，英語で"がん"を意味するcarcinomaを略して"カルチ"と患者の前では話したりしていました。不誠実であることはわかっていながらも，事前に家族と会って，本人への病名告知を反対された場合，以後どう話してもなかなか覆らないことがほとんどでした。告知をしないということは嘘を重ねていく必要があるということで，真実を伝える機会はどんどんなくなっていくのです。

それでは，告知をするかしないかの決定は当時何をもってしていたのでしょうか。今から思えば，医師の裁量と家族の愛情であったと思うのです。つまり，「この患者は告知に耐えられる人なのか」という医師の尊大な裁量と，「悪いことは少しでも先送りにしてあげたい」という家族の現状否認を含んだ愛情です。医師は，初対面の相手の人格を瞬時に判断できるほど高い人間的能力はないため，少ない自分自身の人生経験から患者の人格を判断していたのです。今から考えても傲慢なことです。そして，一緒に嘘をつく家族とは不思議な連帯感を感じていました。

このいびつな状況を一番不快に感じていたのは，患者のそばにいた看護師達です。看護師は，患者の「本当はがんじゃないのかしら」「本当は私は治らないんじゃないのかしら」という本音を聞き届けることがあっても，家族，特に主治医から告知しない，さらには嘘のつき方まで打ち合わせている状況では，親身になって患者に応えることもできず，とても苦しんでいたはずです。こうした欺瞞に満ちたコミュニケーションではありましたが，患者のことを思うからこそ告知しないというマターナリズム（母親的包容主義）に満ちた対応であったことは間違いありません。

2005年（平成17年）呪いの時代

インフォームドコンセントという名の呪い

　充実した内科医時代を過ごすうちに，ターミナル・ケア，終末期医療という言葉を徐々に目にするようになりました。また，次々に出会う末期がんの患者達との付き合いを通じて，人の死，看取りがもっと誇りあるそして実りあるものにならないのかと奮闘し始めました。そして30歳を少し過ぎたばかりの好奇心と向学心の塊だった私は，本を片手に見よう見まねで緩和ケアの実践をするのに耐えられなくなり，家族を連れて神戸に移り住み，ホスピスに就職したのです。

　ホスピスでは，毎週外来で新しく紹介になった患者や家族の話を30〜60分聞き，その方々の思いに耳を傾けました。患者自身がホスピスを探して訪れるということはほとんどなく，大きな総合病院の主治医や，地域連携室から紹介されて来る方がほとんどでした。

　そして，ある日，初老の女性の方が外来にやってきました。「どういういきさつで，この病院に紹介になりましたか？」といつものように尋ねます。するとその方は，「主治医の先生から，『あなたはもう3カ月しか余命がない』，『突然，血を吐いて急変することもある』と説明を受け，その後にここのホスピスを紹介されました」とおっしゃったのです。続けて，こういう説明を受けてから，毎日恐ろしくて，不安になる，気持ちはふさぎ込み，外出も控

えている，と話しました。そして，まだ身の回りのことが十分自分ででき，毎日の暮らしにそれほど困難がないにもかかわらず，「できるだけ早くホスピスに入院したい。家で過ごしていても，何か悪いことが起きるのではないかと不安で仕方がない」と話しました。

　最近は，病気のリスク説明，起こりうる悪い状況を，特に手術や処置の前に話すことは，インフォームドコンセント（説明と同意）の観点から，当然行われるべき医師の行為とされています。また，リスクの説明なく患者の診療を続けている間に，不幸にも急に状態が悪化し死亡に至った場合，事前に説明がなければ，民事裁判では不利になる可能性もあります。こういう状況で，医師は患者が「聞きたいか，聞きたくないか」という観点ではなく，自分自身の免責のために，リスクについて強調して説明するようになりました。「この病気で突然死ぬこともあります」「血を吐いて急変すれば，処置が間に合わず死ぬこともあります」「あと数カ月しか生きられないでしょう」と。そして，患者と家族の心に最も記憶に残る医師からの警告は，「いつどうなってもおかしくない」です。具体的な説明もなく，ただ警告だけを受ければ，患者や家族の心的負担は非常に高まります。私が患者から耳にした，この医師によるリスクの説明，警告が，はたして正しい病気の説明であるのかどうか，いつも疑問に感じてきました。起こりうるあらゆるリスクをわかりやすく患者と家族に説明することは，医師として正しい振る舞いであると考えることもありました。しかし患者，家族の心に深く突き刺さる，医師の正しいリスク説明は，かえって患者，家族を生きづらくさせていることにホスピスの外来で気がついたのです。

　何かがおかしいと思ったときに，私はある本に出会いました（田口ランディ著，『キュア』）。この本の中で，主人公の外科医がある患者に，膵臓がんの末期であることを告げます。そのとき患者は，医師が勧める手術を拒絶します。そして医師に，「私の余命はどのくらいですかね？」と尋ねると，医師は迷いながら，「知りたいのですか？」と問い直します。うなずく患者。「手術をしなかった場合は，……悪くて半年です」と医師は話す。余命の告知です。すると患者はこう言います。「呪いですね」「先生は，たったいま私

第17講　コミュニケーション②——がんの告知

に死ぬという予言を与えた。半年後にオマエは死ぬぞ。それを昔の人は呪いと言いました」。

この，医師が正しいと考えている病状説明は，一般の人達には呪いとして作用することがあるのです。呪われた患者とホスピスで日々出会う中で，私の最初の仕事は，まずその呪いを解くことでした。まだ十分に生きる力があるのに，生きていく自信を失った患者の呪いを解き，生きていくことをどうやって支えるかを考えてのことです。この悪意のない呪いは，これからもリスクの説明に誠実な医師達によって延々と続くのかと暗澹たる気持ちになります。

2010年（平成22年）自己決定の時代

化学療法しますか？　それともやめますか？

ホスピスでの仕事も充実したものとなり，医師として自分だけが患者に対する重責を負うのではなく，チーム医療に加わる様々な職種，看護師，薬剤師，リハビリのセラピストなど，それぞれの職業的特性や個性を発揮する人達と働くことに魅了されていきました。そして，2012年（平成24年）に開業するまでの10年間は，終末期医療（end of life care）と緩和ケアの実践に没頭しました。特に終末期医療に関しては関心をもち，いくつかの論文を書く充実した日々でした。自分自身も「悪い知らせを伝える」ことの系統的な教育を受け，ただがん告知ということだけではなく，次なるコミュニケーションの模索をもしました。

ある日，ホスピスに入院したいという患者と外来で会いました。膵臓がんの患者です。その方に聞くと，紹介元の総合病院では，まず最初の診察時に検査の結果を見た担当医から，「あなたは，がんです」と突然言われたということでした。心の準備もないまま宣告されたため頭が真っ白になってしまったそうです。そして「今はがんでも最初からきちんと伝える時代です。あなたも事前の問診票に『もしも悪い病気でもきちんと真実が知りたい』という所に丸をしていましたでしょ」と言われたそうです。そして次には「こ

のくらいがんが進行すると，化学療法をしてもほとんど効き目はありません。それでも化学療法しますか？ それとも治療するのはやめますか？」と聞かれたということでした。その後しばらく考えて，次の診察日に「化学療法の効果がそれほどないのであれば，やめておきます」と答えると，担当医に，「それならホスピスに紹介状を書きますので行ってください」と告げられ，その病院の外来通院は終了してしまったと話が続きました。

　私も診察をしましたが，患者はやせて食欲もなくなり，化学療法ができる状態ではないことがわかりました。その方は，「これから私はどうなっていくのでしょうか」と言葉を続けました。そこで私は，「私も，色々な方を診療していますので，色々なことをアドバイスすることができます。でも，本当に悪い話でも真実を知りたいですか？」と尋ねると，「いえ，今日はやめておきます」と答えられました。その日はここまでで話を終えました。

　そして，いよいよホスピスに入院することとなったのですが，入院してしばらく経ってからのこと，何気ない会話の後に「あのときに聞かなかったこと，聞いていいですか」と話されました。「私にこれから起こることをどうか教えてください」と尋ねられました。そこで，今後歩けなくなっていくこと，痛みは十分とれること，多くの方は苦しまずに最期を迎えることを話していきました。「最期は静かに見守って，心臓マッサージや人工呼吸器といった蘇生行為をしなくてもよいですか？」と私が尋ねると，「以前から，延命治療は受けたくないと思っていました」とはっきり答えられました。また，命の見通し（生命予後）がどのくらいかを聞かれましたので，「それはわからないけれど，会って大切な話をしたいと思う人がいるのなら，しっかりしている今が一番いいですよ」と話しました。

　この方は，その後数週間経って，徐々に自分の足では歩けなくなっていきました。ホスピスで最期を迎えたいと話していらっしゃったので，そのまま痛みと苦痛がないように治療をしながら，穏やかな最期になるよう見守っていきました。身近な家族に囲まれて静かな看取りとなりました。

自己決定を援助するための技法

　がん告知は時代を経て，特に治療の選択は患者の自己決定が基本となっていきました。以前のように，医師から病名や治療に関して嘘をつかれることはなくなりましたが，どのような病気であっても，専門的な知識のない患者が治療を自己決定しなくてはならない時代となりました。短い時間の中で自己決定を強いられることから，患者は，医療者の十分な説明を受けられない状況で，自分の望みが本当は何であるのかわからないままに物事が進むことが多々見受けられるようになったのです。

　緩和ケアの中では，患者の自己決定を援助するためのコミュニケーションが模索され，SPIKESといわれるコミュニケーションの技法が紹介されるようになりました（コラム参照）。患者がどこまで知っているかを理解し，患者がどこまで知りたいかを理解し，情報を共有し，さらには患者の感情や心配事に応答し，今後の予定を検討する。患者の自己決定を援助するだけではなく，医師と患者の関係をこういうプロセスを経て良好なものにしようとするコミュニケーションの技法の一つです。

　そして，アドバンスドディレクティブ（advanced directive; AD）という概念も登場しました。これは自分が意思決定できなくなったときの医療行為の内容と，代理意思決定者の選定が，あらかじめ本人によって示されることです。また，このADを文書化したものをリビング・ウイルとよびます。蘇生をするかしないかという意思決定を，医療者は患者自身に判断するよう求めるようになったのです。状態が悪くなってくると，担当医は患者，家族に蘇生するかしないかを積極的に尋ねるようになりました。これは患者の意思を治療に反映したいということのみならず，不測の事態のときも医療者の対応を業務上規定するための要件になっています。

　ADには，事前に決めたことが患者にとって最善とはいえないこともあるのではないかという否定的な意見もあることから，さらにアドバンスドケアプランニング（advanced care planning; ACP）という概念も登場しました。ACPとは，「自分がこれから重篤な病気や状態になったときに，どこでどのようにどうやって過ごしたいかを話し合うプロセス」であって，特定の治療

《3学期》コミュニケーション

コミュニケーション技法

自己決定を
どう援助する？

患者の希望は？

SPIKES
AD
ACP

第17講 コミュニケーション②──がんの告知

内容や行為を表明するADより広く自分の意思を表明するものです。看取りを目前にした蘇生行為をするかしないかだけでなく，どんな場所で（病院，自宅など），どう過ごしていきたいのかもあらかじめ患者自身が決定していきます。

　ACPを実施することで患者，家族のQOLは向上するといわれていますが，ただ業務的に患者の意向を尋ねるだけなら，何の意味もない対応ともなりかねません。ACPの本質は，医療者と患者，家族が対話を通じて，どうしていきたいのか探していく，そのプロセスにこそ意義があるからです。すなわち，ACPが成立するには，患者と医療者との良好な対話が必要なのです。しかし，ここにACPの問題が伏流します。医療者に良好な対話，コミュニケーションができるのかという問題です。結局ACPは，「最期は延命治療をするか」というADに加えて，「最期はどこで過ごすか」「食べられなくなったら胃瘻にするか」「呼吸ができなくなったら呼吸器をつけるか」というYes-Noで符号化される情報が増えただけの概念と誤解されている可能性があります。

　さらに，このACPはADと同じく自己決定が基本となっているため，私が多く出会ってきた患者達のように，「本当のところこれからどうしていきたいのかわからない方々や，病状の進行によって考える力が低下した方々，ただ不安と恐怖におののく患者など，自己決定に行き詰まる方もいます。ところで，自分のことを振り返って考えてみても，本当に自分の人生を自己決定し続けて生きてきたといえるのでしょうか。いつも人生の岐路に立ったとき，すべて自分で決めてきたのでしょうか。

治療決定の重責を「患者の自己責任」に転嫁する

　自己決定にはいつも自己責任がセットでつきまといます。医師は，患者の治療を決定するという重責や不快感を，「患者の自己決定，自己責任」に転嫁することで軽減できるようになりました。「あなたが求めた治療を私は実施するにすぎない」と。こうなると医師 – 患者の人間関係は単なる契約関係に堕落していきます。そして手術だけに興味がある医師，内視鏡だけに熱中する医師，心臓カテーテル検査だけに没頭したい医師といった，自身のアイデンティティを治療施術者として技術の向上のみに執心する医師が増える一因となったといっても過言ではありません。

　こうした「患者の自己決定」の追求の結果，医師は，患者，病人を含めた市民の聖職，人々の「師」であることを，自らやめてしまったのではないでしょうか。確かに患者が自分の人生に関わる決定を下す権利は大切で，患者が自己決定を達成する援助をすることは，医師にとってはとても重大な責務です。医師は，患者の人生の重大な決定にどう向き合うかいつも戸惑い続けています。

悪い話の始め方

　がんの告知に限らず，病状を伝えることに躊躇することは度々です。良い話は何の躊躇もなく患者や家族に伝えられます。「今回の検査結果はとても良かったです」「検査の結果，異常がないことがわかりました」「治療がうまくいって私もうれしいです」。このように率直にその結果を伝えればよいのです。しかし悪い話を始めるときには，どのような話から切り出そうかと逡巡します。私は，「今日は大事なことを話したい」とか，「今日は残念な結果をお話ししたい」と，まずこれからの話の内容がどういうものであるかを，最初に伝えます。そして，「今から，話を続けてもよいですか」と，いつも相手の心に準備ができたことを確かめています。患者は私の表情や口調の変化を敏感に察知し，「ああ悪い話なんだ」と話の内容を予測します。それでも，

相手の心の準備を待つ必要があります。もしも心の準備がないときには，その日の夕方や，次の診察のときなどに延期します。

　医師が時間に追われてせっかちになると，悪い話を早く伝えようとしてしまいます。時間がなくても，医師と患者の間には必ず対話を成立させなくてはなりません。医師が頭の中で構成した病状説明をそのまま台本を読むように患者に伝えると，患者は，自分宛のメッセージではないと気がつきます。ただ医師の頭の中にある，誰宛でもないただの医療情報を伝達しているだけなのだと悟られます。ためらいながらでも患者と対話しようとする医師には，相手に伝えなくてはならないメッセージがちゃんとあることが，患者にはわかるのです。患者は医師の心にとても敏感です。悪い話であっても「このことはわかってほしい，あなたにとって大切な話なんだ」という医師の気持ちは，必ず患者に届きます。

　医師は，患者の悪い話に責任を感じる必要はありません。病気は患者の問題です。しかし，患者が病気の困難を引き受けられるように援助することが医師の仕事です。言い換えれば，患者の問題を患者自身がきちんと引き受けられるように促すことが，医師の役割です。そのような考えで患者を援助しなければ，患者はいつまで経っても医師に依存し，「先生，何とかしてください。助けてください」と幼児的な反応を繰り返してしまいます。患者の自立を援助するための対話を，個々の患者と探し続けなくてはならないのです。

　述べてきたように，医師が全能の振る舞いで患者の治療をしてきたパターナリズムの時代，医師が患者の人格の選別と家族の愛情を反映して治療してきたマターナリズムの時代を経て，患者が自分自身の治療を決定する権利を奪還した自己決定の時代を迎えてもなお，医師と患者のコミュニケーションを巡る問題は解決されません。10年単位で変化するコミュニケーションのあり方が今後どうなっていくのか，日常の臨床の現場の中で，自分がまだ気づいていない新たな次元と地平を汲み取ることができるのか，私は大きな好奇心を抱いています。そしてコミュニケーションの隠された秘密を少しでも解き明かしていきたいと決意を新たにしているのです。

Column

「患者との対話」は教えられるか
―生兵法は大怪我のもと

　私は 2007 年に初めて本を出版しました。当時勤務していたホスピスの仲間と一冊の本を仕上げることができたのです。当時の私は，それまで苦しんでいた患者との対話に一つの光明を見出したような気になっていました。がんを告知すること，予後が限られていることを話すこと，いわゆる「悪い知らせを伝える」ということに関して一つの体系を手に入れて，今から思うといい気になっていたようです。

　SPIKES というコミュニケーション技法がありますが，これは，場を設定し，患者の意向を尋ね，そして話を始めることを確認する。そして悪い知らせ，医療情報を伝え，患者の感情に呼応する。最後に今後の計画を伝えるという技法です。「そうか！　まず患者に何を知りたいのか，どこまで知りたいかを尋ねることで，自分の話すことや話し方を決めればよいんだ。これでいける！」と私は悟ったような気になりました。「占い師も霊能者も聞かれたことに答えるのであって，見えているすべてを語ることはない。結婚運を聞かれているのに，寿命を答える必要はない」とそんな風に思ったのです。さらに，この方法を研修医に教えれば，きっと彼らは自分が苦しんできたように悩むことなく，医師として成長していけると思ってしまいました。

　私は，ホスピスに 1 カ月間研修に来た医師と一緒に，SPIKES の技法の DVD を見て勉強し，何度かシミュレーションし，この技法を用いて患者と対話し，また討論する。そういう研修をしていました。

　さて，ある研修医は，がんを知らされていないが黄疸があり，病状についてとても不審に思っている，ある高齢の女性に相対することになりました。家族との話し合いで，本人には何があってもがんであることを伝えないでほしいと言われていました。まだ入院して日が浅いので，これから医師と患者の関係を構築する中で，これからの対応を探っていこうと家族とも話し合っていました。

　患者は，研修医に「先生，何か私の病気について聞いていますか」と尋ねました。研修医は私が教えたように実直に，しかも正確に「あなたは，この病気について

どう思っていますか」と尋ねました。そしてさらに、「あなたは、この病気についてどのくらい知りたいと思っていますか。悪い話もすべて聞きたいと思っていますか」と尋ねたのです。SPIKES の技法に沿って考えれば全く問題のない対話です。しかし、結果は最悪でした。

患者は、「私に何か隠しているんでしょ！ どういうことなの！」と激怒し、研修医はその場にいられなくなり、看護師に促されていったん退室しました。その後、患者は、主治医である私の上司が時間をかけて対応することで、やっと気持ちを鎮めることができました。結局その患者には、最後までがんであるという事実は伝えませんでした。しかし、疑心暗鬼となった患者とホスピスの医師、看護師とは、ぎくしゃくとした関係になってしまいました。

この出来事で感じたのは、SPIKES にしても他の何かにしても、コミュニケーションの技法を使うときは、その前提として、医師、患者間の信頼関係が必要であるということでした。責任をもった対応ができる医師にのみ、悪い知らせを伝えることができるということです。治療だけでなく患者の行く末を引き受けるという医師の覚悟を感じたときにだけ、患者は心の窓を開きます。その心の窓が開かれていない状態で、コミュニケーションの技法だけをあてはめても、患者にはかえって害となることもあるのです。まさに、「生兵法は大怪我のもと」です。その出来事以来、どうやって若い研修医に患者とのコミュニケーション技法を教えたらよいのかと私も迷うようになりました。

しばらく時間が経って最近、一つの論文が JAMA に掲載されました。この論文を読んで、この出来事を振り返りました[1]。この研究では、コミュニケーションのトレーニングを受けた内科医、ナースプラクティショナーと、普通の教育を受けたグループとの比較試験が行われました。このトレーニングはじっくり時間が確保され、内容も多岐にわたるものでした。患者、家族の評価は意外なものでした。終末期の患者、家族にとって、トレーニングを受けた群も普通の教育を受けた群も、心理的な影響は変わらず、むしろトレーニングを受けた群で、患者のうつのスコアが高くなるという結果だったのです。きっと、研究を実行した著者らも、コミュニケーションの技法は教育できると考えていたはずです。しかし、その結果は全く逆ともいえるものでした。それでも、発表したことには大きな意義があると思います。この論文を読んだとき、私は研修医と高齢の女性の一件を思い出したのです。

私はこれからも医師，患者の対話，コミュニケーションを考え続けなくてはなりません。「患者との対話」は教えられるのか，まだ模索せねばなりません。自分の背中を見せて若い世代に伝えるのか，ビジネスセミナーよろしく何らかの技法でわかった気にさせるのか，自然体で誠意を込めて対応せよと抽象的にして自分の問題として差し戻すのか，この最終形のない問題に取り組まなくてはなりません。わかった！　悟った！　と思った次の瞬間から崩れてしまった，かつての自分の姿が恥ずかしくなります。しかし，その恥ずかしさが次のステップになるということを今では確信しています。少なくとも，模索している自分の背中だけは，若い医師に見せてあげられそうです。

....

◆文献
1) Curtis JR, Back AL, Ford DW, et al. Effect of communication skills training for residents and nurse practitioners on quality of communication with patients with serious illness: a randomized trial. JAMA 2013; 310(21): 2271-81.

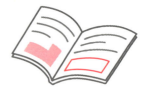

《3学期》コミュニケーション

第18講 コミュニケーション③
―化学療法の中止

> 患者がこれからも化学療法を続けるかどうかという話し合いに，どう対応したらよいのかわかりません。

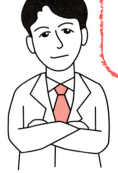
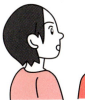

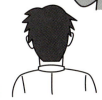

第18講の Point
- 化学療法の中止を「これ以上何もできない」と説明すると患者は見放されたように感じてしまいます。
- 「あなたの診察は続けます」というメッセージが伝わるように話しましょう。
- 化学療法の中止と，次の療養先の話は，別の機会を作って話し合いましょう。

化学療法の特殊性

効果と副作用は表裏一体

　がん治療の中でも抗がん剤の投与，すなわち化学療法ほど続けるかどうかの判断に迷う治療はありません。患者にとっては，副作用に耐えながらも治療を続けていく力が残っているのかどうか，医者を含めた医療者にとっては，この治療が本当に患者にとって最良なのかどうか，いつも悩まされます。

　化学療法の根本的な問題は，治療効果と副作用がいつもセットになってしまうことです。本来，あらゆる薬は，副作用が出ないことが前提です。高血圧の薬で吐き気が続いたり，糖尿病の薬で脱毛が起こることは許容されません。重篤な副作用があったとしても，その頻度がかなり低くないと薬として認可されません。

　中毒性表皮壊死症とよばれる，広範な皮膚と粘膜に著しい壊死が起こる重篤な病態があります。この病態の背後には，薬の副作用が関与していることが多いとされています。この副作用は，どの薬にも起こりうる可能性がある問題で，特定の薬だけで起こる病態ではありません。また，様々な薬の添付文書にはこの中毒性表皮壊死症の警告がありますが，その頻度が低いことから，使用が制限されたり販売が中止されることはありません。あらゆる薬に起こりうる副作用であっても，その頻度が低いなら注意を喚起しながら処方可能，と医療界は判断しているのです。

　ところが化学療法は，頻度が高くかつ重篤で毎日の生活にも支障が生じるような副作用があるにもかかわらず認可され，処方することが可能です。なぜでしょうか。それは，がんを縮小する効果のある薬が，副作用なく作れないからです。現時点でまだ解決できない，この副作用と効果の分離ができない化学療法を，副作用を最小化するケアや治療を並行して実施しながら，続けるしかないという状況です。しかし，化学療法の中には，前立腺がんに対するホルモン治療のように，毎日の生活に支障を与える副作用が比較的少ない治療もあります。また，副作用である吐き気を抑える治療も進歩してきました。これからも副作用が少ない治療の開発と，副作用を最小化する治療

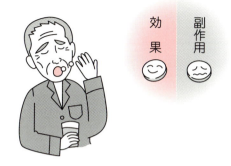

の開発はされていくことでしょう。しかし現実ではまだ、化学療法の副作用に苦しみながら多くの患者が治療を続けているのです。

患者は二つの負担を背負っている

　がんが進行し全身の状態が悪くなってからは、患者はがんという疾患と、化学療法による副作用、二つの負担を背負いながら生きている状況となります。にもかかわらず、亡くなる前1カ月以内になってもなお、化学療法を続ける患者が世界中で20〜40%も存在しています[1]。

　「あらゆる化学療法の開発により、かえって適切に緩和ケアを受けられない患者が増えている」「治療する医師が化学療法をやめないことで、患者の人生において大切な時間を奪っている」「抗がん剤は危険な薬だ。すべての患者は抗がん剤の治療を受けてはならない」「抗がん剤ではがんは治らない」など、あらゆる化学療法を否定する意見も多く目に付くようになってきました。医師が化学療法を中止する時期をきちんと話せないから、がんの治療はおかしなことになっているという指摘がやや声高になっているのが、最近の風潮だと思います。

治療の中止をうまく伝えられない原因

亡くなる直前まで続けた化学療法

なぜ医師が、患者に化学療法の中止をうまく伝えることができないのでしょうか。まず、私自身の経験を振り返りながら考えてみたいと思います。

患者はある高齢の女性でした。私は当時内科医で、検査でたまたまみつかった肺がんの治療を担当することになりました。その方は、特に症状もないことから、自分にそれほどの問題が起こっているとは全く感じていない様子でした。この方の夫に、「本人にはがんであることを絶対に言わないでほしい」と、私は頼まれました。当時はまだがんの告知をしないことも普通でした。結局私は、「カビのような治しにくい病気が肺にできている。入院して点滴で治療しましょう」と夫からの頼みを聞いたかたちで本人に説明しました。しかし、入院して実際に点滴したのは抗がん剤でした。入院してから数日で髪の毛が抜けました。また、ずっと続く吐き気のために、ほとんどベッドに寝たままの状態になってしまいました。その方はとてもおとなしい誠実な方でした。私が話すどんな説明も信じてくれました。「この薬は効き目が強いので、一時期体がつらくなる」「もう少し待つと体は楽になる」と話し続けました。しかしあるときからは、もうこれ以上、化学療法を続ければ体がもたない、中止したほうがよいと私は考えました。

患者の夫に、「もうこれ以上は、抗がん剤の治療をしないほうがいい」と説明しました。「では先生、他にこの病気を治す方法はあるのですか」と聞かれました。そのとき私は答えに窮しました。「いえ、他には何も……」と口ごもると、「それなら続けてください。それ以外治療の方法はないんでしょう？」

こうして、その方が亡くなる直前まで化学療法が続くこととなりました。

募る後悔

化学療法をやめるときに、新たな治療を提示することができないと、化学療法の中止は困難になります。今振り返ると、色々なことを悔やみます。

どうして，まず最初に本人に，「病気のことを詳しく知りたいですか」と尋ねなかったのか，本人の考えを把握した上で，夫に「患者さんはこのように考えています」と話せなかったのか，夫が家族を亡くしていくつらさに対し，化学療法を続けること以外に何かできることはなかったのか，本人に嘘をつくことなく治療の意義をきちんと説明することはできなかったのか……，様々な思いが今になって頭を巡ります。

このように，化学療法の中止を巡る問題には，臨床的な化学療法の適応という問題だけではなく，医師と患者，医師と家族の間のコミュニケーションの問題が大きく関わっています。では次に，自分自身の反省もふまえてそのコミュニケーションに関して，どんなことが大切なのか考えていきます。

そのとき何を伝えるか

化学療法の中止を治療の中止にしないこと

化学療法を中止するときに，多くの患者が「もうこれ以上何もできません」と告げられていたことが，遺族の調査から判明しています[2]。私が，かつてホスピスで，そして今診療所で外来診療をしている中でも，多くの患者や家族から，同じようなことを言われたと何度も聞きます。化学療法の中止を，「もうこれ以上何もできません」という言葉で説明されると，患者も家族も自分たちは見放されたと感じるのです。そして，見放されたと同時に次の道を提案されます。新たな治療を提示されることもなく，「ですから，他の病院へ行ってください」とだけ説明され，そしてホスピスや診療所の予約がなされるのです。私はいつも紹介を受ける側でしたので，前の病院で一体何が起こっているのか状況が理解できないこともありました。もちろん実際には，もっと詳しく説明されていると思います。しかし，患者や家族はそのような突き離された言葉として医師の説明を記憶しているのです。

化学療法に関わってきた医師が，化学療法の中止をどのように説明するかは，本当に難しい問題です。新しい化学療法以外に何らかの治療を提示することは，化学療法に関わってきた医師にも負担のかかる仕事です。しかし，

化学療法を中止したあと、どのような治療を実施するのかをまず示すことが大切です。

　私は、「今は化学療法を中断して、体を休めましょう」「体を休めた上で、再起を図りましょう」と話します。以前は、空気のよい環境のよい場所で、体を休めて静養することで病気を治そうという医療がありました。サナトリウムで実施していた結核の治療が代表です。しかし、あらゆる疾患の治療薬が開発されるにつれて、体を休めて静養することに治療的な意義を見出せなくなった医師が多いのではないでしょうか。

　ホスピスや在宅で静養することで、患者はある程度体力を回復します。「ここへ来てよかった」「家に帰ってよかった」とよく患者も家族も喜びます。しかし、これは私が名医だからではありません。ましてや、前医が未熟だったからでもありません。がんという疾患と、化学療法の副作用の二つの負担のうち、一つがなくなっただけなのです。そして、静養することである程度体力が回復したということなのです。

　患者は、化学療法を続けなければ主治医から見放される、今通っている病院から見放されると思っています。身体の不調があっても、黙って治療を受け続けようと思っています。患者にとっては、化学療法を中止する恐怖心というよりも、今の治療が受けられる環境を失う恐怖心のほうが大きいのだと私は感じています。

　化学療法の中止は、将来の約束と合わせて話すことが、患者の希望を支えることだと考えています。「体調が回復したら化学療法ができるかどうか、一緒に考えます」「まずは体を休めてから、次の治療を話し合いましょう」と将来の約束をするのです。「化学療法を続けても、中止しても、あなたの診察は続けます」というメッセージがまず患者、家族に伝わることがとても大切です。

化学療法では QOL は向上しないこと

　患者は化学療法を受けることで、病気を治したいともちろん考えています。しかし、中止を判断するほど身体の状態が悪くなると、「今のつらさを

少しでも軽くするために，さらに化学療法を続けなければ」と考え始めます。つまり，化学療法で体調が回復することに期待しているのです。

　血液がんの化学療法のように，治療効果がQOLの向上に反映することもありますが，多くの固形がんの化学療法では，QOLは下がることがほとんどです。私自身は，化学療法による生活の支障が，何日間くらい続くのかということを患者とよく話し合っています。ある化学療法の投与を受けてから，何日くらいがつらい局面なのかを話し合うのです。例えば4日間耐えれば，つらい時期から抜けられると心の目標を定めて，調子の悪い期間をしのぐように見守り励まします。

　いずれにしろ，化学療法を受けたから寝たきりだった患者が歩き出すとか，痛みが軽くなるとか，食欲が回復するということはほとんどありません。化学療法によりどの程度生活が悪くなるのか，そしてどの程度耐えられるのか，がんばれるのかを患者といつも話し合います。

　「(がん治療病院の) 外来に通院できなければ化学療法はやりません」「ホスピスに入院するのなら化学療法はしません」と説明するのではなく，「化学療法では今の体調はよくならない。だから中止して体を休めたほうがよい」と話すことが大切です。

緩和ケアの実施をポジティブに伝えること

　化学療法を担当する医師，看護師が，緩和ケアについての知識や実践を十分にもっていないと，化学療法の中止が治療の中止になってしまいます。化学療法の中止をうまく説明できない医師は，化学療法を続けること以外に患者に希望を与えられないのかもしれません。また，医療者自身が緩和ケアに対してネガティブな印象をもっていれば，患者，家族にうまく説明することはできません。緩和ケアは，死の準備を促すための医療ではありません。亡くなるまで生きていくことを支援するための医療です。もっと実践的にいうなら，患者のもっている力を最大限引き出すための医療だと思っています。

　「緩和ケア」という言葉が，患者にも，家族にもネガティブに伝わってしまうことは世界中どこでも同じです[3]。これは，患者，家族のリテラシーの

問題ではありません。緩和ケアから死を連想してしまうのは，仕方のないことなのです。「緩和ケア」という単語を使わなくてもよいと私は考えています。

緩和ケアの実施をポジティブに伝えるには，「あなたの力が最大限発揮できるような治療をします」「生きる力を大きくする治療をします」と話すことが大切です。

化学療法の中止と，今後の療養の仕方を一緒に説明しないこと

化学療法の中止は，患者にとって大きな治療の節目になります。診察の時間がないためか，入院期間を短縮するためか，化学療法の中止と同時に病院を移る，もしくは退院する話が一緒になって説明されることも増えてきました。このことはとても大きな問題だと思います。患者，家族に一度の面談で伝えることは一つだけにしないと，重大な問題を複数判断することはできないと，私は考えています。

化学療法の中止を話すのなら，その日はそのことだけに限定するべきです。そして，中止についてどう考えているのか患者と対話し，心が落ち着くのを待ちます。その上で，次の療養の計画を話し合うべきです。しかも，療養先を考える上で一番大切にする価値，治療上の目標は，「どこで療養（静養）すると，最も体の回復に有利なのか」にしなくてはいけません。「この病院には２週間しかいられない」という本音であったり，「一日も早く患者を退院させる」という部署の方針，つまり医療者の都合を前面に出して患者と家族に判断を迫れば，どんなに正しく病状を説明し親身に話したとしても，患者と家族は「病院から追い出す話だった」としか記憶しません。

例えば，療養先を一緒に考えたとき，患者が「このままこの病院で体を休めるのが一番よいと思います」と話すなら，「いえ，ホスピスや自宅で療養するのが，あなたにとって一番体の回復が早いと考えています」と提案することが大切です。

化学療法を続けるかどうか，中止するかどうかの話し合いはとてもデリケートです。話す順番や，何に重点をおいて説明するかを間違えれば，いつ

までたってもこの問題は混乱し続けます。化学療法を中止したくないがために本当に困っていることを話さない患者，弱っていく患者を見守りながらもこれで本当によいのかと迷っている家族，化学療法を続けること以外に治療の方法がうまく探せない医師，看護師，このそれぞれの葛藤が問題を複雑にしています。この複雑な葛藤を解決するために介入するのが，優れたコンサルタントとしての緩和ケア医なのでしょう。

　緩和ケアを必要としてるのは，患者，家族だけではありません。患者と家族の葛藤に直面している医師，看護師の苦悩を緩和するのも，実は緩和ケアなのです。

◆文献

1) Harrington SE, Smith TJ. The role of chemotherapy at the end of life: "when is enough, enough?". JAMA 2008; 299(22): 2667-78.
2) Morita T, Akechi T, Ikenaga M, et al. Communication about the ending of anticancer treatment and transition to palliative care. Ann Oncol 2004; 15(10): 1551-7.
3) Fadul N, Elsayem A, Palmer JL, et al. Supportive versus palliative care: what's in a name?: a survey of medical oncologists and midlevel providers at a comprehensive cancer center. Cancer 2009; 115(9): 2013-21.

Column

「緩和ケア」は嫌われる

　緩和ケアの仕事をしていると，いつも最初は嫌われます。患者には，「死神」と言われ，家族には，「まだあなたに用事はない」と言われ，医師（主治医）には，「オレの仕事に口を挟むな」と言われます。緩和ケアに対しては，どうしてもネガティブな印象を受ける人達が多いのです。

　どれだけ，緩和ケアを実践している医師と看護師が，安心できるキャラクター（ゆるキャラ？）を利用し，平易なコピーライトで飾り，笑顔の顔写真を使ったパンフレットを用意しても，私はこの先も緩和ケアに対する人々の印象は変わらないと思います。また，こういう戦略で，緩和ケアのイメージをポジティブにしていこうとする運動は，ほとんど効果がないと思っています。もしも，効果があるとすれば緩和ケアの提供側の連帯の形成だけで，本来の患者，家族に緩和ケアを伝えるという本質には迫れないでしょう。

　結局のところ，「緩和ケア」と名乗らずに患者，家族に介入したほうがうまくいくのではないかと，最近は思ったりします。

　患者，家族は，緩和ケアの提供者を求めているのではなく，私という医師の治療と助言をまず求めています。ですから，本当に丁寧に診察しないと，相手は信頼しません。自分の存在が相手に認められるまでには，時間がかかることも度々あります。しかし，丁寧に診察していれば，相手は受け入れ，相手と自分の間によい信頼関係が生まれます。結局，患者から医師として信頼されない限り緩和ケアを提供する第一歩は築けない，と経験的に感じています。

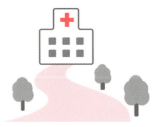

《3学期》コミュニケーション

第19講 コミュニケーション④
―余命告知

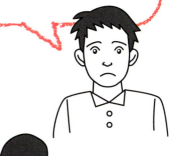
患者に「いつまで生きていられるのか」と尋ねられたとき，どう答えたらよいのかわかりません。

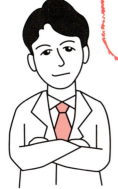

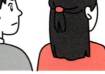

第19講の Point
- 客観的に余命が判断できるのは，1〜2カ月以内程度です。
- 余命の判断は難しく，すべての人に当てはまるわけではないと話しましょう。
- どうして余命を知りたくなったのか，その思いを尋ねてください。

がんと余命の問題

　色々な病気の中でも，「がん」は，特に余命の問題が患者の心に浮かんでしまいます。「がん」が人の心に恐怖を与えるのは，限られた命をいつも意識しながら生きていく必要にせまられるからです。今まで通り生きていくことはできないのだという考えに支配されてしまうのです。がんになってからの生活は，日常の景色がそれまでとは全く違った色彩で見えると教えてくれた患者がいました。目で見えている景色は同じでも，そこから受け取る印象，切り出すもの，注目するものが全く変わってしまうのだそうです。

　「色々な心理的な過程を経て，死の受容に向かう」と，エリザベス・キューブラ＝ロスはかつて記しました（『死ぬ瞬間』，1969）。しかし，心理的な過程は人それぞれで，その中でもとりわけ怒りが支配したときに，人の心はとても消耗し，また固まってしまいます。「どうして自分ががんになったのか」「がんになるような不摂生や悪事は何もしていないのに」と心の中で色々な声が反響します。そして，怒りで消耗した心は，「あとどのくらい生きられるのか」という問いを投げかけてきます。患者自身も自分でインターネット等を通じて色々な情報を検索するでしょう。しかし，どの情報を頼りにしたらよいのかわからず，ただただ恐怖を増幅させてしまうだけです。そして，ついに「自分の余命はどれくらいなのか」を医師に問うことになります。医師に余命を尋ねようとする前には，相当の葛藤と模索の時間があることでしょう。

余命はどこまで正確にわかるのか

客観的には1〜2カ月以内が限度

　「いつまで生きていられるのか」と患者は尋ねます。正確な余命を伝えることは，患者の今後の生き方を考える上で，とても大切な情報であることは確かです。では，医師はどのくらい，根拠に基づいた正確な答えを出せるのでしょうか。

　まず，現時点で客観的な指標を用いての余命の判断は，1〜2カ月以内の

図11 慢性疾患の自然経過

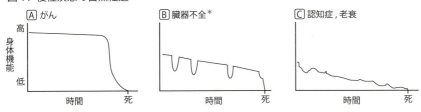

＊：肝不全，腎不全，心不全，呼吸不全　　（Lynn J. JAMA 2001；285(7)：925-32 より引用[2]）

みであるというのが結論です[1]。患者の余命が2年，1年，6カ月，3カ月と言いあてることはまずできないというのが，研究と私の経験からの結論です。血液検査，患者の身体状況から余命を測定する方法がいくつも開発されていますが，余命があてになる精度で測れるのは，まだ1〜2カ月以内程度でしかないのです。

がん以外の病気に関しては，ほとんど余命はわかりません。代表的な病気の経過を**図11**に示します[2]。この図から読みとれるように，臓器不全（肝不全，腎不全，心不全，呼吸不全）は，良くなったり悪くなったりするため，ある時点での余命がわからないこと，また変化が緩やかな認知症，老衰は，検査や身体状況の観察だけでは余命を測れないと思います。がんの患者は余命1カ月くらいから，動けなくなる，病院に通えなくなるという変化が急に現れますが，それまでの余命の判断はまずできません。

それなのに，医師は患者に余命を1年，2年と話したり，3カ月と話したりします。それはいったい何を根拠に話しているのでしょうか。

3カ月以上は医師の経験と勘

実はこの根拠になるのは経験と勘です。自分が過去に診察してきた何人かの同じ状況の患者を思い出して話しているのです。自分自身の経験が判断に大きな影響を及ぼすことは，よく知られています。目の前の患者の余命を考えたときに，前に出会った似た病状の別の患者を思い出すのはよくあることです。その患者が自分の予想よりも良い状態であったか，反対に悪い状態であったかによって，「どのくらい生きられますか？」と尋ねた患者に対す

る答えが多少なりとも違ってきます。目の前の患者の状況ではなく，以前の記憶で話してしまうのです。そういえば，少し前に診療していたあの人は余命がこれくらいだったなといった具合です。

　本来，客観的な指標で患者の余命を判断できるのなら，このように記憶をたどって答える必要はないはずです。しかし，すでに述べたように客観的な判断は，限られた患者にしかできないのです。こうなると，医師はエビデンスや客観的な判断に頼ることができず，自分の記憶や経験，勘を頼りに答えるしかなくなるのです。

　しかし困ったことに，その余命の判断はほとんどが楽観的で，実際の余命よりも長目に話すことがわかっています[3]。この事実は，ただ単に正確な情報が与えられない証拠というだけではないと思います。医師自身，実際に治療を受けもっている目の前の患者に対して，「少しでも長く生きていてほしい」と願う気持ちが含まれるのは当たり前だからです。

5年生存率は役に立たない

　余命を考える上で参考にされる5年生存率も，目の前の患者に適応するにはほとんど役に立たないデータです。患者に，5年生きられる可能性が50％ですと伝えても，余命を伝えたことにはなりません。このように「あとどれぐらい生きられますか」と尋ねる患者に対して，全く見当違いな答えをさも正しいかのように説明するしかないのが実状です。患者を欺く意図がないにしろ，「余命がわからない，説明することはできない」状況では，医師が取り得る最も身近な回避方法の一つにすぎません。本来，5年生存率のようなデータは個別の患者に適応するものではなく，集団の状況をわかりやすく解釈するためのものです。医療計画を立案したり，公衆衛生の観点から治療の適応を判断する，施策者のためのデータです。しかし，個々の患者は他ならぬ自分の将来を知りたいと考え，それを医師に求めます。しかし医師は，その患者の余命をはっきりと計算できないため，ひとまず患者に対して「あなたの状態なら余命は1年程度です」などと思いついたことを話しているのです。

患者が本当に知りたいことは何か

「聞きたい」と「聞きたくない」という葛藤

　それではなぜ，限られたエビデンスしかないにもかかわらず，医師は無理に余命の判断を答えようとするのでしょうか。すべての患者に対して，「現在の科学のレベルでは，患者の余命を判定することは難しい。せいぜい余命が1〜2カ月にならないとわからない」と答え続けるのが正しいのでしょうか。

　最近の研究では，個別の余命は判断できないにしろ，わかりうるデータを駆使しながら予後の説明をしてほしいと患者は望んでいることがわかりました。さらに，患者が希望を持ち続けることができるように，見捨てられたと感じないように余命を伝えてほしいと望んでいることもわかりました[4]。この研究で用いられた実際の方法については表20に示します。この研究でわかったことは，研究に参加した患者と健常者は，予後をはっきりと伝えてもらい，励ましの言葉を積極的にかけてくれるのを望んでいるというものでした。余命を聞くかどうか迷いながらも，医師に「あとどのくらい生きられるか」と尋ねる患者は，「聞きたい」と「聞きたくない」気持ちが心の中で渦巻いているはずです。曖昧な答え方では「聞きたい」気持ちを満たすことはできず，また安心を得ることができない答え方では「聞きたくない」気持ちを満たすことができません。

　余命を伝えることは，今後の治療を支援し続けることと同時に話してこそ初めて意味を為します。しかし現状は，余命を伝え，さらにその病院からの転院を提案されることもあります。この研究でわかるのは，患者に余命を伝えるとき，今後の治療の継続を同時に約束できなければ，とても有害となる可能性もあるということです。

今後の支えを約束する

　「あなたの余命は3カ月です」「この病院でできる治療はなくなりました。ホスピスを紹介しますので，そちらに転院するのがよいでしょう」と説明さ

表20 余命の伝え方に関する研究のシナリオ

テーマ	シナリオ
予後をはっきりと伝える	患者：あとどのくらい生きられるでしょうか？ 医師：あなたの余命のことですか？ 患者：はい，そうです。できる限り正確に具体的に知りたいと思っています。 医師：余命を正確に言い当てることはとても難しいことです。でも，明確な数値や平均をある程度お伝えすることはできます。そのことについて，話してもよいですか？ 患者：はい。 医師：あなたのがんのタイプと拡がり（転移）があるときには，2年後に50%の人が生存できます。つまり，半分の患者さんは2年以内に亡くなります。半年しか生きられない患者もいます。しかし，残った患者さんは，長く生きる方もあります。例えば，4年くらい。 患者：よくわかりました。では，私がどのような経過をたどるかは，はっきりわからないのですね？ 医師：その通りです。
予後をぼんやりと伝える	患者：あとどのくらい生きられるでしょうか？ 医師：あなたの余命のことですか？ 患者：そうです。だいたいのところを教えてほしいのです。一般的にはどのくらいだと思いますか？ 医師：余命を正確に言い当てることはとても難しいことです。なぜなら，人によって違うからです。確かにあなたは命が限られてしまう病気をお持ちです。それだけが私に言える確かなことです。あなたと同じ乳がんの患者の中にはとても長く生きる方もあります。また反対にそう長く生きられない方もいます。テレビや雑誌でよく見かける，「がんになるとそう長くは生きられない」という話も本当かどうかはわかりません。なぜなら人により余命はまちまちだからです。だから，私は，あなたがどのくらい生きられるかはわからないのです。 患者：わかりました。では，私がどのような経過をたどるかは，はっきりわからないのですね？ 医師：その通りです。
励ましの言葉を積極的に伝える	医師：どのような治療を選択し，どのような経過になっても，私はあなたに良い医療を提供し続けます。これからも一緒に治療を続けましょう。 医師：あなたのために最善の治療を続けます。 医師：どんなことがあっても，あなたのことを見捨てません。あなたが一人で困難に立ち向かうことはありませんよ。
励ましの言葉をほとんど伝えない	特に何も話さない。

(van Vliet LM, et al. J Clin Oncol 2013;31(26):3242-9 より引用[4])

れた患者の話を何度も聞いてきました。突然，医師から余命を告げられた，と話すこともありました。それではまるで病院の転院が主題で，そのための余命の告知ではないかと，とても驚いたこともありました。患者の望まない余命告知ほど有害なものはないとつくづく感じます。望む，望まないにかかわらず，余命を告げられた患者はまた新たな苦しみを抱えてしまうことは確かです。あと3カ月しか生きられないと告げられた患者は，残った日数を全うするために計画的に生きていく，と告知した医師は考えるのかもしれませんが，現実はそうではありません。余命を告げられた患者は，まるでその言葉に呪われたかのように，生きていくのが臆病になります。余命の告知は意義があるかもしれませんが，同時に呪いの作用もあるのです。そこで，患者のこれからの人生を祝すことで呪いの作用を弱める必要があると思います。それには医療的な対応を続けること，見捨てないこと，患者にとって何が最善かを探し続けることを約束することです。

　私がホスピスや在宅の現場で，状態の悪い患者を紹介されたときに一番最初に患者に為すことは，まず，余命の判断はなかなか難しく，すべての人には当てはまらないという今までの検証されてきたエビデンスの限界をお話しします。それと同時に，今後を支えるための対応の準備があることを話します。

　話し終えた後の患者と家族には安堵の表情が広がります。以前は，紹介する医師が，患者に余命告知をするやり方を知らないのではないかと思っていました。しかし，あちこちの病院で時々仕事をするようになりそんなことはないのだと思うようになってきました。どの医師もためらいながら余命を話しているのです。うまく患者に余命を伝えることができないもどかしさを抱えて，自分の知識と経験を総動員して話しているはずです。しかし，そのような熟慮の末に告知した余命は，患者の心に思いやりのある言葉として届くより，どうしても宿命的に心に刺さる言葉として届いてしまうのです。ですから，その後に出会ったホスピス医の私の言葉は，何を話しても思いやりのあるものに聞こえるのです。「後医は名医」の言葉通りです。

「余命を知りたい」の背後にある思い

　それでも，躊躇なく余命を告知してしまうことほど危険なものはありません。患者の意向を聞きながら，本当に知りたいことは余命なのか，余命ではなく残った時間で何かをしたい，それが達成できる時間はあるのかを聞きたいのか，余命を手がかりにもっと別の懸念があるのかもしれないと考える必要があります。そのような思いをただぼんやりと話し合いながら，余命のことを一緒に考える余裕が診療室には必要なのでしょう。しかし，その時間はほとんどないのが現状です。

　それでも，患者に余命を尋ねられたときは，まず躊躇しながら，余命を知りたいと考えた患者の気持ちをしばらく聞いてみることが大切と考えています。「どうして余命が知りたくなったのか」「余命を尋ねるまでに，どれだけ尋ねることを迷ってきたか」「余命を知ることで，何を為そうとしているのか」。そのような対話をしばらく続けるうちに，どのように相手に余命を伝えたらよいのか，何を伝えたらよいのかが心の中に自ずと現れてくるはずです。

◆文献

1) Stone PC, Lund S. Predicting prognosis in patients with advanced cancer. Ann Oncol 2007; 18(6):971-6.
2) Lynn J. Perspectives on care at the close of life. Serving patients who may die soon and their families: the role of hospice and other services. JAMA 2001; 285(7): 925-32.
3) Glare P, Virik K, Jones M, et al. A systematic review of physicians' survival predictions in terminally ill cancer patients. BMJ 2003; 327(7408): 195-8.
4) van Vliet LM, van der Wall E, Plum NM, Bensing JM. Explicit prognostic information and reassurance about nonabandonment when entering palliative breast cancer care: findings from a scripted video-vignette study. J Clin Oncol 2013; 31(26): 3242-9.

Column

医師は何でも知っている

　最近は私に限らず，医師が自分の言葉で世間に向けて語ることも増えてきました。医師は病気を治す職人という役割だけではなく，一般的にはなじみがないが医師だからこそわかる人間の理を社会に発信する役割があると私は考えています。

　白衣を着た人に聴診器をあてられると，そこには情報の非対称が生まれます。医師が意図しないにもかかわらず，患者は，自分以上に自分の身体のことがわかる超越者の存在をそこに見出します。たとえ，医師は呼吸音と心音を自分の聴力を通じて確認しているにすぎないと考えても，そこには，医師は何でも知っているという情報の非対称が生まれ，患者に畏怖の念を抱かせるのです。

　医師はその畏怖の念をもしかしたら疎ましいと感じるかもしれません。それでも古来医療がまだ呪術の頃から，この情報の非対称を効果的に治療として使うことで，医療は発展し，今までも続いているといえます。この情報の非対称の究極は余命の問題だと思います。患者には「医師は実は，自分のわからない余命をすでに知っている」という直感があるのです。医師は好むと好まざるとにかかわらず，患者からそのように思われていることを自覚するべきだと思います。

　最近，人間宣言をする医師が増えているように思います。自分も無力な人間である，患者と同じ目線になるとばかりに白衣を脱いで，カジュアルな雰囲気の診療スタイルを選択する医師が，特に在宅医療の現場に増えています。しかし，そのような考えには私は賛同できません。その理由は，情報の非対称から生まれる畏怖の念が，ときとして患者に大きな治療効果を及ぼすと信じているからです。自分の治療者としての力を最大化するには，どうしたらよいかを考えているからです。型を重んじ，やや儀式めいた振る舞いをすることも，あるときには必要だと考えているからです。

　そして，エビデンスも倫理も時代とともにどんどん変わっていきます。しかし，エビデンスと倫理の使い手である医師が，うまい具合に畏怖の対象であり続けることができれば，これからも医療は人々のために大きな力を発揮し続けることと思います。

第20講 コミュニケーション⑤
―家族ケア

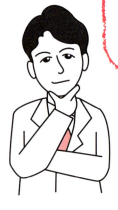

> 患者の状態が悪くなったとき，どういう風に家族と向き合ったらよいのかわかりません。

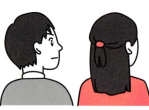
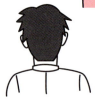

第20講の Point

- 家族と話す時間を増やすのが，家族ケアの第一歩です。
- 免責のために警告を繰り返せば，家族との対峙が生じます。
- 家族を第二の患者として扱い，その体験や苦痛に関心をもちましょう。

家族ケアの第一歩は

家族との対話を増やす

　自分が診療，看護している患者の状態が悪くなっていくとき，決して自分の治療やケアが原因で悪くなっているわけではないとわかっていても，責任を感じてしまうことはあると思います。家族にも良い話ができなくなり，どういう話をしたらよいのかわからず，また家族から責められているような気がしてしまうと，私も以前は感じていました。まず，家族とどう向き合ったらよいのかを考えてみようと思います。

　さて以前，ある医師が「緩和ケアって，患者が弱って眠ってしまえば，診察はあっという間に済むから楽だよね」と言っていました。状態が悪くなると，患者と対話することはやはり少なくなってしまいます。話すことができない患者のそばにじっといることはできますが，やはり言葉を交わし合う患者よりも，そばにいる時間は少なくなります。そうなったとき，家族と話す時間を増やすのが，まず家族ケアの第一歩です。「楽だよね」と言った医師は，家族と話す時間を増やすという観点をもっていないから，緩和ケアが楽だと思ったのでしょう。

警告は対峙を生む

　病院で勤務していたときは，いつも患者のそばに家族がいるとは限りませんでした。また，自分と相手の時間が合わずに，なかなか会えないこともありました。自宅へ往診するようになっても，きちんと説明をしなくてはならないお子さんが同居ではなかったり，同居でも昼間は留守がちというのもよくあることです。

　普通は，患者の状態が悪くなるにしたがって，刻々と変わる状況を報告，通知するために家族を呼び出して，「もう時間がないかもしれません」「いつ亡くなってもおかしくありません」と，警告を繰り返すようになります。この警告には医療者の免責が含まれています。家族に，亡くなる可能性について確かに伝えたという免責です。

インフォームドコンセント（説明と同意）の重要性が強調されるとともに，この警告と免責は，医療者と患者，家族との間で存在感を増してきました。病院も「転倒による外傷の危険を回避するための同意書」や，「ベッドセンサーの同意書」といった，免責の意味合いが強い文書を用意して説明し，家族に署名させることが増えてきました。こういった警告と免責が第一義になると，医療者と家族は，患者の疾病・状態を通じて対峙する関係になってしまいます。対峙する関係になると，家族は医療者の責任を過大に追求するようになります。患者の偶発症（出血とか外傷），そして患者の急変や死亡といった，「今はまだ起こっていないけれど，将来に起こりうる大変な状況」について，家族は医療者から説明されるのですから，当然心は緊張します。家族は医療者の言葉に呪われ，今にもそういう状況になってしまうかのような錯覚に陥ります。

　すると家族は，危機を予測している医療者であればこそ，もしも何かがあれば，必ず適切に処置する義務があるはずだと考えるようになります。しかし現実には，患者の状態が悪化することを食い止めることができず，当初の説明とは違う時期に，全く想定外のことが起こることもあります。そのときに，医療者が「あのときに，きちんとこういうことが起こりうるって説明してありましたよね」と説明し，免責を強調したとしても，家族は「ああ，確かにおっしゃっていました。本当に言われた通りになってしまいました」と納得することはありません。むしろ，「どうして危険を事前に察知し，説明しておきながら，その危険を回避できなかったのか」と責める気持ちが生まれてきます。

インフォームドコンセントが患者の生きる力を奪う

　医療者を責めることなく黙って看病していた家族が，患者の死亡後に「先生はあのとき，十分な説明をしてくれなかった」「看護師は亡くなる間際になっても，連絡をしてくれなかった」と，不満を話すことも度々です。さらに，患者の死に対する落胆よりも怒りが大きくなれば，当然不満を述べる口調が強くなり，ときには感情的に訴訟に至ることもあるでしょう。また，家

族が不満を実際に訴えなくても，患者の死亡を巡るあらゆる昇華されない気持ちが，何年にもわたって遺族の心に深い傷を残す状況を，何度も見てきました。

　インフォームドコンセントは，やはり大事なことです。しかし，いつの間にかインフォームドコンセントには警告と免責がセットになり，医療をあたかも商取引のような形態に変えてしまいました。予想外のことが起きたときには，医療は患者や家族の期待に応えていないという不足を主張できる環境になってしまったのです。これは当然の帰結だと思います。

　「もう時間がないかもしれません」「いつ亡くなってもおかしくありません」と医療者から言われたと，多くの患者や家族から私は聞いてきました。このように言われた患者や家族が，「ああ，そんな状況なのか。それならば，こういう風に生きていこう」とか「時間がないのであれば，これをやっておこう」と，生きていく上での有益な情報を得たと思うことはまずありません。私が出会った患者や家族は，こういう言葉によって呪われ，生きる力を弱めていました。「生きていく力を失った」「今まで何のために頑張ってきたのかわからなくなった」とそれまでに生きてきた，闘病してきた患者の心が折れてしまいます。さらには，「いつ亡くなるかわからない」「明日の朝，目覚めるのだろうか」と毎日を生きていく自信はなくなり，不安な毎日を生きるようになります。

　これは，医療者自身の中で警告と免責以外に重要な，患者と家族が生きていく支援をするという観点が全く抜け落ちている状況なのだと考えています。「(あなたがこれから生きていく上で，本当にこれだけのことは知っていてほしい) あなたには時間がないのです」という医療者のメッセージを受け取った患者，家族は生きていく支えを得るかもしれません。しかし，「(あなたには，いつ亡くなるかわからないという事実をきちんと告げますから，この告げた内容をよく記憶しておいてください) あなたには時間がないのです」と伝えていることがほとんどなのです。言い換えればそのメッセージをどう患者，家族が解釈するのかというメッセージ，つまりメタメッセージに警告と免責の意味が強く含まれているのです。

家族は第二の患者

家族の体験や苦痛に関心をもつ

さて,医療者と家族との向き合い方そのものを考え直さなくてはなりません。それでは,何から始めたらよいのでしょうか。

まず,日々の診療のときから絶えず,家族は第二の患者として意識する必要があります。外来であれば,患者に半分,家族に半分,診察券やカルテは一つでも,二人分の診察をするようなイメージです。入院や往診であれば,診察が終わると家族に目配せして,そっと廊下や別の部屋で話をします。往診に行った先では,別の部屋か玄関の外で話をします。

これからどうなっていくのか,今どんな様子なのか,家族から見て患者はどんなことに困っているのか,そして家族は何に困っているのかを話し合います。それは,患者が状況を正確に話せないから,家族に患者の医学的に必要な情報を補完してほしいと要求しているわけではありません。家族が患者の看病を通じて,何を体験しているのかを聞くのです。特に,患者がほぼ寝たきりの状態となり,床に伏したままになっていくと,患者が考えていることと家族が考えていることは,大きく異なってきます。

多くの家族は,患者の前では不安を感じさせないように,明るく賢明に振る舞っています。この家族を医療者としての関わりを通じて,治療・ケアする第二の患者に移行させていくのです。医療者は,患者の症状や状態と同じくらい,家族の体験や苦痛に関心をもつ必要があります。家族も看病を通じて,うつ,不眠といった疾病を抱えていることがあります。悲しみ,自責感,恐れ,不安,そして怒り。様々な感情に振り回されています[1]。家族の感情,体験,そして健康状態を中心に家族ケアを進めていきます。

このように毎回の診察を構築すると,患者と対話する時間がなくなるにつれて,自然に家族と対話する時間は長くなっていきます。患者に声をかけてもうまく話せなかったり,返事がなかったりする日は,家族とじっくり話します。時間のかけ方も,患者が5なら家族も5,患者が2なら家族を8にするようなイメージです。

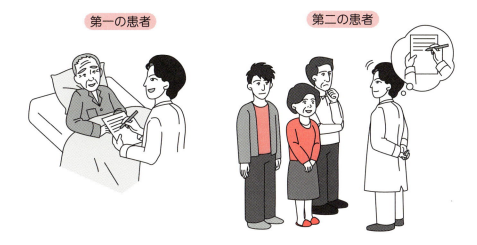

家族と協働してケアを行う

　実際に患者の状態が悪化していく過程では，なぜ状態が悪化しているのかという医療情報の提供だけではなく，家族が患者をどう看病するのかを指導していくのです。この指導（コーチング）を通じて，医療者と家族の間には新しい特別な関係が生まれます[2]。患者への話しかけ方，話す上での注意，身体の整え方，口の中の清掃，歯磨き，着替えの仕方，食事の作り方，食べさせ方など数多くの技術を伝達します。看護師が最も力を発揮するところです。看護師が手際よく，患者のケアを実施することも大切ですが，それ以上に状態が悪くなってきたときには，家族もケアを実施できるように指導します。特に，在宅療養をしている患者にとって家族の看病は重要です。

　医療者と家族が協働して患者の看病，ケアにあたっていくことで，新しい関係が生まれていきます。患者は亡くなりつつあるにもかかわらず，家族には看病を通じてケアをする喜びや，新しいケアのコツを開発する創造的な活動が日々積み重なっていきます。このような日々を通じて，家族は医療者から説明された以上に，患者の状態の変化をその身体を通じて理解していくようになります。

家族との面談を洗練されたものにする

　このような家族との関わりは日々，診察のたびに深まっていきます。そしてさらに，家族との面談の進行を洗練されたものにする必要があります。家族との面談をするとき，ただ医学的な情報を一方的に話していくことは，先に述べた，警告と免責しか伝わらないのでよくありません。たとえ，紙に図示した正確な記録を家族に手渡したとしても，家族は話の内容よりも，もっと別のことを記憶しています。「もうできることは何もないと言われた」「もう手の施しようがないと見捨てられた」といった内容で記憶していることも度々です。丁寧な言葉遣いと，医療用語を避けた平易な説明と，面談用紙の配布では，家族との面談を洗練されたものにすることはできないと思います。

　表 21 は家族との面談を進行させていく方法です[1]。面談の進行を行き当たりばったりにせず，きちんと医療者がコントロールすることも大切です。時間をかければよいというものでもありません。30 分を過ぎるようなら，一度打ち切ったほうがよいと思います。

　面談を通じての体験を家族に尋ねると，「とても自分の考えを言い出せる雰囲気ではなかった」「あのときは頭が真っ白になってしまい，ほとんど言われたことは覚えていない」という意見をとても多く聞きます。医療者が一方的に，医学的な情報を伝えるとこうなるのです。面談は，丁寧にわかりやすく情報を伝えるということだけではなく，医療者と家族との間に新たな関係を構築するという観点が必要なのです。

◆文献

1) Rabow MW, Hauser JM, Adams J. Supporting family caregivers at the end of life: "they don't know what they don't know". JAMA 2004; 291(4): 483-91.
2) Hallenbeck J. Palliative care in the final days of life: "they were expecting it at any time". JAMA 2005; 293(18): 2265-71.

表21 家族との面談の方法※

- 面談を準備する
    - 今までの治療の経過と問題点を確認する
    - 患者に関わっている様々な職種の医療チームの意見をまとめる
    - 面談での目標をあらかじめ医療チームで話し合う
    - 面談でのリーダー，進行役を決める
    - 家族に出席者を確認する
    - 静かで，参加者の全員が座ることができる面談室を準備する
    - 面談の邪魔になるものを減らす，十分な時間と座席を確保する，可能なら呼び出し用の携帯電話をオフにする
- 面談を始める
    - 参加者全員の紹介をする
    - 今までの治療経過と状態を振り返る
    - 面談での目標を述べておく
    - 家族の望みによって治療の目標が変わったときを想定して，準備しておく
- 家族の理解を確かめる
    - 家族の病状の理解を尋ねる。「今までどのように病状を説明されてきましたか」
    - 家族の話を聞いた上で，「何か病状についてわからないことを詳しく説明しましょうか」と尋ねる
- 患者と家族の価値観とゴール（目標）を確かめる
    - 出席者全員のこれからの目標を確かめる
    - 「これからどうしていきたいと考えていますか」と，家族が自由に答えられる質問をする
    - さらに詳しく具体的にこれからの目標を話し合う
    - 患者や家族の習慣，信仰，価値観を尋ねる
    - 患者ならどうしたいと考えるかという観点から，これからの目標を話し合う（この観点から話し合うことで，家族の自責感を軽減する）
- 決断が必要なことに対応する
    - 面談で話し合った問題点が，ある程度理解できたかを確認する
    - 決断が必要なことに関する，患者の以前の意見を確認する
    - 患者にとって一番よいと家族が決断したことは，患者にとってもよいことだと伝えて，家族を安心させる
    - 患者と家族に対して，治療目標を明確にする
    - 治療上の決断に対して，家族との間に合意点を探る
    - 家族の言葉を要約して内容を確認する
    - 家族の提案に応じて「試しにやってみる治療」や，医療チームから推奨した治療の可能性について検討する
    - 決断した内容について，家族全員の理解を確認する
- 面談を終わる
    - 面談で話し合われたことを要約し話す
    - 疑問がないか質問する
    - 家族へのねぎらい，そして敬意を伝える
- 面談の内容をまとめる
    - カルテに面談の内容を記載する
- 面談の途中に決めたことを再確認，再評価する

※正確な訳は「患者が参加しない，家族の面談を執り行うことについての推奨」

(Rabow MW, et al. JAMA 2004;291(4):483-91 より引用，著者が翻訳，加筆[1])

第20講 コミュニケーション⑤──家族ケア

Column

患者の耳は最期まで聞こえているのか

　看取りが近くなってくると，医療者，特に看護師は，最期まで耳は聞こえていると家族によく伝えています。また，話しかけるときには，身体に触れながら耳元で声をかけるように，家族に助言します。

　経験的に，体調が悪くなってくると患者は，視力と聴力が落ちてきます。目は調節障害のため，ぼんやりとしか見えなくなってくるようです。また，大きな声で話しかけないと答えることができなくなってきます。さらに，状態が悪くなり，寝たきりの状態でうとうとするようになると，ほとんど見えていないように思えるときも度々です。そんなときでも，ゆっくりと大きな声で話せば耳はまだ聞こえているようですし，誰かが身体に触る感触もわかるようです。家族だと返事をしないのに，他人である医療者であれば返事をすることがあります。

　耳からの音声が脳に届いているのか，脳に届いた言葉は理解されているのか，そのことを脳生理学的に研究することに私は興味はありません。私が以前行った遺族調査では，医療者から，患者は耳が聞こえていると説明された遺族は，死別後のつらさが軽減していることがわかりました。つまり，患者自身が聞こえているかどうかはさておき，「最期まで耳は聞こえている」と伝えるほうが家族にとってもよいということです。医療は，患者のためにだけ提供されるのではありません。患者の死後も生きていく遺族の心中を想像しながら医療を提供し言葉をかけることは，医療者に新たな別の視点を与えてくれることでしょう。

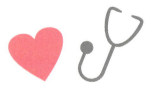

《3学期》コミュニケーション

第21講 その他① ―患者の自殺

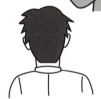

「死にたい」と考える患者は本当に自殺してしまうのでしょうか。またどうしたら自殺が防げるでしょうか。

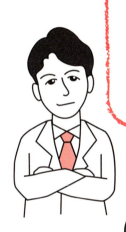

第21講の Point

- 「死にたい」と考えるがん患者は，一般人に比べると多いとの報告があります。
- 「死にたいと考えること」と「本当に自殺すること」は異なります。
- 社会や人との結びつきを作ることが，自殺予防にならないかを試みています。

「死にたい」と考える患者たち

自殺を防げなかった無力感

　自殺を試みた患者，自殺をしてしまった患者については，実は私自身も何度か体験があります。自分が診療していた患者の自殺はとてもショックな「出来事」でした。今でも，未然に防げなかったことに無力感と後悔を感じています。しかし，実際に自殺が起こったときは，不思議なほど冷静に患者の処置をして，家族の対応をして，スタッフの対応をしました。どうして，これほどに冷静に対処できるのだろうかと自分でも不思議でした。この冷静さがどこからきていたかと考えると，医師として周りの人間，家族や自殺を発見した看護師のケアを私がしなくてはならないと，強く思ったからだと，今から振り返るとわかります。

　その後，時間が経つごとに自殺前後の状況を思い出し，色々なことを考えるようになりました。特に，がん患者の自殺については，様々な資料と論文を読み，複数のエキスパートから話を聞いてきたので，本当に「死にたい」と悩む患者について，現時点での考えを述べようと思います。

5人に1人の患者は「死にたい」と考えたことがある

　この死にたいと考えることを，"suicide ideation"とよび，医学の世界では研究されています。研究では，「死にたいと考えること」と「自殺を試みた経験があること（いわゆる自殺未遂）」「本当に自殺すること」は区別されています。このうち，「死にたいと考えること」についてのいくつかの研究を紹介します。

　小児がんのサバイバーの13％の人達が「死にたいと考えたことがある」もしくは，「自殺を試みた経験がある」と答えていました[1]。また，成人のがん患者で「死にたいと考えたことがある」と答えた人は，34.6％（ポルトガル），7.8％（英），17.7％（米）と報告されています。スウェーデンでもノルウェーでも同じように，一般人口よりも高い割合で「死にたいと考えたことがある」と報告されています。

自殺者が他国と比較しても多い日本でも，がん患者は一般人よりも自殺をする率が高いことがわかっています。「死にたい」と考える患者は，8.5〜22.2％といわれています[2]。そして，末期のがん患者を対象とした調査では，8.6％の人達が「死にたいと考えたことがある」と返答しています。私の経験からも，やはり5人に1人くらいの方に「死にたい」「先生には責任が及ばないようにするから，死なせてくれないか」と言われることがあります。

　しかし，本当に心底「死んでしまいたい」と考えているのか，たまたまそういう話になるのかというと，判断に迷います。なぜなら，末期のがん患者の方は体調が悪いため，どうしてもうとうとと眠る時間が増えます。そうなると，思考は中断されがちになるからです。毎日部屋に行くたびに「死にたい」「死なせてほしい」と言う患者は実際には少なく，繰り返し「死にたい」と言う患者の多くにはうつ，不眠が関わっていました。

　本当に自殺を試みた，完遂した方は少ないのですが，入院中のホスピスで自殺を試みた方が数人いらっしゃいました。そして，一人の方はそれが元で亡くなってしまいました。

「どうして」「なんで」── 残された人の衝撃

　全体の数にすると，「死にたいと言っている患者」のうち本当に自殺を試みる，自殺する患者はわずかです。しかし自殺は，残された人達にとても大きな衝撃を残します。家族だけではなく，その方の治療，ケアに当たっていた医師，看護師にも大きな後悔を残します。「あの時どうしてこう言ってあげなかったのか」「あの時どうしてこうしなかったのか」と。さらに，医療スタッフの中には，自殺の現場である部屋に入ることができなくなる，仕事中に急に不安になるといった，二次的な心的外傷後ストレス障害（PTSD）を引き起こす者もあります。深く関わった患者の自殺は，私にとっても忘れることができない出来事です。その現場の壮絶さを今でもありありと思い出すことができます。その場の収拾，家族への対応，社会的な責任の遂行（警察の関与，病院内の公式な対応）を冷静にこなしつつ，心の中では「どうして」「なんで」と考え続けていました。そして，今でも考え続けています。

自殺の予防は，患者本人のことを考えるだけではなく，残される家族，関わった医療者へのケアも必要と考えると，いかに重要であるかはいうまでもありません。しかし，本当に自殺する危険が高い患者についての研究はまだ進んでいません。

自殺する危険が高い患者とは

脱毛した胃がんの男性患者に注意？

　うつの合併が自殺と関連するという知見はありますが，考えてみれば当たり前のことです。韓国の胃がん患者に対する研究では，なんと35％の人達が「死んでしまいたい」と考えた経験があり，QOLが低い患者，下痢，脱毛，倦怠感，診断から数年と長い時間が経過している患者に多かったと報告されています。また，男性で病状が進行した患者もリスクが高いといわれています。しかし，この研究の結果は，残念ながら現場には活かせません。どの因子もやや一般的で，本当に自殺予防を積極的に実行するべき患者が絞り込めないからです。本当に自殺をしそうな患者を見つけるには，医療者それぞれ個々の経験を集約していくほかないと考えています。つまり実際に，患者の自殺を体験した医療者が，どういう状況であったのかを子細に振り返り共有することです。

全く予測不能なケースも

　私の経験では，頭頸部がん，せん妄，男性が共通点でした。特にせん妄の患者は，他者には理解不能なストーリーの中で，自殺に踏み切ってしまうことがあるので予測不可能です。非常に衝動的に自殺を試みてしまうのです。せん妄患者の部屋にはコードやひも，刃物を放置しないことが予防策だと思います。自殺を用意周到に実行するというよりも，妄想の世界の中で実行してしまいます。「この部屋に監禁されたから脱出しようとした」と言いながら，窓から外へ出ようとする，「自分のお腹の中に病気があるから取り出す」と言いながら，自分の腹部を刃物で刺してしまう，例えばそんな状況です。話

をしてもなかなか通じません。せん妄の患者には説得が通じないのです。

また，非常によい表情で晴れ晴れと外泊に出かけた患者が，自殺を完遂したと複数の医師から聞いたことがあります。全くきっかけすらない状況です。この場合は，防ぎようがありません。患者の自殺を事前に察知することはとても難しいだろうというのが，私の経験からの意見です。それでも，何とかして患者の自殺を防止しなくてはなりません。

「死にたいと考えること」と「本当に自殺を試みること」は異なる

人には幸福を感じる力がある

恐らく，がんの患者だけではなく，どんな苦境にある人でも，「死にたい」と考えることと，本当に自殺を試みることは，同じ平面上に展開することではありません。普段，がん患者と接する機会のない普通の人達は，末期のがん患者はみんな「死にたい」と思っているのだろうと考えているかもしれません。さらに，もしも自分が末期がんになったら自殺したい，安楽死したいと思うかもしれません。

興味深い研究がありましたので紹介します。実際に末期の病気の人達に，「回復の望みがない患者」のシナリオを読ませて，その患者の安楽死・医師の手伝う自殺の是非を問うと，患者の60.2％は賛成します。しかし自分自身が安楽死・医師の手伝う自殺を望むかと聞くと，10.6％しか賛成しません[3]。つまり，つらい状況に実際におかれている患者の多くは，自分は安楽死を望まないが，自分と同じ状況になった他人の安楽死は許容するという考えをもっているのです。

また人は突然，身体が動かなくなるといった急激な変化があると，強い苦悩と衝撃を受けます。しかしある程度時間が経つと，身体が動かない不自由な状況の中でも，必ず幸福を感じることができるようになるといわれています。他人から見るととても不幸な状況，例えば寝たきりで人工呼吸器で呼吸し，周囲との意思疎通にかなりの困難がある ALS（筋萎縮性側索硬化症）

の患者であっても，長い時間の中で幸福を感じられるようになってくることもあるのです。先ほど紹介した研究でも，他人の不幸な境遇に同情する反面，自分の境遇にはそれほど悲観していないことがわかります。

　一方で，宝くじに当たるといったような大きな幸運に遭遇すると，その瞬間には幸福はピークに達しますが，時間とともに幸福の感触は薄れてくるといわれています。私達は幸福な状況とか，不幸な状況というのは，何かしら測定可能なものだと考えてしまいがちです。収入や学歴，家族構成などなどが幸福や不幸を形成していると勘違いしているのです。しかしながら，幸福だから生きている訳ではなく，不幸だから死にたいと考える訳でもないことは，当たり前のことだと誰もが気づくことでしょう。

　このように，「死にたいと考えること」と「自殺」「安楽死」は直結しないことがわかります。それらの間には多くのステップがあるはずです。しかし，そのステップのほとんどはブラックボックスで，他人が理解できない病的な思考の過程もあるでしょう。

自殺をどう予防するか

『自殺論』に学ぶ

　それでは，私達にできることは何でしょうか。それは「死にたい」と思っている人を見つけ出して，「本当に自殺しない」ように予防すること，「死にたい」と思う人を減らす社会的な試みを始めることだと考えます。さて，まず何から始めたらよいのでしょうか。その研究と試みはまだほとんどありません。それぞれが思いつく方法から始めていくほかないのです。

　かつて，社会学者のエミール・デュルケームはその著書の『自殺論』の中で，自殺の類型を自己本位的自殺，集団本意的自殺，アノミー的自殺，そして宿命的自殺の4つであると考案しました。

　このうち自己本位的自殺は，宗教による自殺の抑止力がなくなると起こりうるとされています。これは特定の信仰をもたない人が自殺をするという意味ではありません。宗教がなくなると共同体形成，社会形成がなくなり，

人は自己本位となり自殺に関与してしまうと考察しています。つまり，人が生きている価値を実感するには，社会が必要だということです。家族関係，社会との関係が緊密であれば，人の自殺を防げるということです。

　また，アノミー的自殺とは，人々の活動が無規制になり，それによりかえって苦悩が強くなることによって生じるとされています。人々の活動を抑制するものが少なくなると，要するに自由になると，自分の欲望を果たすあらゆる手段が手に入る錯覚に陥ります。自分にもあの人のような生き方ができるかも，お金があれば，今の苦悩が解決するのかもと欲望には際限がなくなります。そして果たせない欲望は，不満，焦燥，幻滅といった葛藤と苦悩の源泉になり，人々の心を苦しめて自殺に及ぶ可能性があると考察しています。

社会や人とのつながりを作る

　デュルケームは，自殺を抑止するためのアイデアとして，それぞれの人の社会の結びつきや規範を回復させることを提案しています。がん患者は，自分が社会的に非生産的な人間になったと悲観します。社会性を失うことで死にたいと思うようになってきます。自分という人間の価値を，他人や社会の役に立つかどうかにおいている方はとても多いと思います。役に立たない＝価値がない＝社会にとっては不要と考えて，自分自身の生命の価値を感じられなくなるのです。自分が誰かの負担になっている。自分がいなければ，家族にも迷惑をかけることがない。実際に家族の迷惑になっているかよりも，迷惑になっているかもしれない自分を受け容れることができないのです。さらに，がんに限らず慢性の病気に罹患すると，社会参画は困難で，それまでの仕事も辞めなくてはならないのが現実です。こうして，家族からも社会からも孤立して過ごしている患者が，自殺に向かわないようにする試みとはなんでしょうか。

　私自身が在宅医療に専念するようになり，一つ試みていることがあります。孤立した患者，家族と医師である自分，訪問看護師やリハビリのセラピスト，薬剤師，ヘルパーなど，ありとあらゆる医療や介護の人達が関わることで，小さな社会を形成することです。誰がいつ患者，家族に関わるのかを

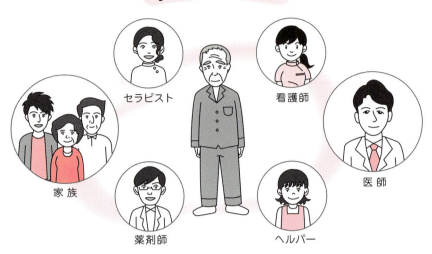

小さな社会をつくる

決めて，月曜日は医師，火曜日は看護師，水曜日はデイケアといった感じに人との関わりを増やす試みです。患者が，自分は確かに他人と社会とつながっていると実感できるような方法を考えているのです。そういった関わりを通じて，本当に社会性を回復できるかどうかはわかりませんが，孤立した患者，家族の心に生まれるものを見守っていこうと考えています。定期的に色々な人がかわるがわる関わるというこの方法が，苦悩する患者の自殺を予防する一つの方法ではないかと信じています。

◆文献
1) Recklitis CJ, Lockwood RA, Rothwell MA, Diller LR. Suicidal ideation and attempts in adult survivors of childhood cancer. J Clin Oncol 2006; 24(24): 3852-7.
2) Akechi T, Okuyama T, Sugawara Y, et al. Suicidality in terminally ill Japanese patients with cancer. Cancer 2004; 100(1): 183-91.
3) Emanuel EJ, Fairclough DL, Emanuel LL. Attitudes and desires related to euthanasia and physician-assisted suicide among terminally ill patients and their caregivers. JAMA 2000; 284(19): 2460-8.

Column

曜日に色をつけていくこと

　病院で働いていたときは，月曜日は外来，火曜日は午後フリーなど，毎日必ずスケジュールがありました。私に限らず，誰にでも毎日の曜日に色はあるはずです。月曜日はうんざり，木曜日は気が楽，金曜日は好きなドラマの日などなど，毎日の違いをまるで色の違いのように感じながら過ごしているはずです。しかし，病院に入院している患者はどうでしょう。毎日がほとんどモノトーンで同じ色。土曜日，日曜日はどこか病院のざわめきも落ちつき，家族の姿が多くなり色がつく。それでも色の数が足りません。

　人間はどこかしら惰性を好むところがあり，日常の暮らしに大きな変化があることを好まないところがあります。不満があっても仕事を辞めないのも，引っ越さないのも，つらい状況の中で耐えているのも，変化を好まないところがあるからだと思います。あまり大きな変化は人を疲労させます。それでも，私の経験から思うに，あまりにも変化が少なく毎日の色を失った患者，家族は病んでいくのです。日曜日から土曜日まで同じような毎日を過ごすと，人間は光を失ってきます。心が病んでいくのです。

　患者，家族の曜日の色を毎週一つずつつけていくような，そんな工夫が必要です。今週は自分の診療の日と，看護師の日が1日。これで2日の色がつきます。そして，徐々に増やしていくのです。日曜日から土曜日まで，何らかの色と意味を取り戻していく中で，患者，家族は社会とのつながりや人との交流をもち，再び社会的な人間に戻っていけるのではないでしょうか。私は，自分もその色の一部になろうと考えています。

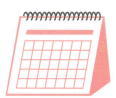

その他② ―民間療法

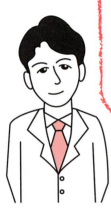

患者に「民間療法を受けたいのですがどう思いますか」と聞かれたとき，どう答えたらよいのかわかりません。

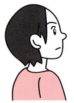

第22講の Point

- 民間療法を否定したくなる理由について，まずは考えてみましょう。
- 民間療法を迫害(排除)することは，自文化中心主義の構造に似ています。
- 無関心の上に成り立つ共存を許容するのではなく，患者の背景にあるものへ好奇心を向けてみましょう。

なぜ民間療法を否定したくなるのか

中味のない治療，高額な費用，大仰な広告……

　診療中の患者に，民間療法について意見を求められると，どう答えたらよいのかわからず，戸惑いを覚えるのは誰しもが経験していることだと思います。民間療法はCAM (complementary and alternative medicine) と称され，ある調査では11〜95％の患者が民間療法を自分自身で取り入れていますが，半分の患者は，医師にCAMのことを話せないと報告されています[1]。医師に話せないとされている理由を表22にまとめました。患者が話しにくいのもよくわかります。

　医師の中には，民間療法を完全に否定し「あれは詐欺みたいなもの，絶対に手を出してはいけない。お金を無駄にするだけ」とすべての患者に答える方もいます。そういう医師は，民間療法を完全に否定するという姿勢は一貫しており，一つの立場から1ミリも頑固に動かないというのも，ある意味では判断が楽でいいなと思うこともあります。

　しかし医師たるもの，どういう訳か，民間療法を否定したくなる気持ちが湧いてくるのもよくわかります。なぜ否定したくなるのでしょうか。それについて考えてみましょう。

　まず，民間療法を否定する理由はなんでしょうか。「民間療法はインチキだ」という信念でしょう。自分が提供している医療は正統で，民間療法は邪道。自分が厳しい訓練を経て医師になり，さらに医師になってからも厳しい

表22　患者が医師に民間療法のことを話せない理由

- 民間療法のことを，医師が何も尋ねないから
- 民間療法を取り入れることを，医師に反対されるのを心配するから
- 民間療法に，医師が関心を示さないから
- 民間療法の情報を十分に医師に伝えられないから
- 民間療法は，がんの治療の妨げになると思うから
- 医師と十分に話し合う時間がないから
- 医師ではなく自分自身で治療を選択したいから

（Davis EL, et al. Oncologist 2012;17(11):1475-81 より引用[1]）

指導を受け，やっと自分なりの医療を患者に提供できるようになる。うまくいくことも，うまくいかないことも様々な経験を通じて，自分の力にしていく。そして，さらによい治療はないかと必死になって探している医師。そんな医師にとっては，民間療法が自分のこれまでの努力に匹敵するとは到底思えない，中味のない治療法だと思えるのでしょう。

　さらに，民間療法を否定する理由のもう一つは，費用が高額だということでしょう。医師にとって価値がないと感じるものに，高額な値段が付けられている。ただの水なのに，こんなに高いのか？　治療効果があるとは思えない物質に，こんなお金を払うのか？　という不審です。高額な値段を支払わせるには，購入しようとする人の心に価値を訴えなくてはなりません。「これでがんが治った」「みるみるがんが消える」といった大仰な広告文句とともに，何らかの権威のある医師のコメントを掲載し価値を高めます。その広告を医師が見てみると，全体から信用できないオーラが漂ってくる。患者も家族もだまされていると，医師は感じてしまうのでしょう。

医師の治療行為と民間療法との違いは？

　ほとんどの民間療法は，物質か行為を介在させてその効果を発揮します。サメの軟骨やプロポリス，漢方薬は物質，手かざし，瞑想は行為を通じて，病気や自分の健康状態に作用します。ならば，医師自身が提供している医療もまた，医師の処方する薬物つまり物質であったり，処置つまり行為です。民間療法も医師の提供する医療も同じ構造なのに，医師はなぜ民間療法にだけ不審を抱くのでしょうか。

　治療の確立する時間が関係あるのでしょうか。ならば，民間療法の中には，漢方薬のように医師が提供する医療よりも長い歴史をもつものが多くあります。自然界の物質を病気の治療に使うことは，民間療法だって，医師の処方する薬物だって同じです。

　それでは，行為についてはどうでしょうか。民間療法の提供者の行為と，医師の訓練された治療行為とに差異はあるのでしょうか。しかし，医師の訓練された治療行為も，不完全で不確定なものを含んでいます。100％成功す

る手術，100％間違いのない処置は現実にはありえません。医師の処置であっても，民間療法の処置であっても何らかの不確定な要素を含み，ときに致命的な結果を生むリスクはどちらにもあるのです。

　ならば治療の行為者の経験年数でしょうか。数時間の訓練で怪しげな処置をする民間療法と，何年，何十年と訓練された医師の治療行為には，自ずと差があるということでしょうか。それとも治療の効果でしょうか。治療の成功が数％の民間療法の治療と，50％の医師の治療行為には，社会の扱いに差があって当然ということでしょうか。

　医師の治療行為は，保険診療である以上，誰が行っても公定価格で全国均一，また民間療法の宣伝のようなものは作れず，広告にも厳しい規制があります。しかし仮に，すべての規制がなくなったとしたら，医師の治療行為は民間療法と同じ土俵で競争しなくてはなりません。そのときもなお，現行の医療は患者にとって価値を持続することができるのでしょうか。

迫害と排除の構造

自文化中心主義による迫害の歴史

　このように，医師が毛嫌いし，迫害する民間療法というのは，物質や行為を介在すること，不完全で不確定であることを考えると，医師の治療行為と非常に似た構造になっていることがわかります。似た構造だということは，両者が同じ平面上にあり，そこに何とか境界線を引かないと，どちらも立ちゆかないということです。医師は「民間療法は怪しい，お金儲けだ，根拠がない」と迫害し，民間療法の提供者は「医師の治療には限界がある，自分たちが提供しているのは長い歴史のある治療法だ，国が認可していないのは時代が自分たちに追いついていないからだ」と反論します。医師が民間療法を迫害しているのが現在の大勢でしょう。

　実はこういう構造は，昔から続いていることです。例えば，移民のアメリカ人が先住民のネイティブアメリカン（インディアン）を迫害したときも，ナチスドイツがユダヤ人を迫害したときも，構造的には同じことが起こって

います。さらに，日本でもアイヌ民族に対して同じことが起きました。物理的に近接した場所にいるからこそ，迫害は起こります。当たり前のことです。同じ空間にいるからこそ，相手への攻撃が始まります。異物を排除することで，自分たちの思想で世界を支配しようとすると迫害が始まります。しかし，過去の歴史をみても迫害から排除に至ったケースは，この中ではナチスドイツのみです。ならば，迫害はどのように起きたのでしょうか。

　史実をみると排除は特例であり，アメリカでも日本でも排除はせず，同居しながらも，風習，言語を多数派と同じに強要するという教化訓育を実行します。日本でも，韓国人やアイヌ民族に日本語を強要しました。つまり，自文化中心主義（エスノセントリズム）は，自分とは異なる人達を「違う人達」として排除するのではなく，「劣った人達」として扱い，自分たちの価値基準の中に取り込み，「劣っている」「幼稚な」「未発達な」人達として扱うのです。そして，迫害から同化に転じて，人類は平等であるとしたのです。

　日本も，韓国や中国でかつて同じことをしました。そして当時の日本では，韓国や中国の人達を救済しようと考えていたはずです。しかし，そのような自文化中心主義がどのような結果を生むかは，歴史が証明しました。現在まで続く，民族的な怨恨はこのように始まったと考えています。

同じ言葉を話せない＝劣っているという認識

　さて，もう一度最初の問題に戻ります。医師が，自文化中心主義を通じて民間療法をみれば，まず排除しようとします。民間療法に関する患者の相談も排除しようとします。そうなれば，医師は患者からの相談がとても不快になります。「オレにそんなことを聞くなよ」「オレは民間療法は大嫌いだ」と内心思いながら，答えざるを得ません。

　さらには，民間療法に関心をもつ患者を排除しようとします。「民間療法を試すなら，オレの診察を受けに来るのはやめてくれ」ということです。そして，「民間療法はインチキで詐欺だ。できることなら規制し，活動を妨げなくてはならない」という考えに至ります。一方で，医師の心の中では自分の提供する医療行為が，正統で崇高なものであるという認識に至ります。自

分よりも劣等なものを憎み，軽蔑することで自分自身の気高さの支えにするという言及は，ニーチェがかつて語ったことでした。

次に，民間療法に対し排除から少し前に進んだ自文化中心主義の立場をとったらどうなるでしょうか。医師は，民間療法を劣った，幼稚な，未発達なものであると認識します。そして，民間療法を自分たちの測量方法であるエビデンスに当てはめて，まだ十分な研究がなされていないものであるとします。日本緩和医療学会が，「がん補完代替医療ガイドライン」（2008 年）を出版していますが，まさにそのような方法で作られています[2]。補完代替医療（≒民間療法）の分野の人達は，自分たち医療者を納得させるエビデンスを提示できない，だからひとまずは，医療者の測量方法で彼らの行為を審査しようとするのです。かつて，日本語を少数民族に強要したのとほぼ同じ発想がそこにはみえます。

医師は民間療法そのものだけでなく，民間療法の提供者も劣った，幼稚な，未発達な人達であると認識します。だから，彼らが自分たちと同じ言葉を話すことができればよいと思っています。言い換えれば，民間療法の提供者が，医師が理解できる臨床研究の手法で自分たちの行為を検証し，発表するのがよいことだと考えているのです。

さらに，患者に対しても医療に関しては，医師よりも劣った，幼稚な，未発達な人達であると認識します。「患者は，医療に関しては十分な知識をもっていない，だから医師である私は彼らを正しい方に導かないと」「エビデンス，質の高い臨床研究の結果から得られた最新の知見で患者の治療にあたらないと」と考えているのです。実は，この論法は至ってアメリカ的な考え方で，自分たちの価値観を全世界的に広め，さらにはあらゆる活動を自分たちの測量方法で評価するというやり方です。

どのように共存すべきか

弱い敵と共存する決意をもつ

私は，医師が民間療法をどのように考えているのかという見解について，

経験からも述べてきた自文化中心主義の檻の中から、まだ出られない状態にあるのではないかと思っています。ですから、患者にどう答えたらよいのかわからないのです。今まで一緒に仕事のしたことのある、寛容な医師達は、「まあ、やりたいのなら止めませんよ。やってみたらどうですか」とか、「あまり高い費用がかかるものはやめたほうがいいですよ」と答えていますが、やはり檻の中からの言葉です。

今までの他分野の研究において、この自文化中心主義を克服する知見があれば、本項の「患者に『民間療法を受けたいのですがどう思いますか』と聞かれたとき、どう答えたらよいのか」という質問にも、別の観点からアプローチすることができると思います。

例えば、スペインの哲学者ホセ・オルテガ・イ・ガセットは「自由主義は、最高に寛大な制度である。なぜならば、それは多数派が少数派に認める権利だからであり、だからこそ地球上にこだました最も高貴な叫びである。それは、敵と、それどころか、弱い敵と共存する決意を宣言する」と述べています。西洋医学と東洋医学、現代医療と民間療法、あらゆる近接したものを対比させ争うのではなく、医師が弱い敵とみなす民間療法であっても共存しなさいと説いています。自分と相手の価値観、測量方法は違っても、正義の同化をさせようとせず、ありのままで共存しなさいと主張しているのです。

自文化中心主義に対比される概念としては、人類学者のフランツ・ボアズが主張した文化相対主義があります。これも先ほどのオルテガの主張と同じく、すべての文化には優劣がなく、平等に尊ばれるべきという、共存を説いています。

患者の背景（人間関係）に関心をもつ

これらの主義、思想を臨床に反映するなら、医師自身が民間療法の存在を認めて、自分たちの提供する医療と共存すると考えるということになります。ならば、どうしたらそのような考えに至ることができるのでしょうか。患者に「民間療法を受けたいのですがどう思いますか」と聞かれたときに、「それもよい方法ですね。やってみてください」と答えれば、それでよいの

でしょうか。

　私は，それでは不十分だと思っています。自分自身の価値観の相対化や，あらゆる療法との共存を図るだけでは，何かが足りません。「民間療法も人によっては効くことだってある。それが事前にわからないからこそ，やってみる価値があるのかもしれない」という価値観の相対化か，民間療法の提供者がよく語る「現代医療と一緒に実施することはよいことで，さらによい効果が出る」という共存では，患者に民間療法を受けるかどうかのすべての判断を委ねてしまい，患者が自己決定することに関しては，医師は不関与であるという立場を強調するだけです。「あなたがやりたいならやれば」という無関心が目立つようになるからです。

　私が臨床で答えてきたのは，「それはどういうものなのですか」と，民間療法以前に，民間療法に関心をもつに至った患者自身の考えを探ろうとする試みです。実は民間療法に患者がアクセスするときは，家族や親類，あるいは親しい友人に勧められたりということがほとんどです。民間療法を受けるかどうかという質問に答える前に，どのような人達とのどのような関わりが患者にあるのだろうかという，患者の人間関係を知ろうとすることから，相手への理解を深めていくのです。話をしているうちに，必ず自分の心の中では寛大さが生まれてきます。その寛大さが，オルテガの語った共存につながっていくのではないかと考えています。

◆文献

1) Davis EL, Oh B, Butow PN, et al. Cancer patient disclosure and patient-doctor communication of complementary and alternative medicine use: a systematic review. Oncologist 2012; 17(11): 1475-81.
2) 日本緩和医療学会編．がん補完代替医療ガイドライン, 2008.
　http://www.jspm.ne.jp/guidelines/cam/cam01.pdf

Column

息子の気持ちを飲んでいます

　私が，大学を卒業する前，医学部のある宿題で，自分で自由に選んだ病院の見学をしてくることという課題がありました。たまたま週刊誌で見かけた「みるみるがんが消える！　奇跡の病院」のようなタイトルの記事がありました。数人のグループでその怪しい記事を読み，こういう病院は一体どういうところなんだろうと，半ばインチキを見抜く好奇心で胸をふくらませながら，直接病院に連絡し「見学をしたい」と申し込みました。これから医者になる医学生をその病院は歓迎してくれました。

　見学に行ってみるととごく普通の病院でしたが，患者達は不思議な薬を飲んでいるようでした。ある程度の費用もかかっているようでしたが，その病院の患者達は，どこか迷いのない満たされた顔をしていました。私は「ああ，きっとこの病院の医師に洗脳され，価値のない薬を飲んでいるんだな」と患者達を憐れみました。

　そして，患者一人ひとりにインタビューをしました。そのときにある患者から言われたのです。「この薬に効き目があるのかどうかはわからない，でも息子が勧めてくれたこの病院に来て，今私は満足している。この薬は薬ではなく息子の気持ちなんです。私は息子の気持ちを飲んでがんを克服しようと思っているのです」と。医療の多面さと，薬の効能の別の側面を教えられました。そのときの驚きから，まず患者自身の人生の背景に強い好奇心を抱くようになったのです。

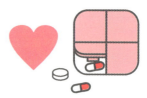

《3学期》コミュニケーション

第23講 その他③ —医療者のバーンアウト

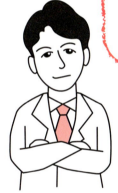

毎日の仕事，患者，家族の対応に疲れてきました。このまま仕事を続けられるか不安です。

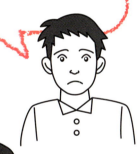

第23講の Point

- 治療による害が，がん診療を行う医療者に特有のストレスを与えます。
- 無力感の繰り返しやストレスが，バーンアウトを引き起こします。
- 医療のサービス業化が，近年新たなバーンアウトの形を生んでいます。

がん診療に特有のストレス

治療による害の問題

　医師，看護師の精神的な疲労は，様々な国の様々な医療現場で研究，考察されてきました。緩和ケア，終末期医療の分野でもこの問題は扱われてきました。医療者のバーンアウトの実態と，その対策について考えてみたいと思います。

　特に，がん診療にあたる医師のストレスについては，以前から様々な指摘がされてきました。がん診療は他の医療分野に比べて，行う治療のすべてが成功するとは限らず，むしろ患者，家族にとっては失敗しているのではないかという印象を残しがちです。例えば胃がんの手術を行い，問題なく手術は成功し終えたとしても，その後，患者は今まで通りに食べることができなくなる体験をします。場合によっては，手術前よりも食事の量が減り，体重が減少することもあります。また，化学療法には，副作用がほぼ必発です。化学療法が始まると，患者には食べられなくなる，だるくてしばらく動けなくなるなど，生活の質を悪くする何らかの影響が出ます。放射線治療でも同じく，照射した部位の皮膚が荒れたり，下痢や吐き気を起こすことがあります。

　がんの治療では，患者は何かしらの害を受けることになるのです。病気のために調子が悪くなり，治療を受けたら調子が良くなる。こういう単純な医学の治癒モデルの図式から全くかけ離れた状態です。ときにがんの治療では医師が検査をもとに患者の潜在している不調を指摘し，患者が自覚していない不調の治療をすることもしばしばです。患者，家族にとっては，見えない，感じない敵と戦うようなものです。また，副作用をあらかじめ説明，予告されていたとしても，体調の不調を耐え抜くには，「これは確かに自分にとって正しい治療である」という確信がなければ，続けていきようがありません。

　がん診療に関わる医師は，治療によって短期的に悪影響が出たとしても，その先に大きな収穫があるという保証が確実にできれば，「今はつらいけど

がんばれ」と患者に断言できます。しかし，治療の効果がなかったり，しばらく効果があっても結局は再発し，調子の良い期間が限定的になることもあります。すると医師は患者に「がんばれ」とは言えなくなってくるのです。残念ながら，がん診療の現状はこのようなものです。

「つらい治療」の責任を転嫁する

「うまくいくか，うまくいかないかは予言できない。でも他に方法がないから，今はつらい治療に耐えるしかない」。これが現状なのです。医学の進歩で「つらい治療」のつらさを軽減するようにはなっていますが，少なくとも，手術を受けてから前よりも活き活きとしてきたとか，化学療法を受けるたびにどんどん力がみなぎってくるという体験は，ほとんどの方がしていません。私も外来で，「化学療法を受けて，3～4日はつらいと思いますが，その後，前よりも力が戻った，力がついたと実感したことはありますか？」と何千人もの方に尋ねてきました。しかし，「はい」と答えた人は数人にすぎませんでした。

それでも，患者，家族は医師の助言に従い治療を受けています。不調がそれほど自覚されないにもかかわらず，新たな力を生み出さないつらい治療に耐えていく動機を医師はどのように説明するのでしょうか。そこで言われてきたのが，正しくがんであることを伝え，患者自身の問題だということを自覚してもらった上で治療に臨む動機づけをすることが大切だという主張です。そして，自分の問題を自分で引き受けた上で，「つらい治療」に耐えていくことが理想的だというのが，がん診療の医師の主張です。これは当然で，がんであることを知らされていない患者にがんの治療を行えば，いつか必ず不具合が生じます。その不具合はがんの治療には宿命的なものですが，患者は，医師から加害されていると受けとめることになるのです。それでも治療を続けるために，医師は自分が加害しているのではなくて，薬がきついのだとか，今はつらいけどしばらくするとよくなるとか，あなたは特別副作用が出る体質のようだと，医師に対する責めを他に転嫁するようになります。

無力感の繰り返しからバーンアウトへ

成功体験は短期的

　前置きが長くなりました。言いたかったのは，がん診療に関わる医師は，「この治療一発で患者が良くなった」という，爽快な達成感を得ることが難しく，また，患者に動機づけをしながら，つらい治療に耐えていけるようにするというとても難しい診療が求められるということです。患者，家族は，治療の苦痛を医療の限界と受けとめるよりも，治療者の技量不足と受けとめがちです。さらには，ほとんどの方が再発を体験するという現実も加わり，患者，家族から「あなたの見立てが悪いのではないか，あなたの治療が悪いのではないか」という責めを受けやすい状況が生まれるのです。また，医師，患者関係が良好となると，治療の成果をともに喜ぶことができるようになります。手術をした患者は良くなってほしい，綿密な計画と副作用対策を行った化学療法は効いてほしい，緻密に照射野を設定して副作用を最小限にするように計画した放射線治療は成功してほしい。医師がそのように考えるのは当然のことです。そして，治療の成果を患者と喜びあい成功体験を共有するのが，医師にとって満たされた瞬間であることは間違いありません。

　しかし，現実はそうではありません。成功し喜びあえる時間は短期的で，その後，状態は悪い方へ向かうことがほとんどです。そして，終末期へと移行していきます。患者や家族から，状態が悪いときに「何とかしてほしい，もう一度元気にしてほしい」という声を聞くたびに，医師はその実現ができない無力感で一杯になります。この繰り返しを何度も経験することで，がん診療に関わる医師，看護師にバーンアウトの危険が高まります。

　バーンアウトとは，精神的な疲労のために仕事のパフォーマンスが落ちる状態のことです。その特徴について**表23**にまとめます。私自身も私の周りでも，感情的に不安定な医療者はたくさんいます。それでもどうにか仕事を続けているというのが現実なのです。ある患者の話になるといつも苛々する医師，家族に少しでも不満を言われるといつも通りに患者をケアできなくなる看護師など，色々な人達にバーンアウトの危険があります。

表23 医師,看護師がバーンアウトになっているときの特徴

サイン（行動）	症状（感情）の例
患者を避ける	・診察のときに目を合わさない ・早く部屋から出て行こうとする ・患者に偶然会うことを避ける ・診察時間を短くするように会話する ・患者の話していることに関心を示さない
家族を避ける	・家族のいない時間に患者を診察する ・家族からの面談の申し出を先延ばしにする ・家族から何か質問をされても曖昧に返事する
他の医療スタッフと患者のことで話し合いがうまくできなくなる	・特定の患者の話を避ける ・患者の助言を拒絶する ・患者に関する話し合いを早く切り上げるようにする ・看護師からの報告,提案を拒絶する
患者に対する軽蔑や軽視を同僚に言うようになる	・治療がうまくいかないのは,患者のせいだと口にする ・患者の個人的なステータスの問題を揶揄する 　(独身,独居,低収入,生活保護など) ・患者の人格,性格を揶揄する 　(頑固,教育レベルが低い,リテラシーがないなど)
患者のケア,治療に対して配慮ができなくなる	・必要な処置を先延ばしにする 　(疼痛,腹水など,症状に対する治療) ・患者の療養方針を話し合う機会を避ける 　(いつ退院するのか,いつまで治療を続けるのか,自宅での生活をどう援助するかなど)
患者や家族と対面するとストレス,緊張が高まる	・患者,家族を前にすると声が小さくなる。自信がなくなる ・緊張のためうまく話せなくなる ・威厳のある態度を維持できなくなる
必要以上に患者の診察をする	・何か見落としがないか,何か忘れていることはないかが気掛かりになり,何度も診察をしてしまう

(つづく)

(つづき)

サイン（行動）	症状（感情）の例
患者や家族に怒る	・自分の説明に対してすぐに応じないと，患者や家族に対して怒り出す ・患者や家族と相対するといらいらする
患者や家族に対して負担感や責められているように強く感じる	・ケアや治療に対して，いつも不満を感じているのではないかと恐れてしまう ・自分に対する不満を感じているのではないかと考えてしまう
患者や家族に対して軽蔑を感じる	・患者や家族を軽蔑することで自分の威厳を保とうとする ・患者は話がわからない，家族がクレーマーだと口にすることで自責感を軽くしようとする
患者や家族に対して侵入思考（その場にそぐわない行動，不謹慎な考えが急にわいてくること）を感じる	・想像で，患者や家族に対して失礼な言動をする情景を勝手に想像してしまう ・診療室や病室で，叫び出す，逃げ出すと行った医療者としてふさわしくない行動を妄想してしまう
挫折感，自責感，罪悪感を感じる	・自分の無力のために，患者が苦しんでいるのではないかと考えてしまう ・何度治療を繰り返しても結局誰一人救えない，と心が折れてしまう
患者を助けることに個人的な義務感を感じる	・目の前の患者を救うことが自分の使命と考え過ぎて，強いプレッシャーを感じてしまう ・治療の甲斐なく状態の悪くなりつつある患者に対して，さらに過剰な治療をしようと試みてしまう
患者が苦しいと口にすることは，周囲の注目を集めるための小手先の技だと信じている	・患者が苦しいと症状を訴えることは，周りの関心をひくための愚かな方法だと考えてしまう ・患者が悩みを訴えても，弱音を吐かれても困る，自分のことは自分で何とかせよと言い出しそうになってしまう
必要に応じて医療行為を実施することで，自分が犠牲になっていると感じる	・本来実施するべく治療，ケアをしようとすると，「本当にこんなことする必要があるのか」と考えてしまい，自分のするべきことに嫌気がさしてしまう

(Meier DE, et al. JAMA 2001；286(23)：3007-14 より引用，著者一部加筆[2])

バーンアウトを研究し，防止しようとする真の目的は，医療者を守ることです。チームの力をさらに大きくし，その病院の医療のパワーをしぼませないためです。バーンアウトでチームの誰かが離職すれば，そのチームの医療レベルは必ず低下します。それでも多くの離職者が，特に看護師には多く発生します。その背後には，職場環境の問題を把握するだけでは説明できない，多くの問題が潜んでいます。

加わる社会的ストレス

　まずは社会的な支援が受けられるかどうかが，バーンアウトに大きく関与します。以前から女性のほうがバーンアウトの危険は高いことが指摘されています。結婚，出産，育児に際して，職場の理解と休職する支援が受けられるかどうかは，仕事を続けていけるかどうかの大きな選択の根本になります。また，医師自身も必ず何らかの病気になります。その支援が十分得られるかも問題です[1]。「医者の不養生」とはよくいったものです。この不養生というのは，「自己の身体，精神の問題について医師は自己診断ができない」というのが私の解釈です。

　医療者たちは，気がついたときには，自身が倒れてしまうほどの状況になっていることもあるのです。毎日，多くの仕事や家事を抱えて，病気になっている暇もないというのが，正直なところではないでしょうか。少々の体調不良，夜勤明けの睡眠不足でも，定期的な仕事を続けなくてはならないのが現状です。身体の疲労は精神の疲労となり，渾然一体となった大きな疲労へと発展していきます。

　さらには，臨床以外の人事や経営といった管理的な仕事が増大していくことも，バーンアウトに関与する大きな一因といわれています。医師としてキャリアを積んでいくと，何らかの委員会活動に参加し，会議に参加する時間が増えてきます。会議よりも臨床に没頭したいと考える医師にとっては，大きなストレスとなります。組織の中では多くの部署の調整が必要となるのは当然のことですが，この管理的な仕事は，臨床よりも達成感や満足感が得られにくいのです。

バーンアウトの実態

急に体が動かない

　さて，私自身は3年前に10年間勤めた病院を退職し，開業しましたが，勤務医時代には毎年多くの離職者を見送ってきました。かくいう私も，実はバーンアウトの経験があります。私は，医師になって最初は脳外科医の道をめざしていました。その頃は今のような研修制度もなく，いきなり専門的な診療科の勉強をしました。とても厳しくつらい研修でした。一番つらかったのはなんといっても，一人で大きな責任を負うことでした。

　冷や汗をかいた分，医師として成長するというのは確かなことです。しかし，医師になり半年程度で適切な経験と技術もないのに，一人きりで当直することは私にとっては大変な重圧でした。特に心の負担になったのは，度々，夜中に病院から呼び出されることでした。昼間普通に仕事をし，夕食を一人で食べてしばらく休んでいると，大抵また病院に呼び戻されます。子どもが頭を打ったと救急外来に来ると，調子がよさそうでも念のためということで脳外科医が呼び出されるのです。とても大きなプレッシャーでした。それでも，やりがいのある仕事でした。大きな責任を負う反面，自分で決済できる万能感も感じていました。

　きっと今の研修医よりも多くの冷や汗をかき，また多くの先生方に可愛がっていただきました。医師としての姿勢は，あの頃にほとんどできあがりました。自分の診療している患者に対する責任，患者の命を背負うということ，患者から逃げ出さないこと，すべてを教わりました。

　プレッシャーを感じながらも，周りの医師，看護師の支えを得て奮闘していたのです。しかし，あるとき急に体が動かなくなるような嫌な感触がありました。職場に行くのがつらくなり，そして新たな患者が発生するたびに苛々するようになりました。脳卒中の患者が来ると「今日ぐらい勘弁してくれよ」と思い，ケンカで頭をケガした患者が来ると「こんな夜中になんでケンカなんかするんだよ」と苛立つようになったのです。そして，**表23**にあるような感情を患者や家族に感じるようになりました。こうして私は脳外科

を逃げるように辞めてしまい，内科の門を叩くこととなりました。

　がんばれば認められると奮闘し，ひりひりするような緊張感を楽しみながらも，心が消耗していくことをこのとき実感しました。そう，私もバーンアウトしたのです。周りからみれば，この程度の体験は医師として当たり前のステップだと思うかもしれませんが，私には大きすぎる負担でした。

新しいバーンアウトの形

医療のサービス業化

　それから私は，じっくり内科医の修行をしたのちに，バーンアウトすることなく次の道へ進みました。どうしても自分の興味と関心に逆らえず，ホスピスでの仕事を求めたのです。ホスピスでは10年間働きました。総合病院の中にあるホスピスでした。その職場での状況をみると，私のように追い詰められた離職もあり，またバーンアウトなき離職もありました。きっと一人ひとりに色々な苦悩と，社会生活上の葛藤があるのだと思います。しかし，それを考慮してもなお，簡単に辞めてしまう人が増えていったのです。それはなぜだろうと考えました。新しいバーンアウトの形でした。

　最近の病院は患者を「患者さま」と呼び，「医療はサービス業」と位置づけ，アメニティや接遇に力を注いできました。インフォームドコンセントを患者の権利の基礎として位置づけ，わかりやすい言葉で詳しく説明し，その上で患者が治療を選択することを是としています。こうした医療の展開は，前時代のパターナリズムが医療を支配していたときの反省です。「患者は医師の言うことを黙って聞けばよい」「医師のやり方に疑いをもつなんて不遜だ」といった時代の揺り戻しです。

　医療をサービス業にすることで，患者も家族も医療を壊しはじめました。まず，自分たちが期待する治療の効果が得られないと，病院にクレームをつけるようになりました。治療の効果だけでなく，病院の対応のありとあらゆる物事に対してもクレームをつけるようになりました。自分たちの支払う代価に見合わない対応があるとみるや，これを許さなくなったのです。病院で

患者が転べば病院側の落ち度となり，医療者は何ら患者に加害していないにもかかわらず病院は責任を問われます。虐げられていた患者と家族の権利を尊重しようという方向に医療は変わろうとしてきました。しかしその変化は，医療者に窮屈さを強いるようになってしまったのです。元々，医療や教育は社会の公共財であり，商取引と同じような次元で捉える対象ではないのです。

医療現場の心ある人々に援助を

医療はこの窮屈さを，医療の質の向上で乗り越えようとします。この医療の質というのは，もともと測定不可能です。医療者の真心のこもった対応，さりげない優しさ，そっと手を握られたときの優しい感触は測定不可能なのです。医療の質を測定するために用いた方法は，非常に工業的な方法でした。病院機能評価はその代表です。数多くのマニュアルを整備し，職員の服装を評価し，医療者の部署それぞれが基準を満たしているかを細かくチェックします。医療の生産性を自動車工場の評価方法と同じ尺度で測ろうとしたのです。こうして，医療はさらに傷口を広げていきました。

マニュアルの整備とともに，膨大な書類が発生しました。医療者はありとあらゆる書類への署名を患者と家族に要求します。そして，病気の治療にも工程表が用意され，監視されるようになっていきました。確かに「オレ流」を退ける医療の標準化は，平均的な質の向上には役立つのかもしれません。しかし，現実に起こったことは，医療者一人ひとりの個性の否定です。マニュアルが整備された職場では，どこでも誰がやっても同じ成果が得られることを最大の目標とします。誰が作っても同じおにぎりが出来上がる工場と同じです。

医療の質を工業的な手法で管理すると，「あなたの代わりはいくらでもいる」というメッセージを医療者の意識にすりこんでいくことになります。おっちょこちょいだけど，おじいさんの心をつかむのが上手い看護師，いつも怒っているけど，どういうわけか憎めない医師，とても頑固だけど人情深く涙もろい医師は，評価されません。「こういう性格の患者には，○○さんが一番よね」という対応は，医療の質とは関係がないと思われるようになっている

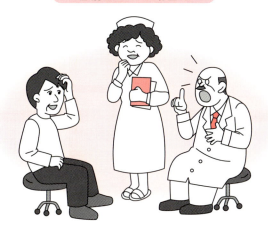

一昔前はこんな場面も…

のです。すべての医療者が，工程表に沿って時間単位で最大の成果が得られるような働きを要求されています。

「あなたの代わりはいくらでもいる」というメッセージを受け取る医療者は，「自分にとって職場はどこでも同じだ」という考えに帰結します。当たり前です。自分がそこを去ってもまた，明日は同じように工程が進んでいく。そして，自分もまた別の職場で同じように，個性のない歯車の一員になれると考えるからです。

かつて私が経験したような，自分のアイデンティティがぐらぐらし，うつになるほど悩み，それでも，次の大きな世界への通過儀礼として重要なステップであったバーンアウトは，もしかしたら消えてしまったのかもしれません。しかし，バーンアウトは形を変えてこれからも医療の現場で起こり続けるでしょう。そして，医療の現実に悩み続けている医師，看護師をはじめとする医療者は，きっとたくさんいるはずです。そんな心ある人達の援助をこれからも真剣に考え続けなければなりません。

◆文献

1) Wallace JE, Lemaire JB, Ghali WA. Physician wellness: a missing quality indicator. Lancet 2009; 374(9702): 1714-21.
2) Meier DE, Back AL, Morrison RS. The inner life of physicians and care of the seriously ill. JAMA 2001; 286(23): 3007-14.

完全燃焼のバーンアウト

　私は、ホスピスで10年間働きました。人生の夏ともいうべく充実した30代を過ごしました。研鑽を積みながら臨床に没頭し、また研究に関わる機会も多く得ました。自分なりに背伸びして踏ん張って大きな成果も出せました。自分が心から愛する職場に関わる人達が、どうしたら誇りをもって仕事ができるか、心のどこかで「ここよりも良いところはきっとないだろう」という根拠はなくても大きな自信をもちながら仕事ができたらよいのにと本気で考えていました。私はこの先もずっと、このホスピスで働き続けるだろうと思っていました。それでも転機は訪れました。あるときから、背伸びをしていた自分の踵が地面に着いていることに気づき始めました。そして私は、仕事に心からの満足と達成感を感じていることに気がついてしまったのです。

　心が折れて燃え尽きるバーンアウトではなく、自分自身やれるだけのことはやったという完全燃焼のバーンアウトです。こうして私は、ホスピスを去る決心をしたのです。職場に不満があっても人は去っていきます。しかし、反対に完全に満足してしまっても人は去っていくのでしょうか。ほどほどの不満とほどほどの満足が、仕事を長続きさせる秘訣なのかもしれません。今の私は、バーンアウトは人生の大きな転機で、素晴らしい収穫なのかもしれないとどこかで思っています。

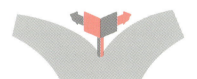

終業式のことば──あとがきにかえて

　本書を執筆しながら，今までの自分の働き方や考え方を見直して，以前は何をめざしていたのか，そして今は何をめざしているのかを自問するよい機会となりました。あとがきとして，私のブログからよく読まれているエントリーを転載することにします。今，一番皆さんに伝えたいと思っていることです。あとがきとしては長い内容ですが，どうか「終業式」の先生からの話としてお付き合いください。

　ホスピスでの10年を終えて開業し，在宅医療の分野で3年が経とうとしています。ただひたすらに業務を軌道に乗せるために奔走していた時期は過ぎ，自分の中で何が変わったのか振り返ることができるようになりました。そして，一つの大切なことに気がつきました。「病気は誰のものなのか」です。それを考える上で，まず私がホスピスで働き始めてから感じていたことを少しお話ししようと思います。

　ホスピスで働き始めた頃，痛みを麻薬できちんと緩和すれば，患者はきっと豊かな生を全うし，苦しみのない死を迎えられると信じていました。しかし，そんな考えはすぐに打ち破られることとなりました。麻薬で痛みを緩和しても，2番目の苦痛が1番になる。痛みが過ぎれば吐き気に困り，吐き気が過ぎれば食欲不振に困り，そして何といってもせん妄と不眠に悩まされました。身体の状態が悪くなるに従って，精神の状態も揺らいできます。夜中ずっと動き続ける患者にどう対応したらよいのか，うわごとを言い続ける患者にどう言葉を返したらよいのかわからなくなってしまいました。

　新しい苦痛に遭遇するたびに新しい薬を増やしていっても，患者の状況は全く良くならないと気づき始めていました。10の苦しみは，10錠の薬では緩和できない。そして「死にたい」「もう楽にして」と患者にいわれるたびに，薬では彼らの苦しみに対処できないこともわかってきました。患者の苦しみに向き合うのが徐々につらくなり「痛みが軽くなったのだから，これで許してくれないか……」と考えました。身近に相談できる人もおらず，患者の苦しみをまるでタマネギの皮をめくり続けるような気持ちで追いかけ続けていたのでした。

　行き詰まっていました。教科書を読んでも論文を読んでも，何が自分に足りないのかさっぱりわからなくなっていました。そんなとき，ある研修会に出席したことをきっかけに，ホスピス，緩和ケア病棟で働く医師のメーリングリストがあることを知ったのです。その中での討論を通じて，日々

の疑問や行き詰まりを相談できる場所が徐々にできていきました。そこでわかったのは，「自分が苦しんでいること，困っていることは，日本中，世界中で同じように苦しみ困っていることなのだ」ということでした。

　専門看護師の研修，研修医との交流，そして研究，研鑽を続けることにより，自分もそして所属する病棟でのケアや治療も洗練されていくことを実感していました。むさぼるように緩和ケア系のジャーナルを読み，使えそうだと思ったことはどんどん実践しました。以前のように「痛みが軽くなったのだから，これで許してくれないか……」と考えることはなくなり，「あと一歩でも前に進むにはどうしたらよいのか」を考えるようになりました。迷いも悩みもありましたが，充実した日々でした。取り切れない患者の苦しみに向き合ったときも，自分が無理なことは他でも無理，などと傲慢に考えることはなくなりました。自分の悩みはみんなの悩み，他でも困っているんだろうな。そんな風に思うだけで，少しでも何かできることを探そうという気持ちになれたのでした。

　しかし，ホスピスの活動が充実し洗練されるにつれて，新たに不思議な違和感を感じ始めました。折りしも機能評価（病院の質の向上をめざす取り組み）の大波の中，ホスピスでも様々な変化が生まれていました。患者の腕には名前とバーコードの印刷されたバンドが巻かれ，夜にふらふらと起き上がり転んでしまう患者のベッド脇には，踏めば鳴るセンサーマットが置かれました。患者の状態を「見守る」のではなく，「見張る」ようになっていったのです。

　病院の中で転んでけがをすれば，病院の責任と考え，転んだだけで家族に対して謝罪をするようになりました。

　病院の中で起こることは，病院の責任。

こういう考え方が広まるにつれて，私自身は病院での活動に窮屈さを感じ始めました。ホスピスでは，患者の状態は毎日少しずつ悪くなっていきます。そんな病状の悪化を，まるで自分の責任のように感じてしまっていたのです。例えば，痛みが悪化したときには，自分が何か見落としをしていたのではないかと考えるようになりました。

　痛みの治療は，まるで自分の落ち度を取りつくろうかのような行為になりました。「痛みどめの麻薬を使うと便秘になる方が多いのです」と，あらかじめ患者に伝えることはもちろん重要です。しかしその頃は，薬が悪いのであって，その薬を選んだ自分は決して悪くない。患者の状態が悪くなる責任は自分にはない。そのことを確認しておくために話していた気もし

ます。

　いつの間にか，患者の病気を自分のもの，病院・病棟のものであるように考えていました。

　患者が急変すれば，何が欠けていたのか，何がなされていなかったのかを考えすぎてしまい，最後には「仕方がなかった」と自分に言い聞かせる。家族に，「なぜ，こんなに苦しんでいるんだ。ここは苦しみをとる病棟のはず」と言われれば，すべて自分に責任があるように考えてしまい，その治療に追われる。何かがおかしいと思っていましたが，そのときには気がつくことはできませんでした。息が詰まるようないやな感触がいつも自分に残り，家族からのクレームを気にすることもありました。

　ホスピスで働いていたときは，患者や家族の怒りにうまく向き合えませんでした。怒りが怖かったのです。患者が患者自身の境遇や苦しみ，自らの業のために怒っていても，病院の中で怒っていれば，その怒りは自分にも関係があることなのだと思ってしまっていました。病院を離れた今ならそのことがよくわかります。時々，患者の怒りを扱うシンポジウムがありますが，患者の怒りを理解するというよりも，患者を怒らせないようにしたいという医療者の思惑が見え隠れしていることに気づきます。

　ホスピスの活動の充実と洗練は，別の形でも違和感を帯びてきました。苦痛を最小化するための治療はとても重要なのですが，いつの間にか患者の生き方というより死に方を管理するようになってきたと感じていました。「豊かな生を全うし，苦しみのない死」をめざすことから，「笑顔と満足にあふれた生から移行する快適な死」をめざしているのではないかと錯覚するようになってきました。病棟での過ごし方，亡くなり方にも何らかの欠損があれば敏感に察知し，「外出させたらどうか，外泊させたらどうか」とカンファレンスで話し合い，「苦しんでいるからできるだけ苦しまないようにきちんと鎮静して最期を過ごさせてあげなくては」と治療の提案がされる。決して間違っていないのですが，何かがおかしい何かがおかしいと考えていました。でもこのときは，何がおかしいのかわかりませんでした。

　そして，開業し2年が経とうとしている今，「患者の病気は患者のもの。医者や病院が取り上げてはいけない」と思うようになりました。「患者の苦労を取り上げてはいけない」と開業前に取材に行った，北海道浦河町の「べてるの家」で聞かされました。今はその意味がよくわかります。病院では，知らず知らずのうちに患者の苦痛や経過に対して責任を強く感じすぎ，いつの間にか患者の病気を取り上げていたのかもしれません。在宅医療の実践では，病気も経過も患者のものです。何かあれば誠意を尽くして対応し

ますが，自分の中の罪悪感はなくなりました。

　夜中に「急に痛みが強くなってきました」と患者から連絡があっても，ホスピスで働いていたときのように「自分の治療が不十分なために，苦しい目に遭わせてしまって申し訳ない」と考えることはなくなり，「痛みで苦しんでいるなら，すぐに対応しましょう」と，ただそれだけを考えるようになりました。そうすると患者の家に駆けつけたとき，家族から責められるような目で見られることはなくなりました。ホスピスで感じていた，「ここにいるのに苦しめられるのはおかしい」という家族の視線を感じることもなくなりました。患者も家族も「こんな遅い時間に助けに来てくれてありがたい」と，ただただ自分のことを受け容れてくれるようになったのです。

　病気は患者のもの。

当たり前のことですが，病院ではいつの間にか私自身が病気を取り上げてしまい，患者，家族のものとして考えられなくなっていたようです。もしも，私と同じように病気を患者から取り上げて苦しんでいる医師がいるなら，もう一度患者に病気を返してみてはどうでしょうか。「今の痛みはどのくらいですか。今の毎日に満足していますか」と患者の苦しみを引き受け管理するのではなく，「何か私ができることはありますか」とか，「この病気には困ってしまうよね」と患者に病気をお返ししてみてください。

　会話の中で努めて日常的に意識しないと，すぐに病気を患者から取り上げてしまう悪い癖が出てきます。この癖は病院で働いていると体に染みついてしまっている癖なので，最初は手放すことが難しいかもしれませんが，きっとできるはずです。そのときには，一皮むけた新しい自分に出会えるはずです。

　最後に，筆の進みに緩急があり，計画が時間と共にぶれる私をうまくコントロールしながら，どうにか本にまとめてくださった，金原出版の吉田真美子さん，すべての原稿をチェックし校正してくださった，水上久仁子さんには，心から感謝しています。また，私に医学と緩和ケアを職業として与えてくださり，医師として存在させてくれる多くの患者，家族の皆さん，そして先輩，同僚の方々，私の医師としての生活の基盤を支えてくれる親友と家族には心からの愛情と感謝を伝えます。

患者から
「早く死なせてほしい」と言われたらどうしますか？
——本当に聞きたかった緩和ケアの講義

定価(本体 2,800円+税)

2015年 5月25日　第1版第1刷発行
2015年10月20日　　　第2刷発行

著　者　新城　拓也
　　　　しんじょう　たくや

発行者　古谷　純朗
発行所　金原出版株式会社
　　　〒113-8687 東京都文京区湯島 2-31-14
　　　　電話　編集(03)3811-7162
　　　　　　　営業(03)3811-7184
　　　　FAX　　(03)3813-0288　　　　　　　Ⓒ 2015
　　　　振替口座 00120-4-151494　　　　　　検印省略
　　　　http://www.kanehara-shuppan.co.jp/　Printed in Japan

ISBN 978-4-307-10172-1　　　　　　　印刷・製本／シナノ印刷
　　　　　　　　　　　　　　　　　　組版・デザイン／アールプロセス

JCOPY <(社)出版者著作権管理機構 委託出版物>
本書の無断複製は著作権法上での例外を除き禁じられています．複製される場合は，
そのつど事前に，(社)出版者著作権管理機構（電話 03-3513-6969, FAX 03-3513-
6979, e-mail：info@jcopy.or.jp）の許諾を得てください．

小社は捺印または貼付紙をもって定価を変更致しません．
乱丁，落丁のものは小社またはお買い上げ書店にてお取り替え致します．